Atlas of Ultrasound Anatomy of
Normal Fetal Nervous System Development

正常胎儿神经系统发育超声解剖图谱

◎ 主　　编　李胜利
◎ 副 主 编　钟晓红　李喜红　王月美
◎ 主编助理　文华轩　秦　越

科学出版社
北京

内 容 简 介

胎儿神经系统结构发育决定了其出生后一生的神经功能。准确掌握胎儿脑发育的规律和正常结构的超声表现是诊断胎儿中枢神经系统异常的基础。由于胎儿脑发育在整个妊娠期间变化巨大，不仅在大小、形态方面变化明显，而且结构的复杂程度也是胎儿其他器官所不能比拟的，故临床实践工作中，没有正常结构的参照，超声医师很难做出判断。在此需求下，《正常胎儿神经系统发育超声解剖图谱》应时而生。本书共分 5 章，分别从神经系统正常胚胎发育、妊娠中晚期神经系统正常超声解剖、胎儿颅脑三维成像技术、三维水晶仿真成像在胎儿颅脑中的应用和胎儿神经系统的超声测量及正常参考值这五个方面细致地阐述了正常胎儿神经系统即脑发育过程的正常结构和超声表现及正常值测量参照。第 2～5 章的前面对各超声切面的扫查方法均进行了详细介绍，提供扫查模式图、解剖示意图、超声图像及超声模式图，以便读者在临床工作中正确获取各超声图像。三维水晶仿真成像为胎儿脑表面沟回的正确评估提供了可能。

本书适合产科超声医师、新生儿科医师和妇产科医师阅读参考。

图书在版编目 (CIP) 数据

正常胎儿神经系统发育超声解剖图谱 / 李胜利主编；钟晓红，李喜红，王月美副主编.
-- 北京：科学出版社，2022.7
　ISBN 978-7-03-072624-7

Ⅰ. ①正… Ⅱ. ①李… ②钟… ③李… ④王… Ⅲ. ①胎儿－神经系统－生长发育－人体解剖学－超声波诊断－图谱 Ⅳ. ① R714.510.4-64

中国版本图书馆 CIP 数据核字（2022）第 106625 号

责任编辑：郭　颖　郭　威／责任校对：张　娟
责任印制：赵　博／封面设计：龙　岩

科 学 出 版 社 出版
北京东黄城根北街 16 号
邮政编码：100717
http://www.sciencep.com

北京九天鸿程印刷有限责任公司 印刷
科学出版社发行　各地新华书店经销
*
2022 年 7 月第 一 版　开本：889×1194　1/16
2023 年 1 月第三次印刷　印张：15 1/4
字数：558 000

定价：188.00 元
（如有印装质量问题，我社负责调换）

编著者名单

主　　编　李胜利

副 主 编　钟晓红　李喜红　王月美

主编助理　文华轩　秦　越

主编秘书　石智红　罗丹丹　梁美玲　陈芷萱

电脑绘图　文华轩　秦　越　罗丹丹　石智红　陈芷萱　张梦雨

编著者及病例提供者：

南方医科大学附属深圳妇幼保健院超声科

　　　　　李胜利　陈琮瑛　姚　远　赵有生　毕静茹　袁　鹰　文华轩　秦　越
　　　　　罗丹丹　廖伊梅　曾　晴　梁美玲　谭　莹　温　昕　张梦雨　陈芷萱
　　　　　梁博诚　郭文佳　杨　霞　付　倩　张　葵　黄　怡　邹志英　叶巧美
　　　　　曾庆凯　林　艳　庄仁坤　官　勇　郑　琼　范媛媛　胡春林　凡嘉琪
　　　　　江　瑶　彭桂艳　林　毅　黄文兰　刘瑜煊　喻　锦　郑小雪　陈海霞
　　　　　陈树霞　王宇容　刘敏薇　李筱玲　崔　梦　王文韬　王洁莹　郭玉萍
　　　　　郭晓实　徐　荟　陈　琼　邹　于　周朝辉　周成礼　郭洪波　苑贤贤
　　　　　郑美玉　欧阳端媛　　　　　吴文珍　徐美萍　徐佳锐

南方医科大学附属深圳妇幼保健院医学遗传中心　欧阳淑媛

陆军军医大学（原第三军医大学）　李泽桂

中信湘雅生殖与遗传专科医院　李喜红　欧阳妍

厦门市妇幼保健院　钟晓红　周　萍

济南市妇幼保健院　王月美　石智红

四川省妇幼保健院　何冠南　陈　曦　杨家翔

华中科技大学协和深圳医院　姜　伟　卓秋銮

哈尔滨红十字中心医院　陈　明

中国人民解放军联勤保障部队第901医院　田瑞霞

广西妇幼保健院　田晓先　杨水华

兰州市第一人民医院　马　娅　张居杰　李长忠　杨晓娟

珠海市妇幼保健院　丁　妍

珠海市人民医院　郭志伟

深圳市宝安区松岗人民医院　张梅芳

广州市番禺区妇幼保健院　陈　茵

中山大学附属第八医院　黄仕颖　傅　绢

铜仁市妇幼保健院　张仁铁

温州医科大学附属第二医院、育英儿童医院　罗洪霞

湘潭市中心医院　王春连

前　言

中枢神经系统是人体最精细、结构和功能最复杂的系统。胎儿期大脑的结构发育决定了胎儿出生后一生的神经功能。胎儿脑发育异常可导致新生儿或婴幼儿死亡、癫痫、不同程度的智力障碍和精神异常，这不仅影响胎儿出生后的生活质量，还将给家庭和社会带来不同程度的负担。此外，胎儿脑发育异常常合并染色体异常，是许多基因综合征的表征之一。因此，产前超声准确评估胎儿脑发育对胎儿至关重要。

准确掌握胎儿脑发育的规律和正常结构的超声表现是诊断胎儿中枢神经系统异常的基础。胎儿脑发育在整个妊娠期变化巨大，不仅在大小、形态方面变化明显，而且结构的复杂程度也是胎儿其他器官所不能比拟的。我们常可以观察到前一周和后一周，或者大一周和小一周的胎儿，大脑的表现明显不同。在临床实践工作中，我们经常感觉到非常无助的是在某个具体孕周，胎儿脑的正常超声表现是什么样的？有哪些特征？有哪些结构发育出来了？这些结构出现的具体孕周是多少？没有出现会有多大的影响？有什么临床意义？我们常想，如果有关于以上内容的一部图谱供我们对照参考该有多好，一定会对临床工作者有巨大的帮助。因此，本团队花费大量的时间和精力尽可能详尽地绘制了此图谱。本图谱将分别从神经系统正常胚胎发育、妊娠中晚期正常超声切面、胎儿颅脑三维成像、三维水晶仿真成像在胎儿颅脑中的应用及胎儿神经系统超声测量等方面对胎儿中枢神经系统的发育和正常超声表现进行详细介绍。

胎儿脑表面沟回的正确评估是诊断胎儿脑皮质发育异常的重要线索。近年来，关于脑沟回评估的文章日渐增多，但对评估脑沟回的超声切面及不同孕周在不同切面上超声表现并没有很好、很详细的文献或图谱参考。基于对胎儿脑发育异常20余年的研究经验，我们在本图谱中详细绘制各孕周胎儿脑横切面、冠状切面和矢状切面的脑沟回发育的模式图及脑内重要核团的形态、位置、回声等。每一张图片都经过精挑细选，每一个结构和沟回都经过反复验证、精心绘制，读者在临床工作中参考对比图谱内容能够对胎儿脑内结构和沟回结构有更加直接深刻的正确认识。我们在第2～5章的每个章节前面对各超声切面的扫查方法进行了详细的介绍，并提供了扫查模式图、解剖示意图、超声图像及超声模式图，以便读者在临床工作中正确获取各超声图像。

三维成像技术不仅可以获取胎儿颅脑容积数据并能够进行一系列的后处理，同时还可以观察脑内结构及脑表面结构。尤其最近出现的三维反转水晶仿真成像技术，能够非常直观地、逼真地显示胎儿大脑表面沟回，对评价胎儿大脑皮质发育有着非常重要的意义！如果没有图谱对照，要记住每个孕周的这么多沟回出现的时间及顺序，几乎是不可能的事情。本图谱设置了专门章节详细介绍三维容积获取的方法及后处理技术，尤其是水晶仿真成像技术。本图谱给大家提供了孕16～35周每个孕周的大脑表面反转水晶仿真成像图像，大家可以通过这些图像直观地认识胎儿脑表面沟回的发育过程，认识正常胎儿大脑表面沟回的形态、分布、走行，对判断胎儿大脑皮质发育正常或异常提供可靠的参考图谱。

在这里要特别感谢陆军军医大学（原第三军医大学）胚胎发育学专家李泽桂教授为

本图谱讲述脑胚胎发育，并且为本图谱提供了大量有价值的胚胎发育图，给本图谱增色不少！同时要感谢南方医科大学附属深圳妇幼保健院领导为本图谱的绘制提供了大量的便利条件，让本图谱能顺利完成。感谢兄弟医院专家与同行的大力支持，为本图谱提供大量珍贵的病例与图像，也非常感谢科室的同事和研究生们积极提供的病例和图像。经团结协作，共同完成了这部工作量巨大的图谱绘制工作。非常感谢我们团队成员不辞劳苦，尤其在五一劳动节期间加班编写并绘制图谱！也非常感谢我的妻子和孩子的支持和理解，让我在母亲节这个特殊的日子对本图谱进行最后的修改并提交出版！

　　千里之行，始于足下。对于胎儿脑发育正常与异常的学习，让我们从这本超声图谱开始。希望我们的图谱能够对产前超声医师探究胎儿大脑发育的奥秘有所裨益，并希望广大热爱产前超声事业的人们从中获益，为我国优生优育的国策尽绵薄之力。虽然我们精心筹备本图谱，但其中难免会有一些不足，望广大读者予以指正。

南方医科大学附属深圳妇幼保健院　　李胜利

2022 年 5 月 8 日

目　录

神经系统正常胚胎发育

神经系统起源于外胚层，以人胚第3周神经板出现为标志，在脊索诱导下，胚胎背侧中线处的外胚层增厚形成神经板，神经板向下凹陷形成神经沟，神经板两侧升高为神经褶，随着神经褶进一步升高，两侧神经褶对向靠拢，彼此融合，最后脱离外胚层形成神经管。神经管融合过程中，部分神经褶细胞形成神经嵴。神经管将发育为中枢神经系统，神经嵴将发育为周围神经系统。

神经管前段膨大发育为脑泡，前脑泡（forebrain vesicle）发育为端脑和间脑。中脑泡（midbrain vesicle）发育为中脑。后脑泡（hindbrain vesicle）也称菱脑泡（rhombencephalon vesicle），菱脑泡前段发育为后脑（metencephalon），后脑腹侧发育为脑桥，后脑背侧发育为小脑，菱脑泡后段发育为延髓。神经管后段发育为脊髓。

发育中神经管管壁的神经上皮增殖、迁移发育为脊髓和脑的实质部分，包括神经元胞体集中的灰质和神经元突起集中的白质。脊髓的灰质在内，白质在外。大脑和小脑的神经元迁至表面形成皮质（灰质），大脑、小脑的白质则留在深面形成髓质。神经管的管腔发育为脑室系统。

一、神经管的发生

人胚第3周，在脊索诱导下，外胚层细胞增高，形成神经板。神经板两侧升高为神经褶，中间凹陷为神经沟（图1-0-1）。

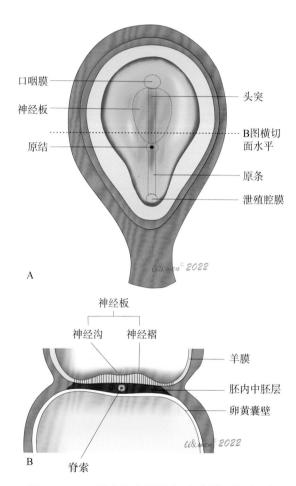

图1-0-1　17天人胚背面观（A）和横切面（B）

人胚第4周，神经褶在第5个体节部位开始对向融合，随着融合向颅侧和尾侧方向进行，神经管逐渐形成。神经管两端未封闭的部分为前神经孔和后神经孔，约在第25天关闭前神经孔，约在第27天关闭后神经孔。神经管将发育为中枢神经系统。神经褶的部分细胞在融合时形成神经嵴，位于神经管的背侧。神经嵴将发育为周围神经系统（图1-0-2，图1-0-3）。

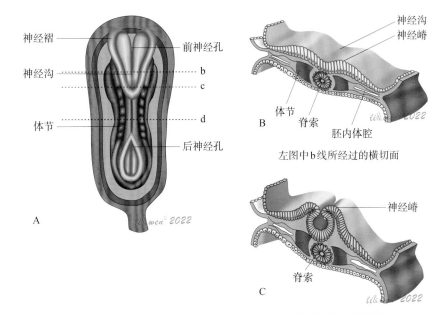

左图中b线所经过的横切面

左图中c线所经过的横切面

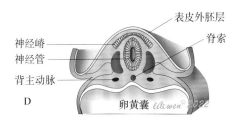

左图中d线所经过的横切面

图1-0-2 22天人胚背面观（A）

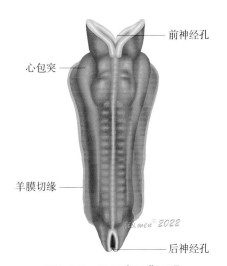

图1-0-3 23天人胚背面观

24天人胚侧面观显示前脑突（forebrain prominence）和正在关闭的前神经孔（anterior neuropore）（图1-0-4）。

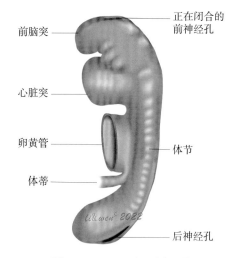

图1-0-4　24天人胚侧面观

27天人胚侧面观显示前神经孔、后神经孔已关闭，见图1-0-5。

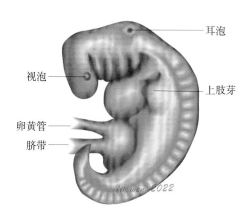

图1-0-5　27天人胚侧面观

6周人胚侧面模式图显示神经管头端发育为脑泡（brain vesicle），尾段发育为脊髓（图1-0-6）。

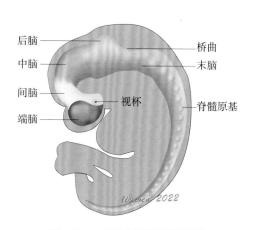

图1-0-6　6周人胚侧面模式图

二、脊髓的发生

脊髓发育自第4对体节以下的尾段神经管（图1-0-7）。神经管上皮由假复层神经上皮细胞（neuroepithelial cell）组成，其是具有增殖分化能力的神经干细胞，能产生脊髓内所有的神经元和大胶质细胞。发育中神经干细胞发育为成神经细胞（neuroblast）和成胶质细胞（glioblast）并脱离管腔，成神经细胞进一步发育为神经元，其胞体位于套层，其突起位于边缘层。套层将发育为脊髓灰质。边缘层将发育为脊髓白质。神经管的管腔发育为脊髓的中央管，内含脑脊液，仍然停留在管腔最内层的神经上皮发育为脊髓的室管膜层。

发育中的套层在中央管两侧增厚形成腹侧的基板和背侧的翼板，在背侧和腹侧较薄的分别为顶板和底板。基板和翼板交界处的中央管有贯穿全长的凹陷，称为界沟，其是运动和感觉分界的标志。基板发育为脊髓前角，翼板发育为脊髓后角。脊髓前角的运动神经元发出突起，组成脊神经的运动根，后角为联络神经元，接受来自脊神经节感觉神经元发出中枢突联系。脊髓侧角为内脏运动神经元及内脏感觉有关神经元所在部位（图1-0-8）。

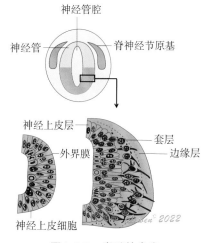

图 1-0-7　脊髓的发育

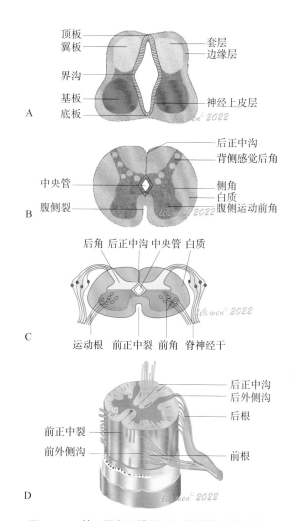

图 1-0-8　第9周脊髓横断面和成体脊髓模式图

A、B.第9周脊髓横断面，显示脊髓连续发育的两个阶段；C、D.成体脊髓模式图

脊髓发育与脊柱发育的关系见图1-0-9。

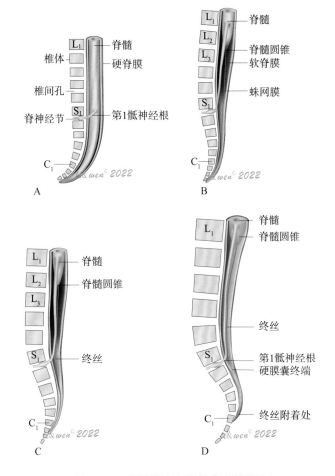

图1-0-9　脊髓发育与脊柱发育的关系

A.第8周脊髓与脊柱等长；B.第24周脊髓尾端上升至L_3水平；C.新生儿脊髓尾端上升至L_2水平；D.成人脊髓尾端上升至L_1水平

三、脑的发生

脑发育自神经管头端，头端形成的膨大为脑泡，第3周发育形成3个初级脑泡，从前向后分别称为前脑泡、中脑泡和后脑泡（又称菱脑泡）。第5周，3个初级脑泡发育形成5个次级脑泡（图1-0-10）。脑泡腔发育形成脑室系统，与脊髓中央管相通。

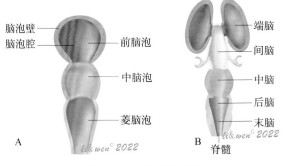

图1-0-10　脑泡的发育

A.第3周；B.第5周

前脑泡发育为间脑和端脑，中脑泡发育为中脑，菱脑泡发育为后脑（metencephalon）和末脑（myelencephalon）。后脑发育为腹侧的脑桥和背侧的小脑，末脑发育为延髓（图1-0-11）。

脑分为脑干（由延髓、脑桥和中脑组成）和高级中枢（小脑和大脑半球）。脑干是脊髓的直接延续，具有类似脊髓的结构，即在中线两侧都有代表运动区的基板和代表感觉区的翼板。只是翼板和基板分散形成神经核。然而高级中枢这种基本模式消失，表现为翼板优势发育和基板退化，区分运动区和感觉区的界沟也消失。

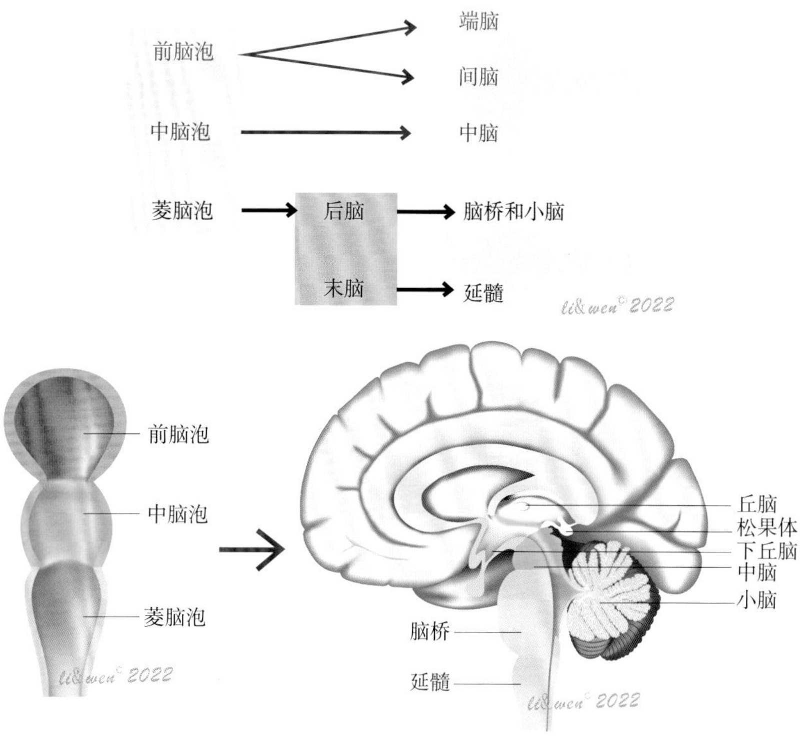

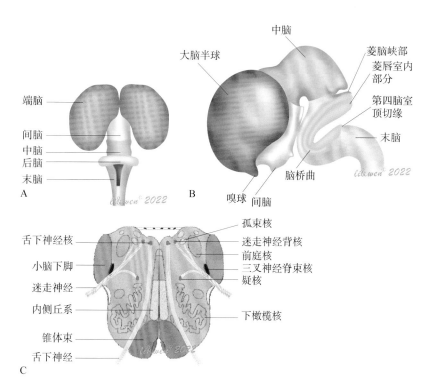

图 1-0-11　脑的发育概况

1.延髓的发生（图1-0-12，图1-0-13）　延髓发育自末脑。

图 1-0-12　孕8周胚胎脑泡和成体延髓橄榄核平面

A.第8周胚胎脑泡模式图；B.第8周胚胎脑泡侧面图，菱脑的顶板已被移除，以显示脑室内部分；C.成体延髓橄榄核平面

（1）受脑桥曲影响，延髓部位的顶板伸长变薄，使基板和翼板的位置由背腹方向变为内外方向。

（2）在界沟内层，基板发育为3个运动性核团，即管理一般躯体运动的舌下神经核、管理一般内脏运动的迷走神经背核和管理特殊内脏运动的疑核。

（3）翼板发育为4个感觉性核团，即管理一般躯体感觉的三叉神经脊束核、管理一般内脏感觉的孤束核、管理特殊内脏感觉的孤束核、管理特殊躯体感觉的前庭核。另外，延髓的薄束核、楔束核和橄榄核也由翼板发育而来。

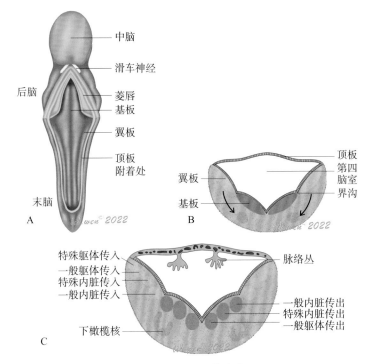

图1-0-13　延髓的发育

A.移除顶板后第6周胚胎第四脑室底的背面观。注意翼板和基板。菱唇在后脑可见。B、C.不同发育阶段延髓基板和翼板的位置和分化。注意基板和翼板中的核团形成。箭头示翼板细胞向腹侧迁移形成橄榄复合体的路径

2.脑桥的发生（图1-0-14）　脑桥发育自后脑腹侧。第8周胚胎脑泡模式图显示后脑发育为腹侧的脑桥和背侧的小脑。

（1）横切面上脑桥分为被盖部（末脑向上的延续）和基底部（高等哺乳动物才有），由基板和翼板发育来的脑神经核团主要位于被盖部。基底部主要由来自脊髓和大脑、小脑的纵横纤维组成。

（2）后脑基板发育为3组运动核团：①管理一般躯体运动的展神经核；②管理特殊内脏运动的三叉神经运动核和面神经核；③管理一般内脏运动的上泌涎核，其轴突支配下颌下腺和舌下腺。

（3）后脑翼板发育为3组感觉核团：①管理一般躯体感觉的三叉神经脑桥核；②管理特殊躯体感觉的前庭-耳蜗部分核团；③管理一般内脏感觉的迷走神经背核头端部分；④管理特殊内脏感觉的孤束核吻端部分。另外，翼板细胞向腹侧迁移形成桥核。桥核作为大脑皮质和小脑之间的中继站，接收大脑皮质发出纤维的信息，再发出纤维组成小脑中脚进入小脑。

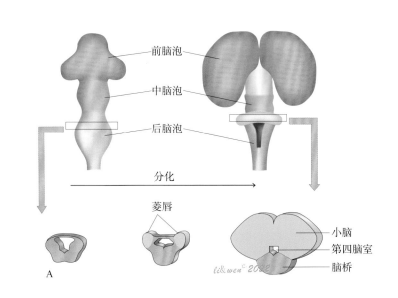

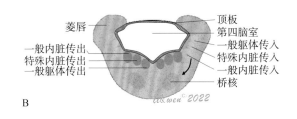

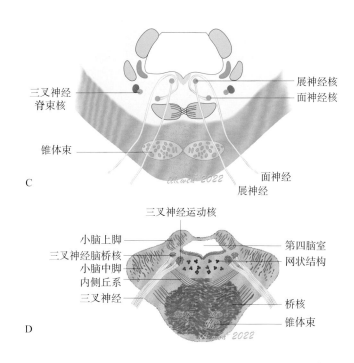

图 1-0-14　脑桥的发育

A.第 5～8 周脑泡发育示脑桥和小脑来自后脑模式图；B.经后脑尾段横切面，注意基板和翼板分化的核团，箭头示桥核的迁移方向；C.成体面丘平面；D.成体三叉神经根平面

3.小脑的发生（图 1-0-15）　小脑发育自后脑翼板背侧形成的菱唇。小脑组成：①前庭小脑（古小脑）：由绒球小结叶组成，与平衡有关；②脊髓小脑（旧小脑）：由前叶加蚓部组成，与肌张力和协调有关；③大脑小脑（新小脑）：由后叶组成，与肌精细运动有关。

（1）第 6～8 周，后脑两侧翼板发育形成的菱唇向中线生长融合形成小脑板（cerebellar plate）。第 12 周小脑板中部发育为蚓部，小脑板两侧形成小脑半球。第 14 周小脑外翻到第四脑室外面。

（2）第 16 周，小脑表面出现裂沟，首先出现后外侧裂，将蚓部的末端分出形成小结，将两侧半球的尾部分出形成绒球。绒球小结叶是小脑发育中最早出现的结构。第 4 个月末出现原裂，区分前叶和后叶。

（3）第 16 周胚胎后脑背面观可见小脑板两侧膨大形成的小脑半球和中间的蚓部。第 17 周矢状面可见新发生的小脑后叶。

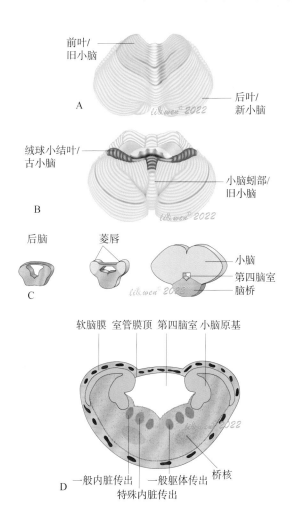

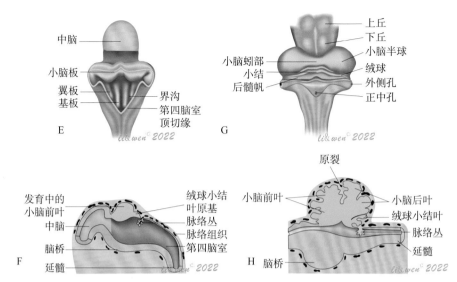

图 1-0-15 **小脑的发生**

A、B.成体小脑；C.小脑由菱唇发育而来；D.后脑横切面示小脑原基；E.第8周胚胎后脑背面观，第四脑室顶部已去除，可看到基板；F.第6周后脑矢状切面显示发育中小脑，可见较早发生的绒球小结叶和前叶；G.第4个月胚胎后脑背面观显示小脑半球和小脑蚓部；H.第17周后脑矢状切面显示小脑发育，可见较晚发生的小脑后叶

4.中脑的发生（图 1-0-16） 中脑发育自中脑泡。成体中脑横切面上由后向前分为顶盖、被盖和大脑脚。顶盖内含上丘和下丘组成的四叠体，滑车神经从中脑背面出脑。被盖位于导水管腹侧和大脑脚之间，动眼神经核、红核、黑质等位于此部。大脑脚由大脑下行纤维组成，大脑脚之间是脚间窝，动眼神经在此出脑。

（1）中脑泡与脊髓相似，以界沟为界分隔腹侧的基板和背侧的翼板，中脑泡腔发育为中脑导水管。

（2）发育中基板分化出3组核团：①管理一般躯体运动的动眼神经核和滑车神经核；②管理一般内脏运动的动眼神经副核；③与运动有关的中继核团红核和黑质。也有学者认为黑质来源于翼板。

（3）翼板细胞向背外侧迁移形成上丘和下丘，其中上丘参与视觉传导，下丘参与听觉传导。

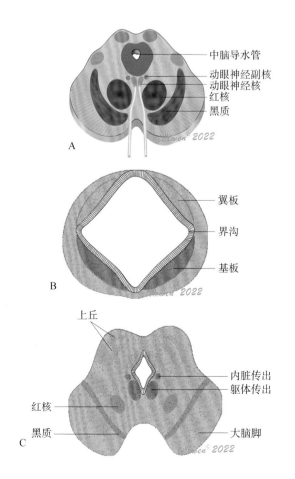

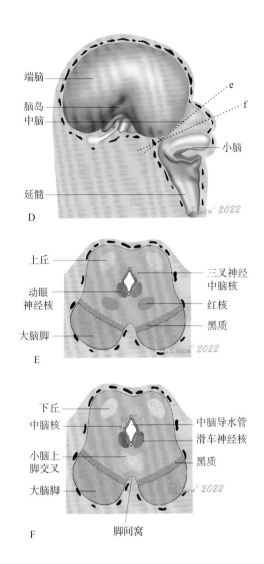

图 1-0-16　**中脑的发生**

A.成体中脑上丘横切面；B.第5周中脑发育模式图；C.中脑横切面显示细胞从基板和翼板早期迁移；D.人胚第11周脑发育模式图；E.中脑上丘平面。图D中e线所经过的切面；F.中脑下丘平面。图D中f线所经过的切面

5.间脑的发生（图1-0-17，图1-0-18）　间脑发育自前脑尾端，间脑泡腔发育为第三脑室，间脑泡壁增厚发育为间脑各部结构，包括形成视杯和视柄、垂体、丘脑、下丘脑和松果体等。发育中的间脑各部被迅速发育的大脑半球包裹在大脑内部。

（1）间脑仅由顶板和两侧翼板组成，基板、底板及界沟已消失。

（2）第6周翼板增厚形成间脑侧壁的神经核团。第6周出现下丘脑沟，将翼板分为背侧的丘脑和腹侧的下丘脑。第7周出现上丘脑沟，将上丘脑与丘脑区分出来。

（3）间脑顶板由单层室管膜细胞组成，吻部形成第三脑室的脉络丛，

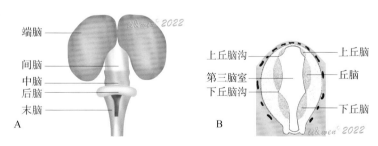

图 1-0-17　**孕8周间脑**

A.第8周人胚脑泡模式图；B.第8周间脑横切面显示背侧的上丘脑、侧面的丘脑、腹侧的下丘脑和第三脑室

11

尾部发育为松果体。

（4）第5周，间脑和端脑开始发育，孕7周迅速发育的端脑已经将间脑包绕在内部。

（5）第7周可见上丘脑沟、下丘脑沟之间的丘脑、下丘脑和上丘脑。早期这三部分大小相似。

（6）第8周可见迅速发育的丘脑明显大于下丘脑和上丘脑，可见上丘脑尾部突出的松果体原基。

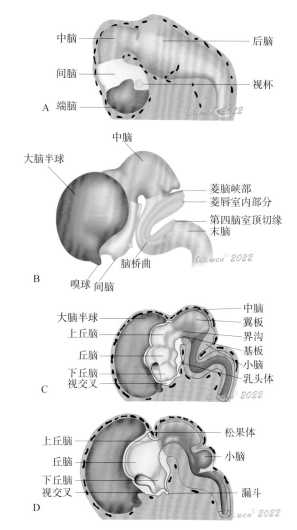

图1-0-18　孕5～8周间脑发育情况

A.第5周末脑泡表面观；B.第7周末脑泡表面观；C.第7周脑内侧面观；D.第8周脑内侧面观

6.端脑的发生（图1-0-19）　端脑来自脑泡最前端，由两个大脑半球和中间的终板组成。端脑泡腔发育为侧脑室，通过室间孔与间脑腔（第三脑室）沟通。端脑泡壁增厚发育为大脑实质，分为皮质（灰质）和髓质（白质）。嗅球从两个端脑泡腹侧长出。

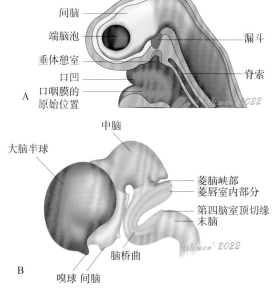

图1-0-19　第36天与第7周端脑发生情况

A.第36天胚胎脑泡矢状面观，可见端脑最初由一个正中部分和两个端脑泡组成。端脑泡为大脑半球的原基。B.第7周胚胎端脑泡侧面观，可见大脑半球雏形

（1）端脑外形的胚胎发育：见图 1-0-20。

1）第 5 周以后，胚胎端脑泡迅速发育形成大脑半球，很快覆盖间脑与脑干。第 9 ~ 13 周大脑半球继续快速扩张，其大小约为人胚末期（8 周末）的 3 倍。

2）大脑半球主要向前方、后方、下方扩大，分别形成额叶、枕叶和颞叶。覆盖于纹状体的区域生长缓慢，形成脑岛，脑岛在出生时才完全被相邻的额叶、顶叶、颞叶覆盖。

3）早期大脑半球表面光滑，随着皮质迅速发育，大脑半球表面出现脑沟和脑回，大脑表面的主要脑沟出现顺序如下。第 13 ~ 15 周出现外侧沟、胼胝体沟、海马沟，外侧沟是发育中覆盖脑岛的相邻脑叶互相靠拢过程中形成的；第 16 ~ 19 周出现顶枕沟、距状沟、扣带沟；第 20 ~ 23 周出现中央沟、颞上沟、侧副沟；第 24 ~ 27 周出现中央前沟、中央后沟、颞下沟、额上沟、顶内沟、枕颞沟；第 28 ~ 31 周出现额下沟。

4）主要脑回发育顺序如下：最早（第 16 ~ 19 周）出现的脑回有扣带回、楔状回，第 20 ~ 23 周有颞上回、海马旁回；第 24 ~ 27 周是脑回出现的高峰，主要有中央前回、颞中回、颞下回、枕颞内侧回、枕颞外侧回、中央后回、额上回、顶上小叶、顶下小叶等；第 28 ~ 31 周出现额中回、额下回；第 32 ~ 35 周出现旁中央小叶。

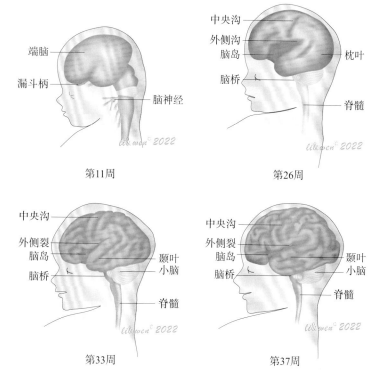

第11周 　　　　　　　　　　第26周

第33周 　　　　　　　　　　第37周

图 1-0-20　端脑外形的胚胎发育

（2）端脑内部的胚胎发育：见图1-0-21、图1-0-22。

1）端脑泡壁迅速发育，形成大脑半球的皮质和髓质，海马沟以上的半球内侧壁及延续到纹状体原基处的半球外侧壁为新皮质原基，海马皮质为古皮质，相邻纹状体外侧的半球外侧壁发育为旧皮质。第56天皮质板已覆盖整个新皮质表面。

2）第6周，大脑半球底壁增厚形成纹状体（corpus striatum）原基，在大脑半球向后、向下扩展时，其后下内侧壁与间脑外侧壁贴近并融合，使纹状体在脑底部位于丘脑外侧。纹状体属于大脑基底核。

3）第6周，紧邻脉络裂上方的半球内侧壁增厚形成海马原基，突入侧脑室腔内，海马上方的半球内侧壁形成相应的海马沟。海马属于边缘系统。

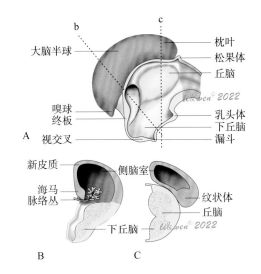

图1-0-21　第8周端脑内部的胚胎发育
A.第8周胚胎端脑和间脑右内表面；B、C.图A中b、c虚线水平穿过端脑和间脑右半部分的横切面

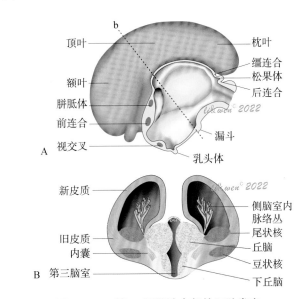

图1-0-22　第10周端脑内部的胚胎发育
A.第10周胚胎端脑和间脑右内表面；B.图A中b虚线水平穿过半球和间脑的横切面

（3）大脑连合纤维的发育：见图1-0-23～图1-0-29。

1）大脑连合纤维是指连接两侧大脑半球的纤维束。发育早期其主要通过终板交叉到对侧半球。终板早期位于前脑最前端，由于大脑半球向各方扩展，退居到大脑内侧中部。

2）第8周前连合出现于终板下方，是连接两侧嗅脑的连合纤维。

3）第8周稍后终板上方出现海马连合（穹窿连合），海马连合是由海马发出的纤维，称海马伞，海马

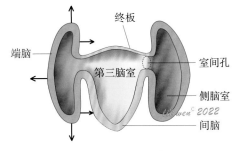

图1-0-23　前脑冠状面
显示终板、侧脑室、室间孔。箭头示大脑半球扩张方向

伞的纤维向上向前形成穹窿脚，继续向前形成穹窿体，在穹窿体处双侧纤维发生交叉，称为海马连合。

4）第10周左右，来自新皮质的交叉纤维在终板内开始形成胼胝体原基。随着新皮质扩展，胼胝体分别向前后延伸变长。第12周胼胝体的嘴、膝、体、压四部可以区分。第4个月胼胝体基本具备成体形态，随半球向上扩展，胼胝体位置升高。

5）第16周左右，胼胝体和穹窿之间的终板被拉伸形成透明隔，刚好位于两侧脑室前角之间，为一包含神经细胞和纤维的脑组织薄板。隔内有腔，称透明隔腔。

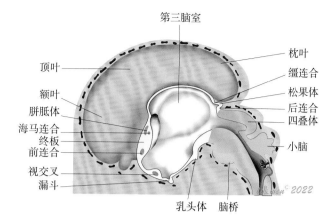

图 1-0-24　**第10周胚胎前脑内侧表面示终板和连合**

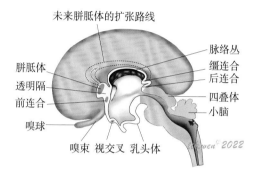

图 1-0-25　**第4个月胚胎大脑右内侧表面**

显示透明隔和各种连合，虚线示未来胼胝体的位置，海马连合未显示

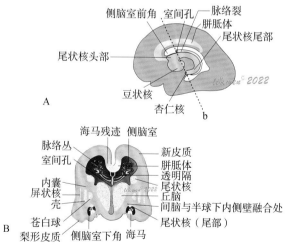

图 1-0-26　**第21周胎儿大脑模式图**

A. 矢状面；B. 冠状面（图A中虚线b的切面）

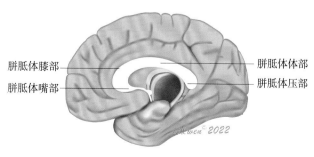

图 1-0-27　**成体胼胝体模式图**

海马的传出纤维 → 海马伞 → 穹窿脚 → 穹窿体
纤维交叉至对侧
乳头体 ← 穹窿柱 ← 穹窿连合 ←

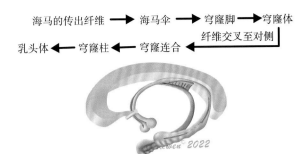

图1-0-28　海马连合

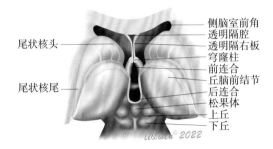

图1-0-29　模式图显示成体部分侧脑室和透明隔

四、脑室系统的发育

脑室系统的发育见图1-0-30～图1-0-33。

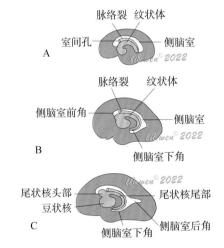

图1-0-30　右侧大脑半球内表面

显示侧脑室、脉络膜裂和纹状体的发育。A.第13周；B.第21周；C.第32周

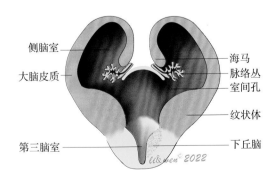

图1-0-31　第7周胚胎脑断面模式图

显示第三脑室和侧脑室。纹状体在侧脑室底部和室间孔中凸出

1.端脑泡腔发育为侧脑室，通过室间孔与第三脑室相通，随着半球"C"形扩展，侧脑室形成前、后、下三个角。

2.第6周，两半球内侧壁下缘在与间脑连接处，其软膜组织与血管突入脑室发育形成脉络丛。第7周，脉络丛随半球的"C"形扩展由室间孔后方沿半球内侧壁向后延伸，相应表面形成脉络裂。

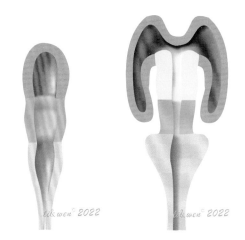

图 1-0-32　发育中的脑泡腔和神经管腔

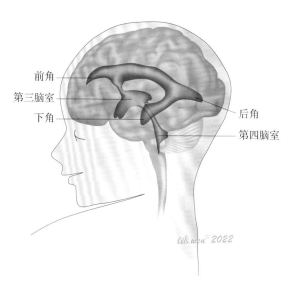

图 1-0-33　成体脑室系统

参 考 文 献

Keith L.Moore，T.V.N.（VID）Persaud，and Mark G. Torchia，《The developing human：clinically oriented embryology》11th edition，Elsevier Inc. 2020

O'Rahilly and Muller，《The Embryonic Human Brain：An Atlas of Developmental Stages》3rd Edition，John Wiley & Sons，Inc. 2006

T.W.Sadler，《Langman"s medical embryology》Thirteenth Edition，2015

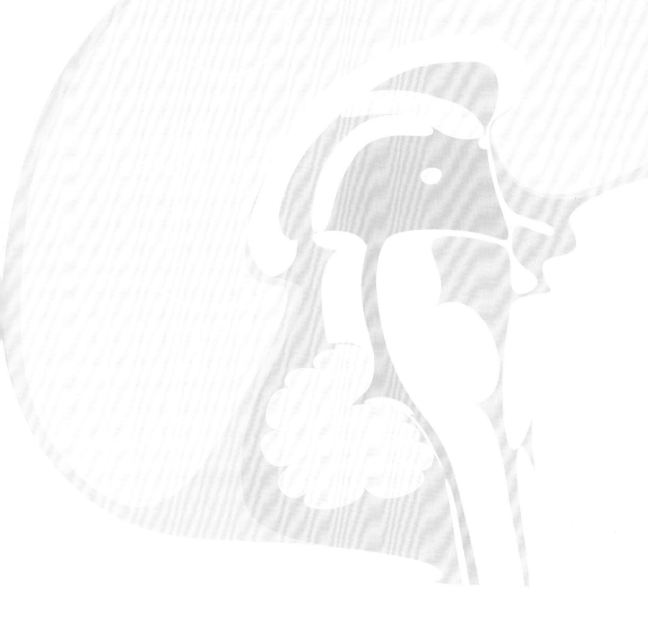

妊娠中晚期神经系统正常超声解剖

第 2 章

第一节　颅脑横切面

对于胎儿中枢神经系统的超声检查，目前国内外产前超声筛查指南推荐的胎儿颅脑切面主要包括3个切面，即经侧脑室、丘脑、小脑横切面，这3个传统的颅脑筛查切面扫查范围仅局限于小脑至侧脑室后角水平，而侧脑室体部至颅顶部的区域未能覆盖。那么未能覆盖的这些区域，尤其是侧脑室体部及其周围的脑实质和颅顶部大脑皮质的发育就无法评估，主要神经系统畸形的产前检出率也必然会下降。故对于中枢神经系统常规筛查来说，只有3个传统筛查切面是远远不够的。国内外最新的研究发现胎儿脑皮质发育异常、脑白质异常、胼胝体发育异常、脑裂异常等单纯由上述3个切面进行筛查容易漏诊。

笔者认为，在妊娠中晚期的超声产前筛查中对每个胎儿的大脑和脊柱都进行专项神经超声检查是不现实的。除非是在产前诊断中心工作，否则很难熟知如此多的颅脑异常在不同的横切面、矢状切面、冠状切面上的超声表现。探索一种简单有效地评估中枢神经系统畸形谱的方法将受到所有超声检查人员的欢迎，包括在异常诊断方面拥有丰富经验的检查人员。为了简化胎儿神经系统专项超声检查方法，笔者推荐一种更为全面的神经系统异常超声产前筛查方法，即胎儿颅脑五横切面筛查法。此方法在常规筛查切面的基础上向颅顶方向增加2个横切面。这2个横切面是笔者研究团队近期提出的经颅顶部横切面及经胼胝体膝部和压部（最大透明隔腔与韦氏腔）横切面，其分别作为五横切面法的第1个切面和第2个切面，补充目前使用的3个传统横切面，方便和加快进行更加全面的胎儿神经系统异常超声产前筛查。胎儿颅脑五横切面筛查法既不是常规的筛查方法，也不是胎儿神经系统超声的专项检查方法，而是介于两者之间的一种更加详细的超声产前筛查策略，此方法并没有明显增加筛查时间，但却能检出更多严重的神经系统异常。笔者经多年潜心研究结合大量的临床实践经验得出胎儿颅脑五横切面筛查法是值得推荐和推广的方法。该方法的扫查范围从胎儿颅顶部到颅底，基本上包括胎儿颅脑重要结构，并对5个切面进行标准化规范，详细描述5个切面上的主要解剖结构，使读者能利用该方法更有效、更准确、更全面地评估胎儿大脑发育及筛查大部分严重中枢神经系统异常。

胎儿颅脑五横切面筛查法从颅顶到颅底的5个重要横切面分别是经颅顶部横切面（图2-1-1A）、经胼胝体膝部和压部（最大透明隔腔与韦氏腔）横切面（图2-1-1B）、经侧脑室横切面（图2-1-1C）、经丘脑横切面（图2-1-1D）、经小脑横切面（图2-1-1E）。其中经丘脑横切面、经侧脑室横切面和经小脑横切面与目前国内外指南推荐的切面一致。

胎儿颅脑五横切面筛查法的第1个切面是最靠近颅顶的切面，即经颅顶部横切面。继续往下扫查出现第2个切面，即经胼胝体膝部和压部横切面，在此切面上可以显示最大透明隔腔和韦氏腔、胼胝体膝部和压部、侧脑室体部及其周围脑实质。第3个切面为经侧脑室横切面，是胎儿颅脑筛查的关键切面。第4个切面为经丘脑横切面，主要用于胎儿颅脑生长指标的测量。第5个切面是经小脑横切面，对颅后窝畸形的筛查至关重要。胎儿神经系统筛查应注意观察的结构包括大脑、主要脑沟脑回、侧脑室、第三脑室、第四脑室、透明隔腔和韦氏腔、胼胝体、小脑、小脑蚓部和小脑延髓池等。在这些切面上还应注意观察头颅形态、颅缝、颅骨骨化情况、某些重要脑池和脑内重要核团等。

一、横切面A：经颅顶部横切面

1.扫查方法　孕妇取仰卧位，将探头置于胎头一侧的孕妇腹壁上，调整声束平面与胎儿脑中线垂直，自颅顶向颅底对胎儿颅脑作横切面扫查，可获取一系列颅脑横切面（图2-1-1）。声束平面经过颅顶部可获取经颅顶部横切面（图2-1-2）。标准切面要求清楚显示大脑镰、顶枕沟及侧脑室顶部双侧对称的半卵圆中心。

2.可观察的解剖结构　颅骨强回声环、颅缝、大脑镰、顶枕沟、半卵圆中心。孕25～26周后，可逐渐显示扣带沟、中央沟、额上沟、中央后沟、中央前沟、顶内沟等。

3.重点观察的解剖结构及内容（图2-1-3）

（1）大脑镰：在此切面上大脑镰是脑中线的主要组成部分，前后连续，居中，分隔左右两侧大脑半球。

（2）脑白质：侧脑室顶部大脑镰两侧的均匀稍强回声区即为半卵圆中心，双侧对称，回声低于脉络丛。

（3）顶枕沟：位于大脑半球内侧面后部，自前下向后上方走行，分隔顶叶和枕叶，大部分位于脑中线内侧面，小部分位于大脑外侧面。孕16周前胎儿大脑半球的外表面较光滑，脑沟、脑回尚不明显，孕16周后，胎儿大脑表面形状发生改变，此时靠近脑中线枕部可见左右两侧对称的顶枕沟，以弧形浅凹状或压迹样出现，随后两侧分别形成一个"V"字形，顶部夹角由大的钝角逐渐变小成锐角，最后角度消失，两边融合，在角度变化的同时，顶枕沟逐渐加深，逐渐由直变弯曲，向脑实质深部延伸。顶枕沟最早在孕16周可观察到，在孕18周后恒定显示，随着孕周增加，顶枕沟深度增加，变弯，顶部夹角逐渐减小直至两边融合。

（4）中央沟、中央前沟、中央后沟、额上沟：孕23～25周胎儿大脑继续发育，大脑半球外表一些沟回开始发育，至孕25～26周可清楚辨认出中央沟，此时大脑的额、顶、枕3个脑叶已可分辨，大脑发育至孕32～33周，第二级沟和第三级沟出现，此时胎儿大脑

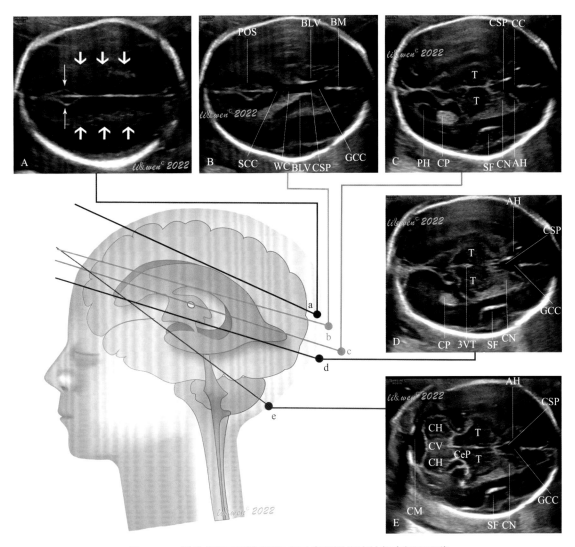

图 2-1-1　胎儿颅脑五横切面扫查示意图及相应的超声切面图像

A.经颅顶部横切面；B.经胼胝体膝部和压部横切面；C.经侧脑室横切面；D.经丘脑横切面；E.经小脑横切面

POS：顶枕沟；BLV：侧脑室体部；BM：脑中线；SF：外侧裂；WC：韦氏腔；CSP：透明隔腔；PH：侧脑室后角；CP：脉络丛；T：丘脑；CN：尾状核；AH：侧脑室前角；3VT：第三脑室；CH：小脑半球；CV：小脑蚓部；CM：小脑延髓池；CeP：大脑脚；GCC：胼胝体膝部；SCC：胼胝体压部

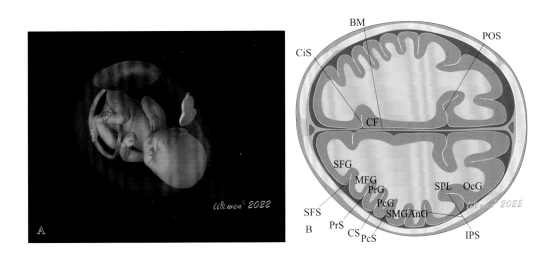

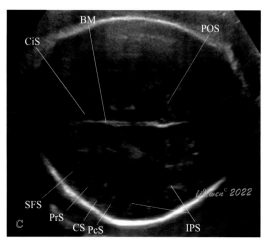
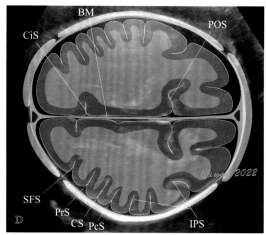

图 2-1-2　经颅顶部横切面扫查和解剖示意图及声像图与模式图

A.扫查示意图；B.解剖示意图；C.经颅顶部横切面标准声像图；D.图C的模式图

CiS：扣带沟；BM：脑中线；CF：大脑镰；POS：顶枕沟；SFS：额上沟；PrS：中央前沟；CS：中央沟；PcS：中央后沟；IPS：顶内沟；SFG：额上回；MFG：额中回；PrG：中央前回；PcG：中央后回；SMG：缘上回；AnG：角回；SPL：顶上小叶；OcG：枕叶脑回

表面的主要沟、回已基本发育出来。孕25～26周最先观察到中央沟，并在孕27周后恒定显示；中央后沟、额上沟最早在孕26周、中央前沟最早在孕27周观察到，并随着孕周增大，其显示率逐渐增加。认识这些脑沟，对一些严重大脑皮质发育畸形产前诊断有一定的临床意义。

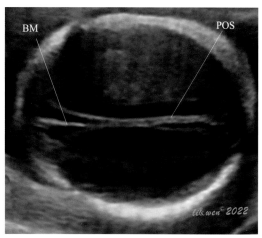
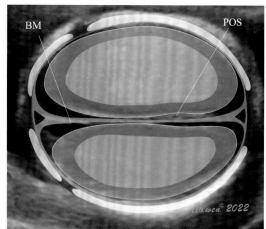

孕 16 周

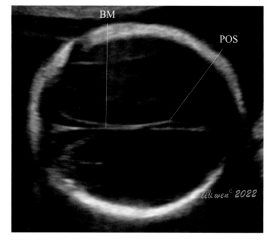
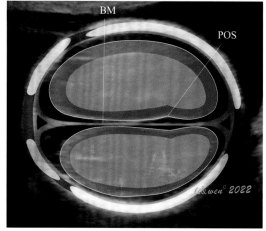

孕 17 周

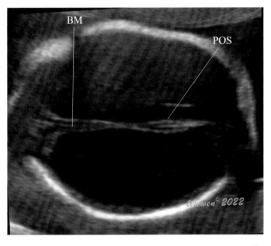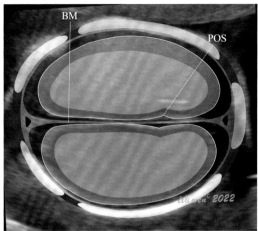

孕 18 周

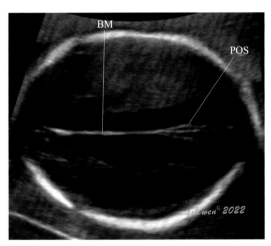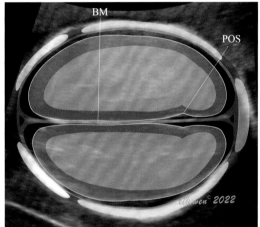

孕 19 周

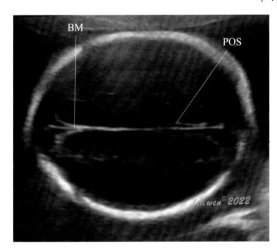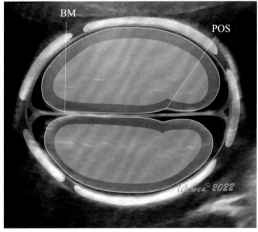

孕 20 周

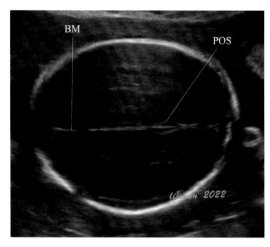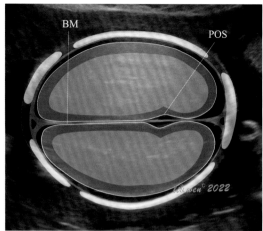

孕 21 周

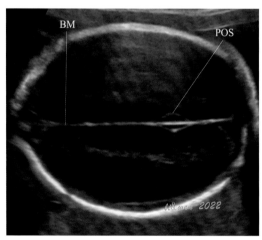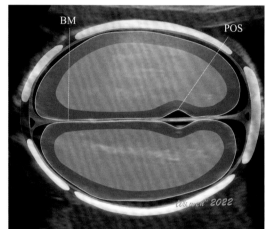

孕 22 周

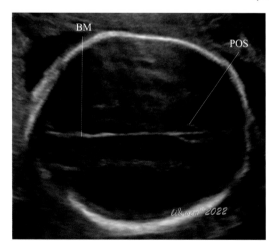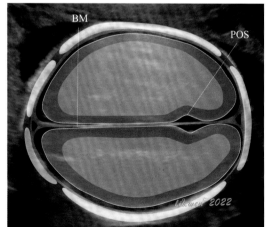

孕 23 周

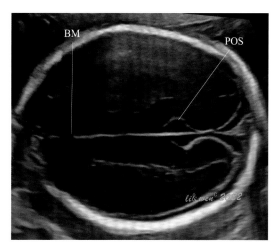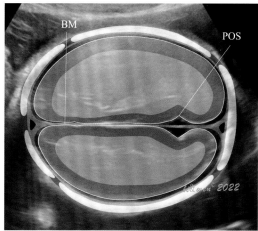

孕 24 周

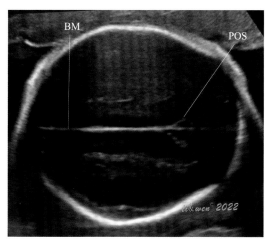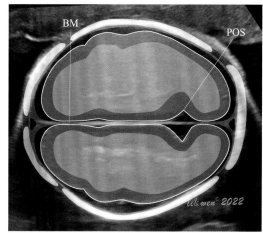

孕 25 周

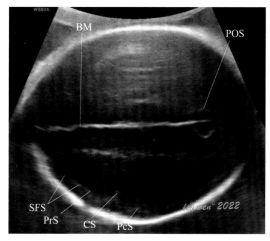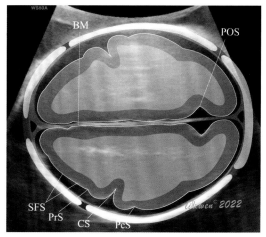

孕 26 周

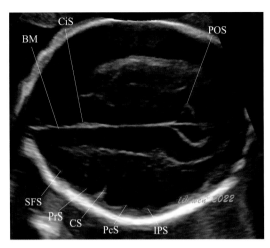 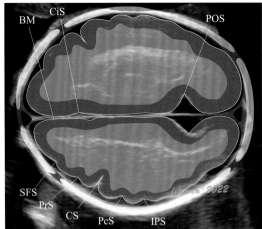

孕 27 周

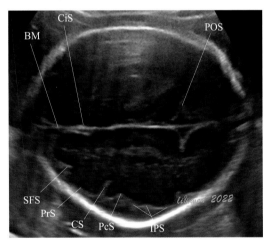 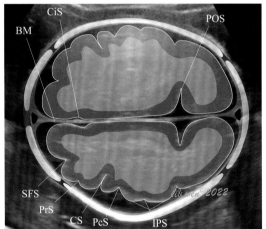

孕 28 周

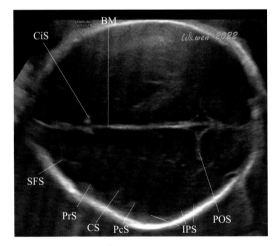 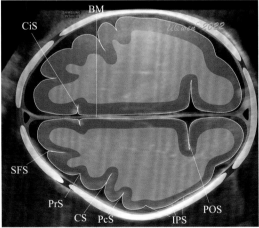

孕 29 周

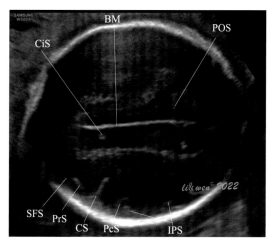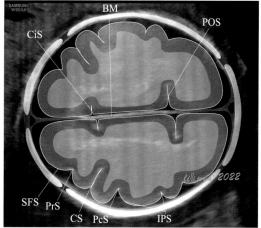

孕 30 周

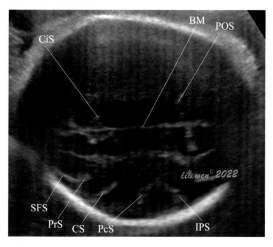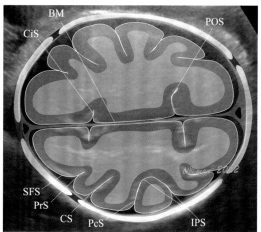

孕 31 周

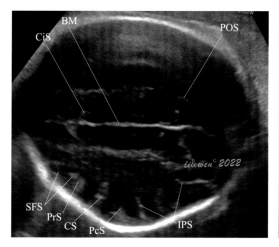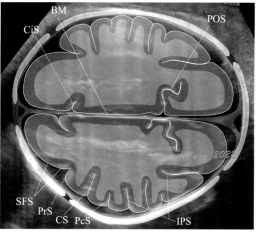

孕 32 周

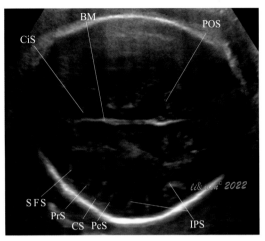 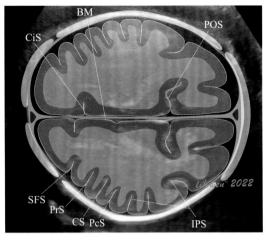

孕 33 周

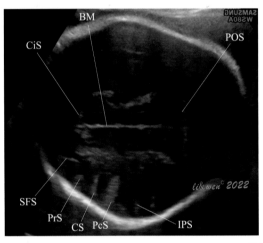 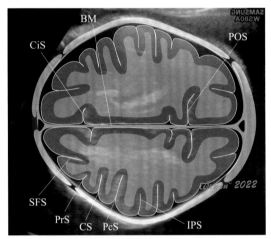

孕 34 周

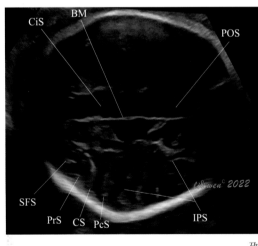 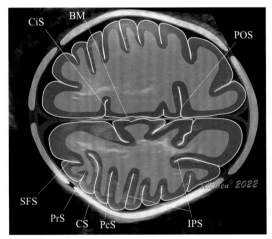

孕 35 周

图2-1-3　孕16～35周经颅顶部横切面声像图与模式图

显示不同孕周在标准经颅顶部横切面上各解剖结构的生长发育及形态变化，左边为声像图，右边为模式图，主要绘制在这个切面上超声观察的主要解剖结构随孕周的增长而变化的特征，超声难以显示边界但可能非常重要的脑内结构也绘制出来供大家参考

POS：顶枕沟；BM：脑中线；CiS：扣带沟；SFS：额上沟；PrS：中央前沟；CS：中央沟；PcS：中央后沟；IPS：顶内沟

二、横切面B：经胼胝体膝部和压部（最大透明隔腔与韦氏腔）横切面

1.扫查方法　在获取经颅顶部横切面后，声束向颅顶方向移动，调整声束平面，使其经过透明隔腔与其后方韦氏腔，显示出两者共同形成的最大长方形无回声结构，并同时显示胼胝体膝部和压部时即可获取此切面（图2-1-4）。标准切面要求获取的切面显示最大的透明隔

腔与韦氏腔，胼胝体膝部和压部，左右大脑半球对称，脑中线居中。

2.可观察的解剖结构 颅骨强回声环、颅缝、胼胝体膝部、胼胝体压部、双侧透明隔、透明隔腔、韦氏腔、穹窿体、双侧侧脑室体部及周围脑实质、脉络丛、尾状核、近颅顶处的外侧裂、中央沟、中央前沟、额下沟、颞上沟、顶枕沟、扣带沟等。其中随孕周增长形态变化较大的结构包括侧脑室、穹窿、韦氏腔、胼胝体及近颅顶处的脑沟回。

3.重点观察的解剖结构及内容（图2-1-5）

（1）胼胝体膝部和压部：胼胝体形成大脑半球间最大的连接白质束。孕20周以前胼胝体压部尚不能完全清楚显示，从孕20周开始，该横切面可稳定显示胼胝体膝部和压部，分别表现为紧贴透明隔腔前方及韦氏腔后方横穿两侧大脑半球的反"C"及"C"形低回声条带结构，随着孕周增长，其厚度相应增加。

（2）透明隔及透明隔腔：透明隔腔是由两侧透明隔围成的无回声结构，透明隔分隔透明隔腔和侧脑室，在脑中线的前1/3处，透明隔腔呈小长方形的无回声区

（也就是临床上所说的第五脑室）。透明隔腔的前方为胼胝体膝部，后方与韦氏腔相通，在穹窿连合形成过程中逐渐与韦氏腔区分开。透明隔腔从孕12周开始发育，到孕17周才完全发育完成。由于透明隔腔胚胎发育的特点，通常在孕18周前和孕37周后未显示透明隔腔属正常现象。

（3）穹窿及韦氏腔：穹窿属于大脑的边缘系统，位于胼胝体的下方，在侧脑室内侧围绕丘脑呈"C"形，是海马的主要传出纤维，穹窿内有许多投射纤维，参与额叶、颞叶、双侧大脑半球的信息传递。穹窿体有大量的纤维互相投射至对侧，形成一薄层的交叉纤维连合，即穹窿连合。韦氏腔即韦尔加腔，是由胼胝体未形成的穹窿连合所构成。在经胼胝体膝部和压部切面上可见透明隔腔、韦氏腔及韦氏腔两侧与透明隔相连续且左右对称的条状低回声穹窿体，孕28周始可见两侧穹窿体向中线靠近，韦氏腔逐渐闭合。

（4）顶枕沟、扣带沟、中央沟、中央前沟、额上沟：顶枕沟分隔顶叶与枕叶，从胼胝体压部斜向上走行。扣带沟始于扣带回上方，分隔扣带回及其上方皮

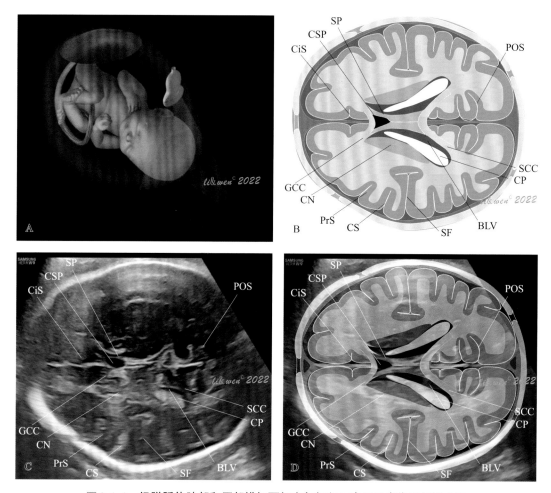

图2-1-4 经胼胝体膝部和压部横切面扫查与解剖示意图及声像图与模式图

A.扫查示意图；B.解剖示意图；C.经胼胝体膝部和压部横切面标准声像图；D.图C的模式图

SP：透明隔；CSP：透明隔腔；CiS：扣带沟；POS：顶枕沟；GCC：胼胝体膝部；SCC：胼胝体压部；CN：尾状核；PrS：中央前沟；CS：中央沟；SF：外侧裂；BLV：侧脑室体部；CP：脉络丛

质。孕20周始可见顶枕沟呈浅凹状，孕26周可见中央沟，孕29～30周可见中央前沟出现。随着孕周增大，各脑沟逐渐形成，在不断深入脑实质同时，其开口逐渐闭合。

（5）侧脑室及周围脑实质：侧脑室前角伸向额叶，位于室间孔前方；体部位于顶叶内室间孔与胼胝体压部之间。在孕20周之前，侧脑室在颅内的占比大，其内的脉络丛体积也较大。随着孕周增大，脑实质体积不断增大，侧脑室与脑实质体积比减小，其内脉络丛与侧脑室体积比也减小。

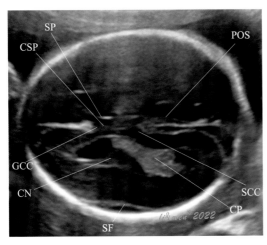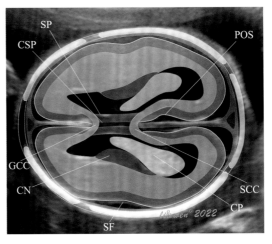

孕 20 周

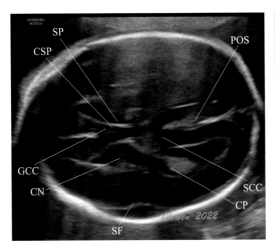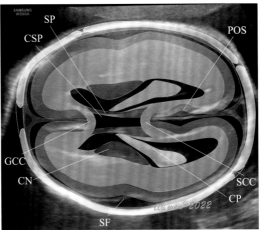

孕 21 周

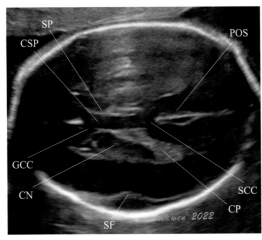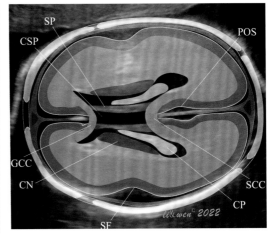

孕 22 周

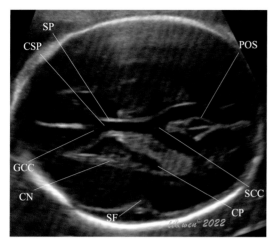
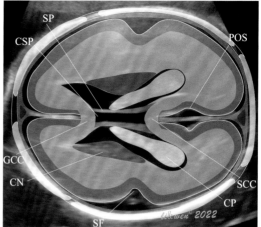

孕 23 周

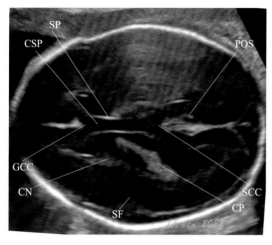
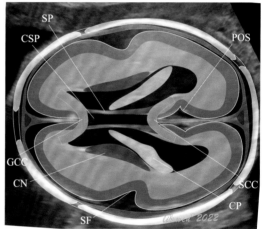

孕 24 周

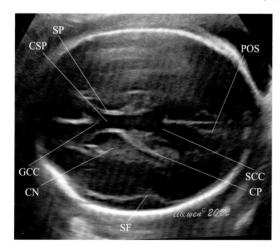
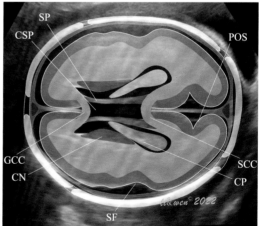

孕 25 周

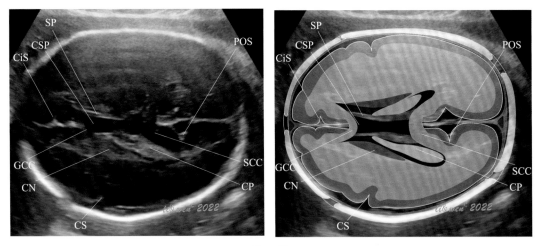

孕 26 周

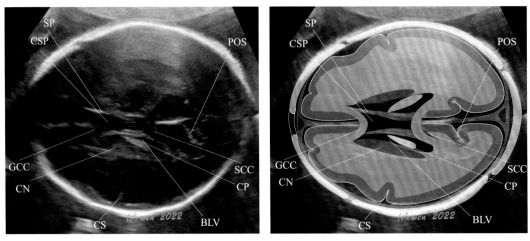

孕 27 周

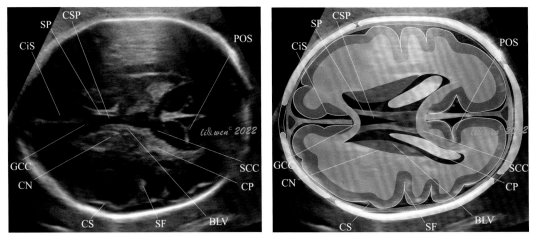

孕 28 周

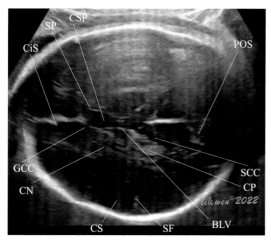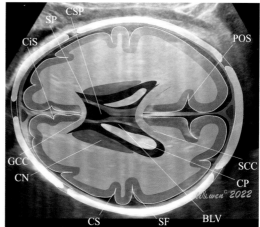

孕 29 周

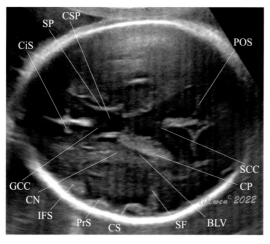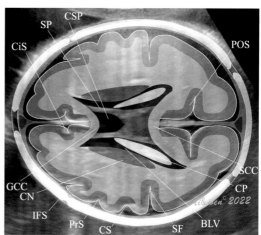

孕 30 周

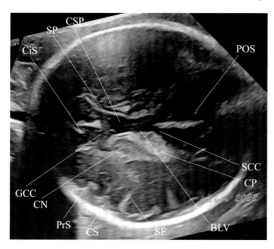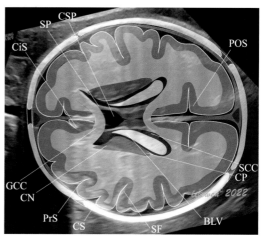

孕 31 周

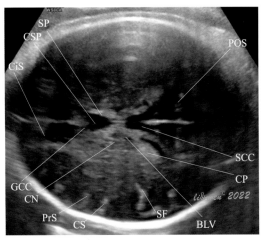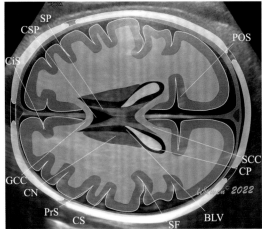

孕 32 周

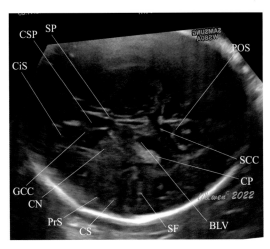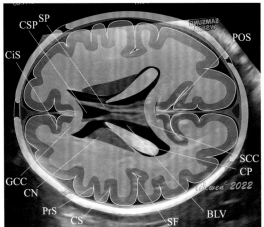

孕 33 周

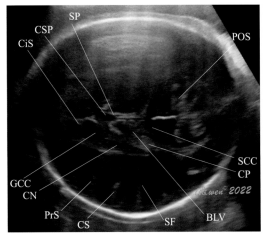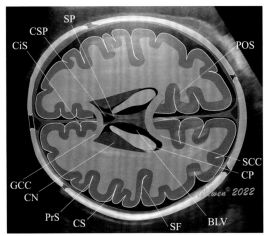

孕 34 周

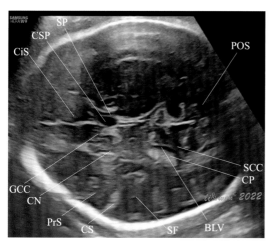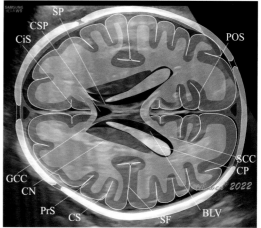

孕 35 周

图 2-1-5　孕 20 ～ 35 周经胼胝体膝部和压部横切面声像图与模式图

显示不同孕周在标准经胼胝体膝部和压部横切面上各解剖结构的生长发育及形态变化，左边为声像图，右边为模式图，主要绘制在这个切面上超声观察的主要解剖结构随孕周增长而变化的特征，超声难以显示边界但可能非常重要的脑内结构也绘制出来供大家参考

SP：透明隔；CSP：透明隔腔；CiS：扣带沟；POS：顶枕沟；GCC：胼胝体膝部；SCC：胼胝体压部；CN：尾状核；PrS：中央前沟；CS：中央沟；SF：外侧裂；BLV：侧脑室体部；CP：脉络丛

三、横切面 C：经侧脑室横切面

1. 扫查方法　在获取经胼胝体膝部和压部横切面后，声束向颅底方向移动，调整声束平面，使其同时经过前方的透明隔腔和后方的侧脑室后角，即可获得经侧脑室横切面（图 2-1-6）。经侧脑室横切面是产前超声最常用的切面之一，也是测量侧脑室后角宽度的标准切面。标准切面要求显示透明隔腔位于该切面的前 1/3 中线处，透明隔腔前方显示胼胝体膝部和大脑镰，后方为对称的两侧穹窿和丘脑，丘脑后方为四叠体池和大脑镰，但不应出现中脑，双侧大脑半球与侧脑室前角对称，应清晰显示远场侧脑室后角。

2. 可观察的解剖结构　颅骨强回声环、颅缝、脑中线、大脑镰、胼胝体、透明隔、透明隔腔、穹窿柱、丘脑、四叠体池、侧脑室前角、侧脑室后角、脉络丛、尾状核、豆状核、内囊、外侧裂、岛叶、扣带沟、颞上沟、颞下沟、顶枕沟、额上沟、额下沟、大脑实质、冠状缝、人字缝与额缝。其中随孕周增长形态变化较大的结构是脑沟回、侧脑室前后角。

3. 重点观察的解剖结构及内容（图 2-1-7）

（1）大脑镰：在此切面上前后可显示大脑镰，其是组成脑中线前后部分的主要结构，脑中线居中，不连续，此切面脑中线上的结构从前到后有大脑镰前部、胼胝体膝部、透明隔腔、穹窿柱、双侧丘脑、四叠体池、大脑镰后部。

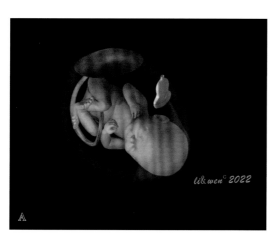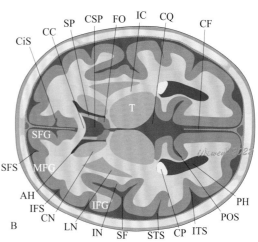

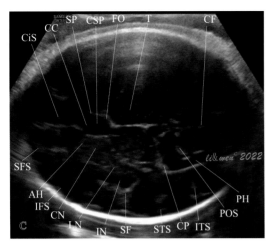
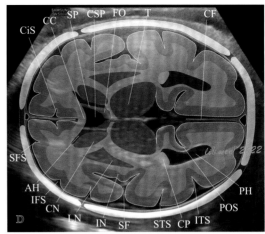

图 2-1-6　经侧脑室横切面扫查和解剖示意图及声像图与模式图

A.扫查示意图；B.解剖示意图；C.经侧脑室横切面标准声像图；D.图C的模式图

CiS：扣带沟；CC：胼胝体；SP：透明隔；CSP：透明隔腔；FO：穹窿；CF：大脑镰；SFS：额上沟；AH：侧脑室前角；IFS：额下沟；CN：尾状核；LN：豆状核；IN：岛叶；SF：外侧裂；STS：颞上沟；CP：脉络丛；ITS：颞下沟；POS：顶枕沟；PH：侧脑室后角；SFG：额上回；MFG：额中回；IFG：额下回；T：丘脑；IC：内囊；CQ：四叠体池

（2）侧脑室前后角和脉络丛：经侧脑室横切面无法显示侧脑室的全貌，仅可显示侧脑室前角、侧脑室后角和部分脉络丛。孕14周之前，脑实质菲薄，颅内主要结构为侧脑室与脉络丛。随着孕周增加，脑实质体积不断增大，侧脑室与脉络丛占比逐渐减小，孕20～22周后，侧脑室占比明显减小。

（3）胼胝体、透明隔与透明隔腔：胎儿颅脑经侧脑室横切面与经丘脑横切面可显示的结构相似，胼胝体、透明隔与透明隔腔的详细结构特征和形态变化参见经丘脑横切面。

（4）外侧裂、扣带沟、额上沟、额下沟、颞上沟、颞下沟：胎儿颅脑经侧脑室横切面与经丘脑横切面均是显示外侧裂、扣带沟、额上沟、额下沟、颞上沟、颞下沟的主要切面，各脑沟回的发育规律和形态变化参见经丘脑横切面。

（5）脑岛：脑岛位于外侧裂深面，额叶与颞叶内侧面，在大脑半球矢状切面、大脑表面三维图像上脑岛的形态变化明显。经侧脑室横切面无法显示脑岛的全貌，但可以通过脑岛平台和岛中央沟评估脑岛结构。孕18～20周，大脑外侧裂呈浅弧状，脑岛较小。孕20～22周，脑岛平台逐渐形成，并随着孕周增加而逐渐变长。孕28～30周，岛中央沟出现，并随孕周增加而逐渐加深。

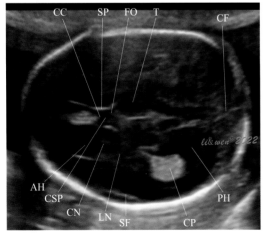
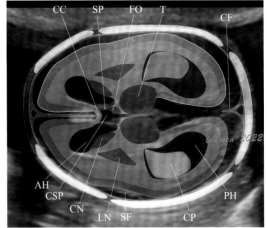

孕 16 周

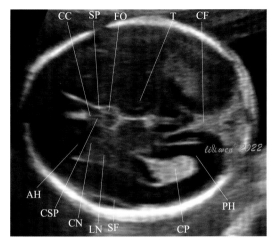 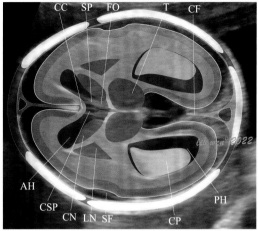

孕 17 周

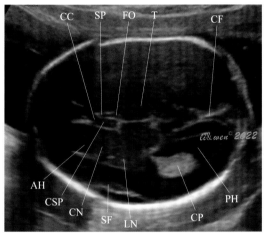 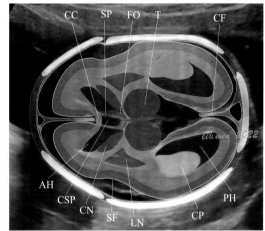

孕 18 周

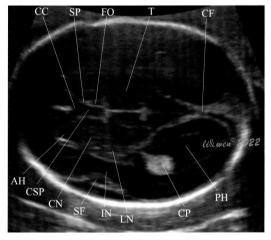 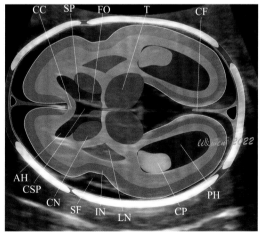

孕 19 周

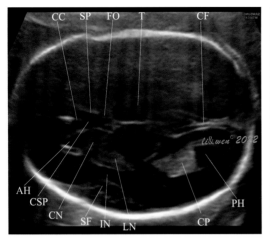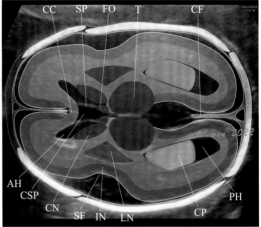

孕 20 周

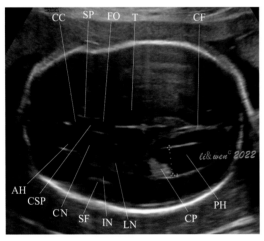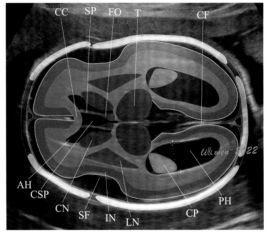

孕 21 周

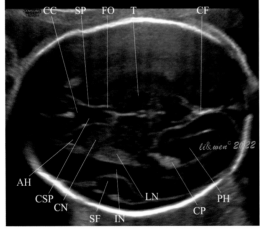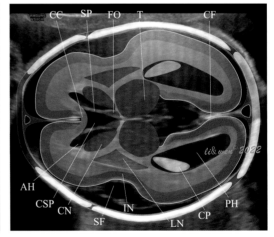

孕 22 周

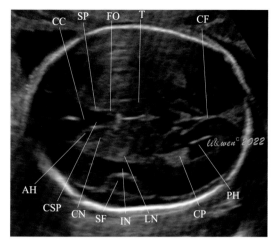
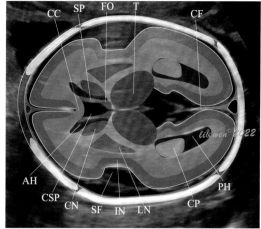

孕 23 周

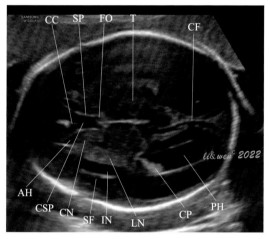
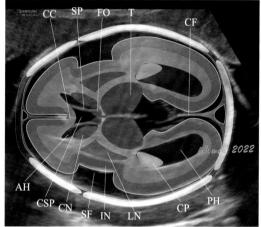

孕 24 周

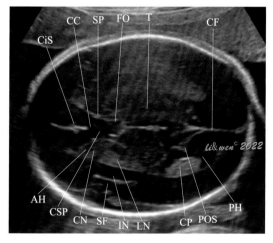
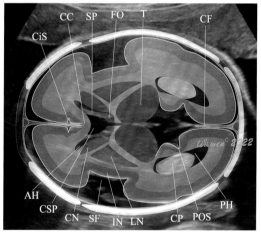

孕 25 周

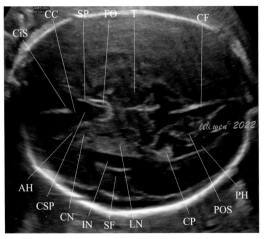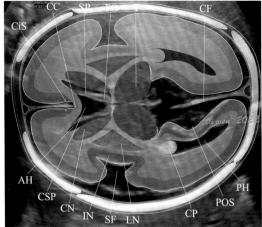

孕 26 周

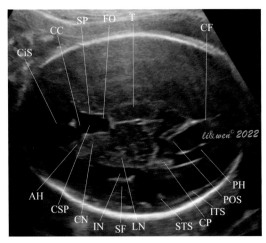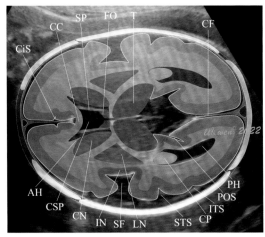

孕 27 周

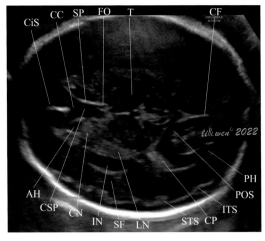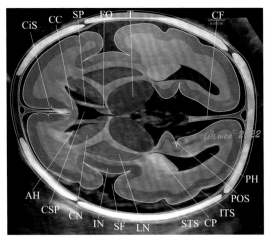

孕 28 周

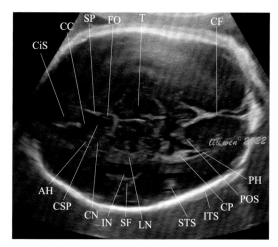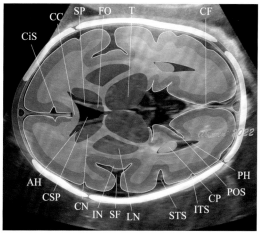

孕 29 周

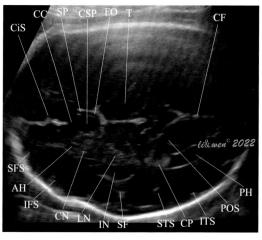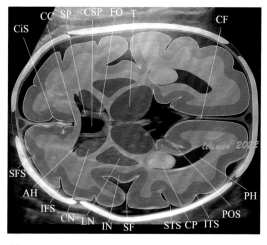

孕 30 周

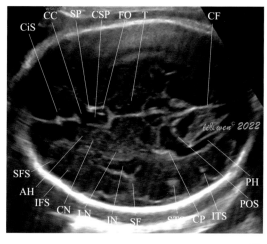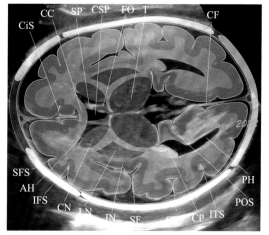

孕 31 周

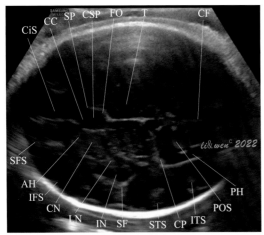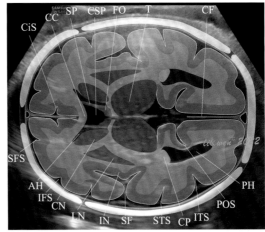

孕 32 周

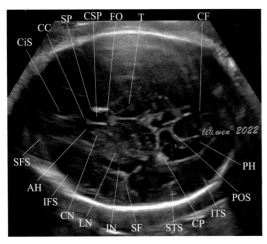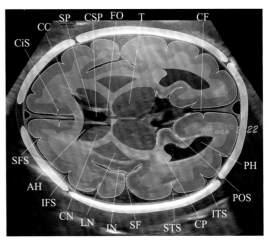

孕 33 周

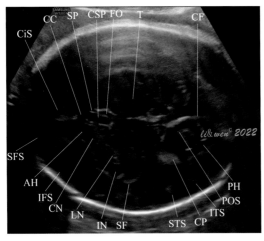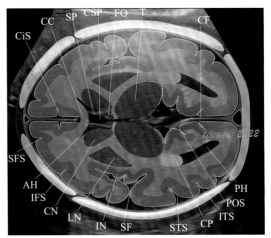

孕 34 周

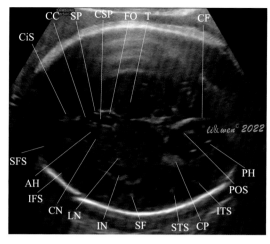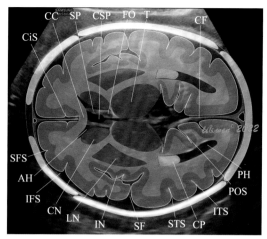

孕 35 周

图 2-1-7　孕16 ～ 35周经侧脑室横切面声像图与模式图

显示不同孕周在标准经侧脑室横切面上各解剖结构的生长发育及形态变化，左边为声像图，右边为模式图，主要绘制在这个切面上超声观察的主要解剖结构随孕周增大而变化的特征，超声难以显示边界但可能非常重要的脑内结构也绘制出来供大家参考

CiS：扣带沟；CC：胼胝体；SP：透明隔；CSP：透明隔腔；FO：穹窿；CF：大脑镰；SFS：额上沟；AH：侧脑室前角；IFS：额下沟；CN：尾状核；LN：豆状核；IN：岛叶；SF：外侧裂；STS：颞上沟；CP：脉络丛；ITS：颞下沟；POS：顶枕沟；PH：侧脑室后角；T：丘脑

四、横切面D：经丘脑横切面

1. 扫查方法　经丘脑横切面是产前超声最常用的切面，也是测量胎儿双顶径与头围的标准切面。在获取经侧脑室横切面后，声束向颅底方向移动，调整声束平面，使其同时经过前方的透明隔腔和后方的双侧对称的丘脑及第三脑室，即可获得经丘脑横切面（图 2-1-8）。该切面需显示双侧大脑半球、侧脑室前角，透明隔腔位于该切面的前 1/3 中线处，透明隔腔前方显示胼胝体膝部和大脑镰，后方为对称的两侧丘脑及中间的第三脑室，丘脑后方为中脑，中脑后方为四叠体池和大脑镰，但不应显示出清楚的侧脑室后角，可以显示其内的部分脉络丛。

2. 可观察的解剖结构　颅骨强回声环、颅缝、脑中

线、大脑镰、胼胝体、透明隔、透明隔腔、穹窿柱、第三脑室、丘脑、中脑、四叠体池、侧脑室前角、侧脑室后角内的脉络丛、尾状核、豆状核、内囊、外侧裂、岛叶、扣带沟、颞上沟、颞下沟、距状沟、额上沟、额下沟、大脑实质。其中随孕周增长形态变化较大的结构是脑沟回。

3. 重点观察的解剖结构及内容（图 2-1-9）

（1）大脑镰：在此切面上大脑镰与经侧脑室横切面所见相似。脑中线居中，不连贯，此切面脑中线上的结构从前到后有大脑镰前部、胼胝体膝部、透明隔腔、穹窿柱、第三脑室及双侧的丘脑、中脑、四叠体池、大脑镰后部。

（2）胼胝体：在孕20周之前随着孕周增大，正中矢状切面上的形态变化特别明显，参见正中矢状切面。胎儿颅脑横切面不能显示胼胝体的全貌，仅能观察到有限

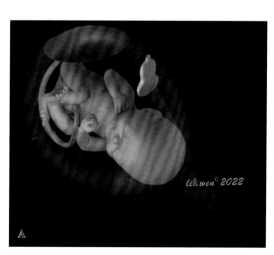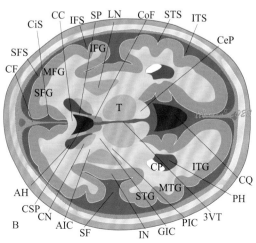

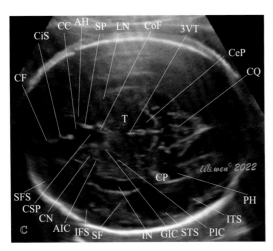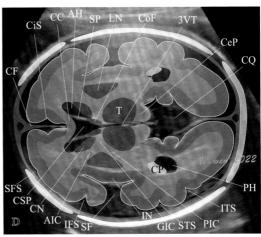

图2-1-8　经丘脑横切面扫查和解剖示意图及声像图与模式图

A.扫查示意图；B.解剖示意图；C.经丘脑横切面标准声像图；D.图C的模式图

CF：大脑镰；SFS：额上沟；CiS：扣带沟；CC：胼胝体；IFS：额下沟；SP：透明隔；LN：豆状核；CoF：穿窿柱；STS：颞上沟；ITS：颞下沟；CeP：大脑脚；AH：侧脑室前角；CSP：透明隔腔；CN：尾状核；AIC：内囊前支；SF：外侧裂；IN：岛叶；GIC：内囊膝部；PIC：内囊后支；3VT：第三脑室；PH：侧脑室后角；CQ：四叠体池；SFG：额上回；MFG：额中回；IFG：额下回；T：丘脑；CP：脉络丛；STG：颞上回；MTG：颞中回；ITG：颞下回

的胼胝体图像。经丘脑横切面上胼胝体膝部位于透明隔腔与侧脑室前角的前方，在大脑镰后方横穿脑中线连接两侧大脑半球，呈凹面向前的弧形弯曲状低回声结构，随着孕周增加，横切面可见的胼胝体膝部左右径及前后径变大。

（3）透明隔与透明隔腔：透明隔腔是由两侧透明隔围成的无回声结构，透明隔分隔透明隔腔和侧脑室，在胎儿经丘脑横切面上脑中线的前1/3处，透明隔腔呈小长方形的无回声区（也就是临床上所说的第五脑室）。透明隔腔的前方为胼胝体膝部；后方为穿窿柱。透明隔腔从孕12周开始发育，到孕17周才完全发育完成。由于透明隔腔胚胎发育的特点，通常在孕18周前和孕37周后未显示透明隔腔属正常现象。因透明隔腔大小绝对值存在显著的个体差异，若怀疑透明隔腔异常，切忌过度关注透明隔腔测值而忽略主要相邻结构的观察，尤其是胼胝体的观察。

（4）第三脑室：两侧丘脑之间的缝隙状无回声为第三脑室，其宽度正常时小于2mm。第三脑室是两侧丘脑和两侧下丘脑间的狭窄腔隙。向前经两侧室间孔通向左右侧脑室前角，向后经中脑导水管通向第四脑室。

（5）丘脑：是第三脑室两侧对称的卵圆形低回声结构，回声均匀。

（6）外侧裂：是胎儿大脑表面的重要解剖标志和胎儿皮质发育成熟的重要界标。外侧裂在孕18～35周能恒定显示。经丘脑横切面与经侧脑室横切面是观察大脑外侧裂的主要切面。大脑外侧裂是大脑外侧最大、最明显的沟，位于中部近前的大脑外侧表面，是额叶、颞叶、顶叶的分界标志，随着孕周增加，其形态变化明显，从较平的弧形逐渐发育为边缘呈钝角、直角再到锐

角的方形，最后闭合成"工"字形。笔者最新的研究对胎儿外侧裂发育进行形态分级，发现随孕周增加，根据外侧裂发育的两个特征，即脑岛平台的形成和岛盖–脑岛夹角的变化，经丘脑横切面和经侧脑室横切面上胎儿外侧裂遵循一定模式发育。笔者将大脑外侧裂在这两个切面上的形态简化为6种类型（图5-3-7），分别为直线型（0级）、浅弧型（1级）、钝角大平台型（2级）、直角大平台型（3级）、锐角大平台型（4级）、"工"字型（5级）。胚胎学上孕7～8周端脑曲形成，孕14周解剖学上可观察到大脑外侧裂。但产前超声要到孕17周时在横切面上才观察到浅弧型外侧裂，随着胚胎继续发育，弧形逐渐变深而明显，孕19周时环岛沟形成，孕20周后经丘脑横切面上绝大多数胎儿应观察到明显的浅弧型外侧裂，99.4%的胎儿外侧裂分级≥1级；所有孕23周及以上的正常胎儿外侧裂分级≥2级（即至少可显示呈钝角的脑岛平台）；所有孕27周及以上的正常胎儿外侧裂分级≥4级（即至少可显示呈锐角的脑岛平台）；孕29周前，少数胎儿外侧裂可达5级，但孕29～30周后大部分正常胎儿外侧裂可达5级（即岛盖完全覆盖脑岛）。笔者将这一简化的大脑外侧裂分级方法应用于临床，取得了较好的筛查效果。

（7）扣带沟、额上沟、额下沟、颞上沟、颞下沟：胼胝体上方与之平行的沟称扣带沟，其间是扣带回。扣带沟走向呈弧形，前部在颅脑横切面上易显示，中部则在冠状切面上易于显示。横切面上扣带沟在孕25周最早被观察到；在颞叶，颞上沟整体发育快于颞下沟，分别最早观察于孕26周和孕27周；额上沟在横切面内分别位于颅脑顶部前端附近，且额上沟的位置较高，有时并不能完整显示，故显示率相对于其他脑沟较低。

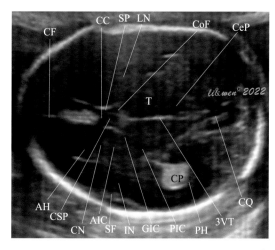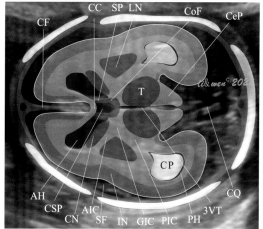

孕 16 周

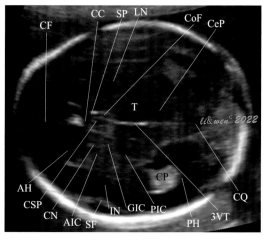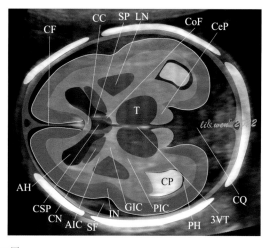

孕 17 周

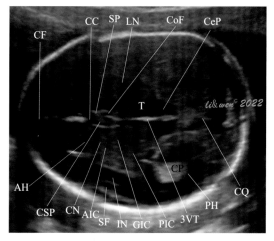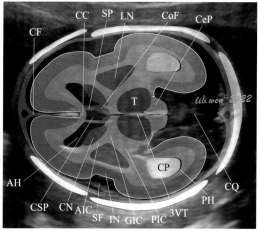

孕 18 周

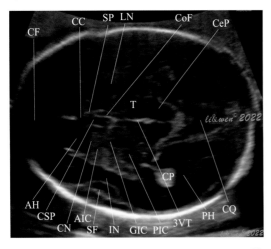
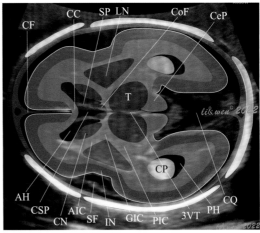

孕 19 周

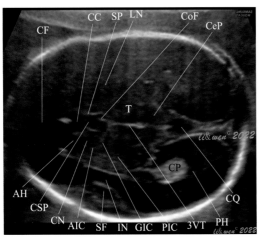
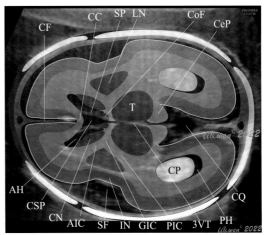

孕 20 周

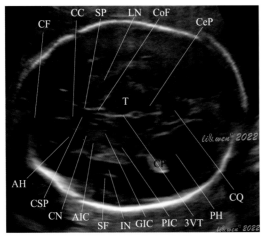
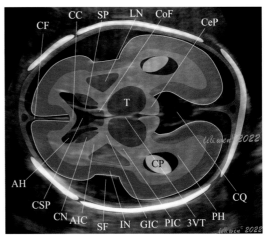

孕 21 周

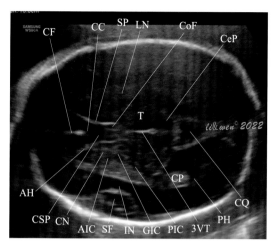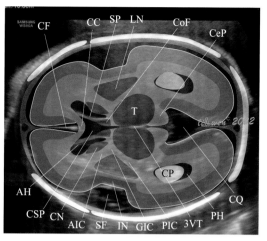

孕 22 周

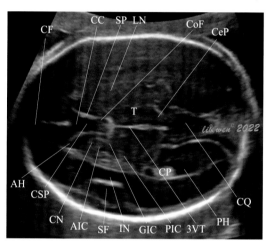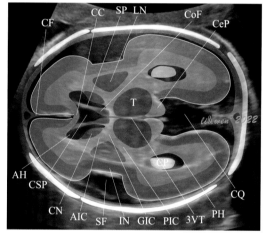

孕 23 周

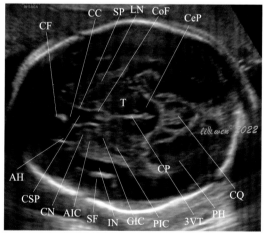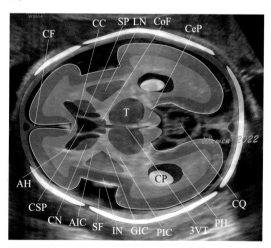

孕 24 周

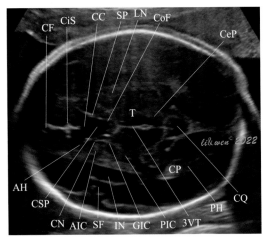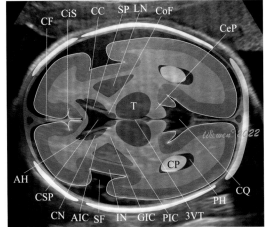

孕 25 周

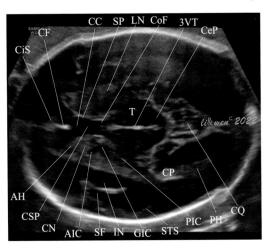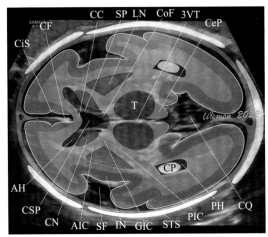

孕 26 周

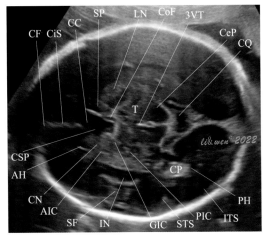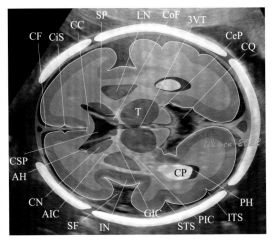

孕 27 周

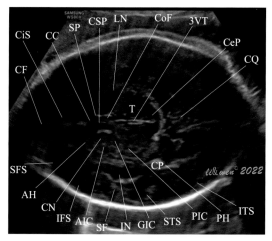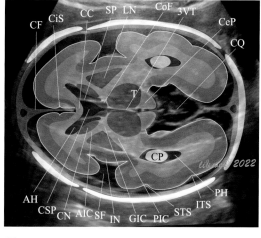

孕 28 周

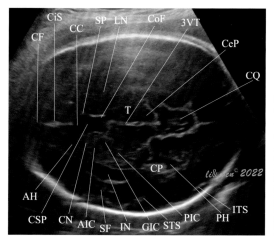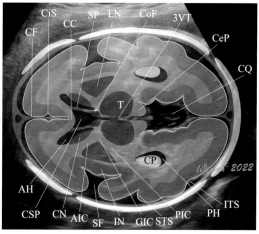

孕 29 周

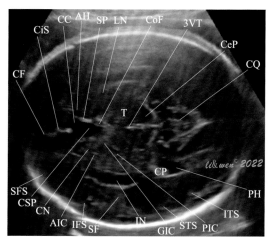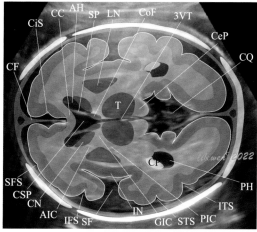

孕 30 周

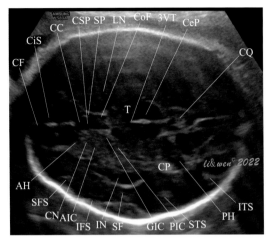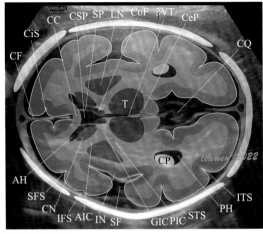

孕 31 周

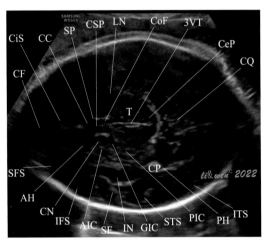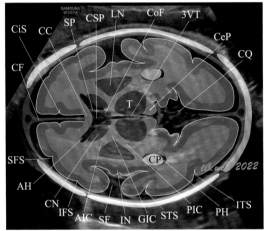

孕 32 周

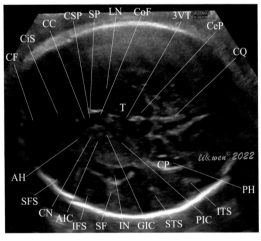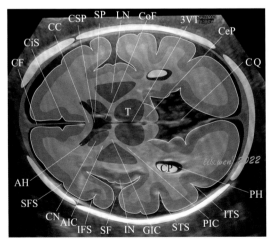

孕 33 周

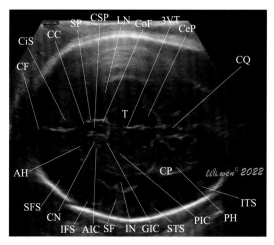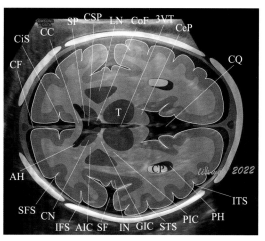

孕 34 周

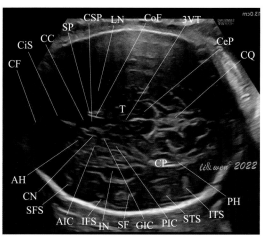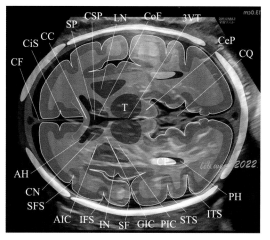

孕 35 周

图 2-1-9　孕 16～35 周经丘脑横切面声像图与模式图

显示不同孕周在标准经丘脑横切面上各解剖结构的生长发育及形态变化，左边为声像图，右边为模式图，主要绘制在这个切面上超声观察的主要解剖结构随孕周增长而变化的特征，超声难以显示边界但可能非常重要的脑内结构也绘制出来供大家参考

CF：大脑镰；SFS：额上沟；CiS：扣带沟；CC：胼胝体；IFS：额下沟；SP：透明隔；LN：豆状核；CoF：穹窿柱；STS：颞上沟；ITS：颞下沟；CeP：大脑脚；AH：侧脑室前角；CSP：透明隔腔；CN：尾状核；AIC：内囊前支；SF：外侧裂；IN：岛叶；GIC：内囊膝部；PIC：内囊后支；3VT：第三脑室；PH：侧脑室后角；CQ：四叠体池；T：丘脑；CP：脉络丛

五、横切面 E：经小脑横切面

1. 扫查方法　在获取经丘脑横切面后，声束略向尾侧偏转，调整声束平面，使其同时经过前方的透明隔腔和后方的小脑半球，即可获得经小脑横切面（图 2-1-10）。标准切面要求清晰显示左右对称的小脑半球及小脑蚓部、前方的透明隔腔及椭圆形的颅骨强回声环。

2. 可观察的解剖结构　颅骨强回声环、颅缝、大脑镰、胼胝体膝部、透明隔与透明隔腔、丘脑、第三脑室、大脑、大脑外侧裂、岛叶、扣带沟、额上沟、额下沟、颞上沟、颞下沟、侧副沟、侧脑室前角、尾状核头部、豆状核、穹窿柱、大脑脚、海马、小脑半球和小脑蚓部、小脑延髓池等结构。

3. 重点观察的解剖结构及内容（图 2-1-11）

（1）小脑半球和小脑蚓部：小脑由双侧圆形的小脑半球通过中间回声稍强的小脑蚓部连接而成。蚓部的前方有第四脑室，后方有小脑延髓池。随着小脑的发育，原始小脑背侧出现许多横向沟，这些沟最终发育成不同的小脑叶裂。小脑半球最初为低回声，随着孕周增加，其内部回声逐渐增强，妊娠晚期显示出一条条排列整齐的强回声线，为小脑叶裂。约孕 10 周，后外侧裂从小脑半球外侧缘出现，向内侧延伸，之后后外侧裂的左侧部和右侧部在中心相遇，并将绒球小结叶与小脑半球主体分离开，成为第一个独立的小脑叶。孕 12 周末，原始小脑头侧斜坡处出现一条横行的沟，此沟加深形成原裂，分离小脑的前叶和后叶。孕 14 周，小脑蚓部尾侧出现两条短的横行沟，其中第一条沟最终发育为锥后裂，即次

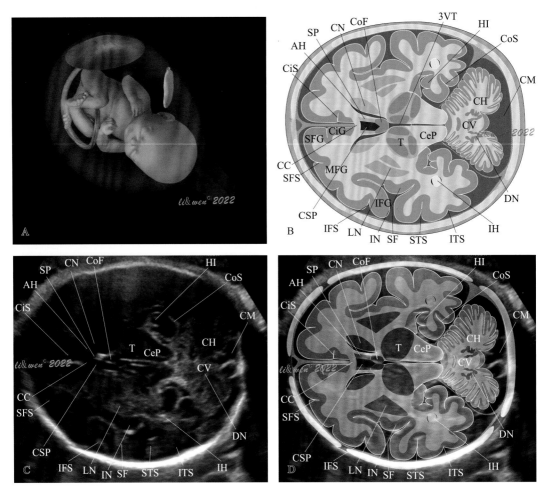

图2-1-10　经小脑横切面扫查和解剖示意图及声像图与模式图

A.扫查示意图；B.解剖示意图；C.经小脑横切面标准声像图；D.图C的模式图

CiS：扣带沟；AH：侧脑室前角；SP：透明隔；CN：尾状核；CoF：穹窿柱；3VT：第三脑室；HI：海马；CoS：侧副沟；CM：小脑延髓池；CC：胼胝体；SFS：额上沟；CSP：透明隔腔；IFS：额下沟；LN：豆状核；IN：岛叶；SF：外侧裂；STS：颞上沟；ITS：颞下沟；IH：侧脑室下角；DN：齿状核；IFG：额下回；MFG：额中回；SFG：额上回；T：丘脑；CeP：大脑脚；CV：小脑蚓部；CH：小脑半球

裂，第二条沟发育为锥前裂。其余人类小脑叶裂胚胎发育的具体时间尚无文献报道。原裂是小脑蚓部最深的叶裂，孕12周可经前囟小脑横切面观察原裂，孕16周时则可经小脑横切面观察。约孕18周起可经小脑横切面观察到水平裂。由于次裂、锥前裂靠下，二维超声对其的观察受到限制，另外随着孕周增加，小脑表面逐渐致密，可显示的叶裂数目增多，次裂、锥前裂等反而难以具体区分。

（2）小脑延髓池：内填充脑脊液，是小脑和小脑蚓部后方无回声的脑池，大小4～10mm。经小脑横切面是测量小脑延髓池的标准切面，当测量过小或过大时，注意探查脊柱和小脑蚓部及周围毗邻结构，若有异常，可结合脊柱横切面、矢状切面、冠状切面和小脑蚓部正中矢状切面加以观察与分析。

（3）海马：经小脑横切面可观察到海马，丘脑及大脑脚外侧和颞叶内侧的部分向里卷曲折叠的低回声结构即为海马。可结合经小脑冠状切面观察海马结构。

（4）穹窿：属于大脑的边缘系统，整体形态呈"C"形，因此无法通过一个超声切面完整显示。穹窿伞位于海马内侧，产前超声难以区分它与海马组织。穹窿脚与穹窿伞相延续，向前上方和内侧走行，穹窿脚呈薄带状，其后上方是胼胝体压部，前下方是丘脑及第三脑室脉络丛，外侧为侧脑室的内侧壁，与周围的组织结构关系较密切，分界欠清晰。两侧穹窿体呈条柱状，穹窿体是穹窿脚纤维向前的延伸，向中线水平方向走行，其上方是透明隔腔及胼胝体体部，下方是丘脑及第三脑室，两侧为侧脑室内侧壁及脉络丛。胎儿早期，左右两侧的穹窿体完全分开，随着胎儿神经系统逐步发育，穹窿才渐渐融合；穹窿柱为穹窿体的延续，其向前下方走行，几乎与穹窿体垂直，但左右两侧分开，最终汇入乳头体，穹窿柱的前上方是透明隔腔，内侧是三角隐窝，外侧为侧脑室，后方为第三脑室。经小脑横切面可显示双侧的穹窿柱，穹隆的最佳显示孕周为孕22～34周。

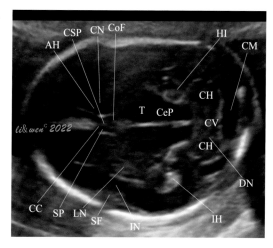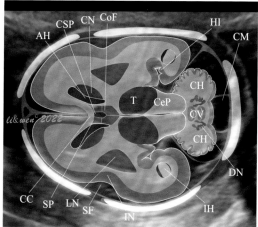

孕 16 周

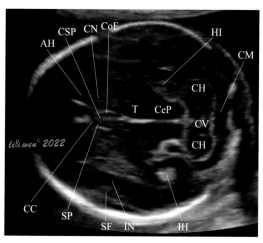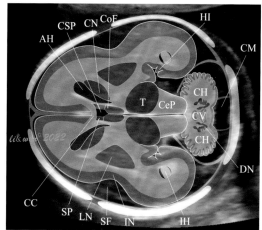

孕 17 周

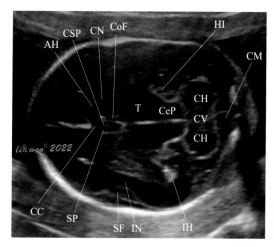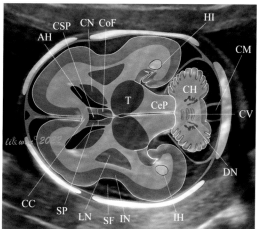

孕 18 周

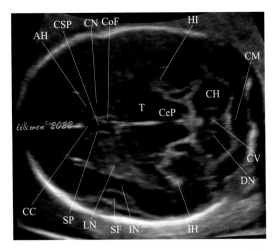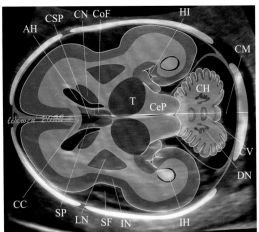

孕 19 周

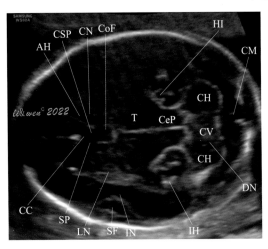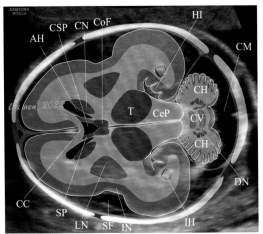

孕 20 周

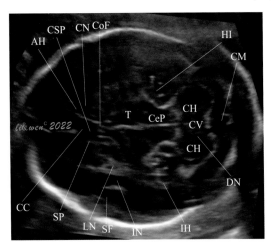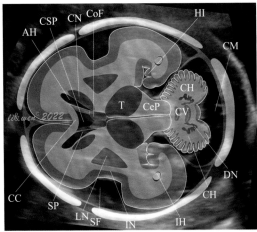

孕 21 周

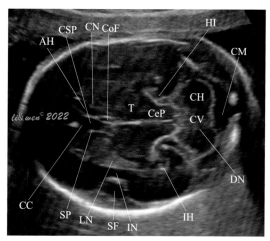
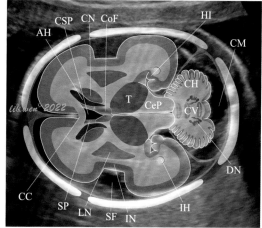

孕 22 周

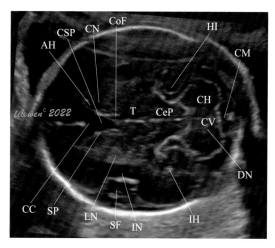
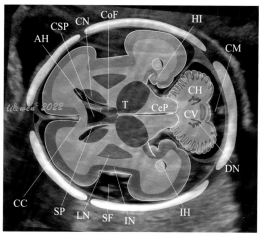

孕 23 周

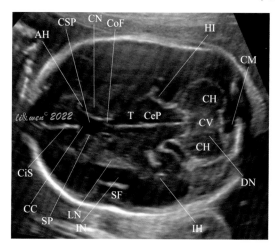
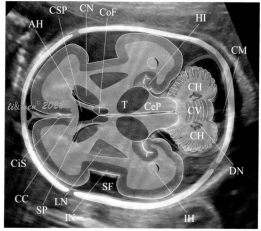

孕 24 周

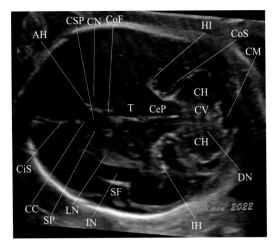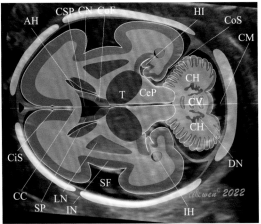

孕 25 周

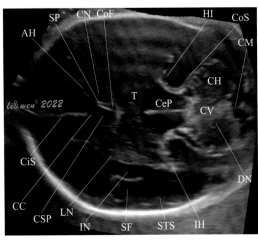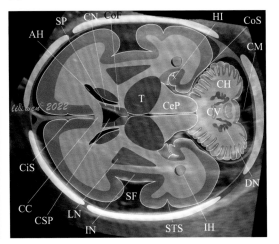

孕 26 周

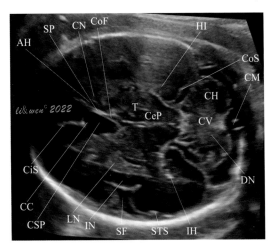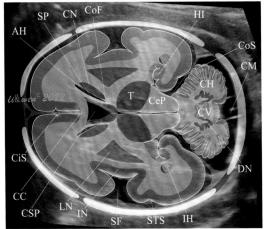

孕 27 周

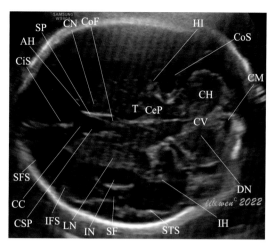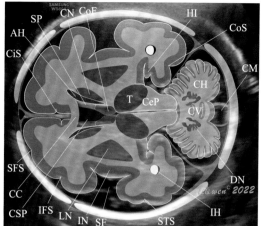

孕 28 周

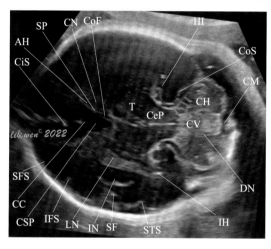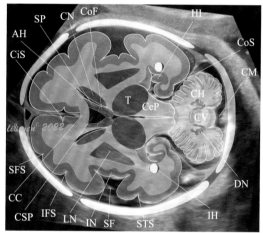

孕 29 周

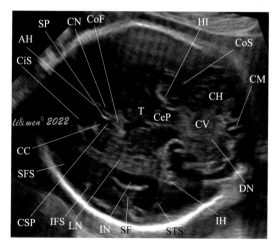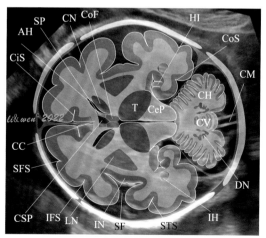

孕 30 周

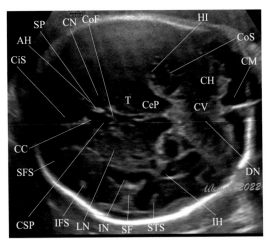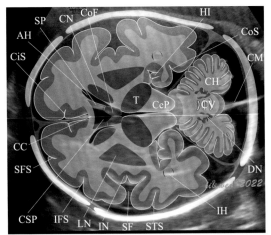

孕 32 周

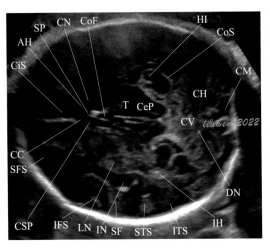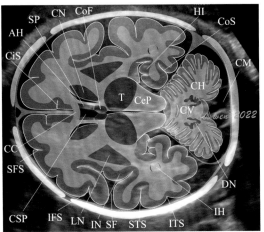

孕 33 周

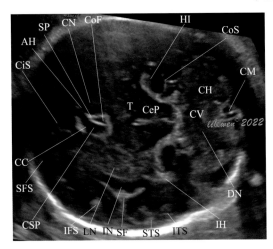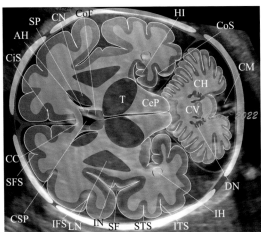

孕 34 周

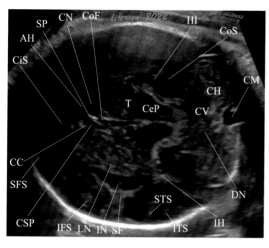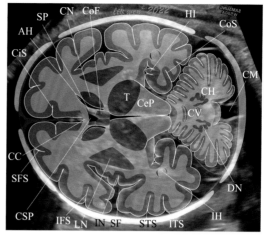

孕 35 周

图 2-1-11　孕 16 ～ 35 周经小脑横切面声像图与模式图

显示不同孕周在标准经小脑横切面上各解剖结构的生长发育及形态变化，左边为声像图，右边为模式图，主要绘制在这个切面上超声观察的主要解剖结构随孕周增加而变化的特征，超声难以显示边界但可能非常重要的脑内结构也绘制出来供大家参考

CiS：扣带沟；AH：侧脑室前角；SP：透明隔；CN：尾状核；CoF：穹窿柱；HI：海马；CoS：侧副沟；CM：小脑延髓池；CC：胼胝体；SFS：额上沟；CSP：透明隔腔；IFS：额下沟；LN：豆状核；IN：岛叶；SF：外侧裂；STS：颞上沟；ITS：颞下沟；IH：侧脑室下角；DN：齿状核；T：丘脑；CeP：大脑脚；CV：小脑蚓部；CH：小脑半球

（5）外侧裂、扣带沟、额上沟、额下沟、颞上沟、颞下沟、侧副沟：外侧裂主要在经丘脑和侧脑室横切面上观察，经小脑横切面孕18周以后能恒定显示。颞上沟、额下沟分别在孕26周、孕28周最早被观察到，随着孕周增加，显示率总体有所升高。颞下沟和额上沟分别在孕28周、孕29周最早被观察到，但显示率低。

参 考 文 献

丁妍，2021. 胎儿小脑叶裂与前后叶的产前超声研究. 广州：南方医科大学.

丁妍，李胜利，2021. 小脑小叶与叶裂的影像学研究进展. 中华医学超声杂志（电子版），18（11）：1114-1118.

李胜利，文华轩，廖伊梅，2019. 透明隔与透明隔腔. 中华医学超声杂志（电子版），16（7）：481-488.

罗丹丹，2018. 中晚孕期胎儿海马—穹窿的产前超声研究. 广州：南方医科大学.

杨帆，李胜利，罗红，等，2021. 胎儿中枢神经系统产前超声检查专家共识（2020）. 中华医学超声杂志（电子版）18（5）：11.

曾晴，文华轩，袁鹰，等，2019. 中晚孕期胎儿胼胝体观察新方法：二维颅脑横切面法. 中华医学超声杂志（电子版），16（7）：495-503.

Zeng Q, Wen H, Liao Y, et al, 2022. Five axial planes of the fetal brain for comprehensive cerebral evaluation. Ultrasound Obstet Gynecol. doi：10.1002/uog.24909.Epub ahead of print.PMID：35380745.

第二节　颅脑矢状切面

胎儿颅脑矢状切面是针对性胎儿神经系统超声检查的重要切面。胎儿头位时，经腹部超声较难显示这些切面，经阴道超声可以较好地显示。臀位或其他胎位时，如果胎儿头顶部贴近母体腹侧，经腹部超声可较容易显示这些切面。若这些切面因为胎儿体位的原因不能通过二维超声直接获取，则可通过三维超声第三平面或自由切割成像获取。胎儿颅脑矢状切面主要包括正中矢状切面、旁矢状切面及大脑半球矢状切面（图2-2-1）。

一、矢状切面A：正中矢状切面

1.扫查方法　孕妇取仰卧位，胎儿前囟朝向孕妇腹壁，声束经胎儿前囟或矢状缝进入，声束平面经过大脑镰、胼胝体和小脑蚓部，对胎儿颅脑作矢状切面扫查，即可获取胎儿颅脑正中矢状切面（图2-2-2）；如果为头先露，可以利用经阴道超声显示此切面，也可通过三维超声获取。

2.可观察的解剖结构　大脑镰、胼胝体、透明隔腔和韦氏腔、穹窿体、第三脑室和脉络丛、中脑及中脑导水管、小脑蚓部、第四脑室和脉络丛、小脑延髓池、四叠体池、脚间池、桥前池、脑桥、延髓和视神经。其中随孕周增加，形态变化较大的结构有胼胝体、透明隔腔和韦氏腔、小脑蚓部等。

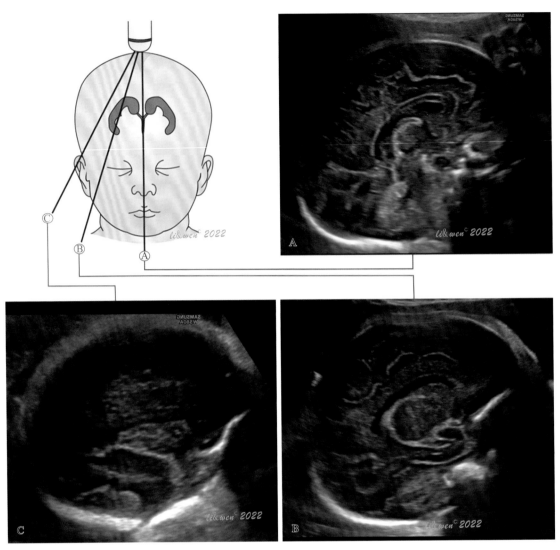

图 2-2-1　胎儿颅脑矢状切面扫查示意图及相应的超声切面图像

A.正中矢状切面；B.旁矢状切面；C.大脑半球矢状切面

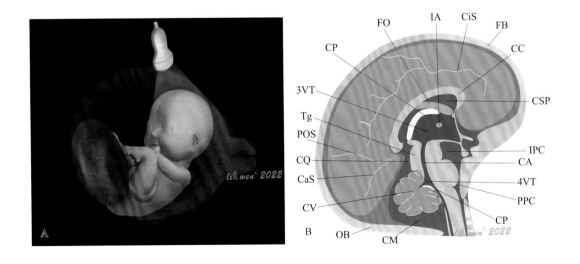

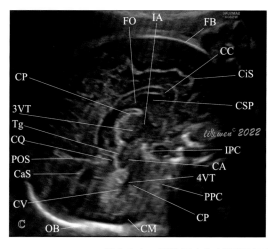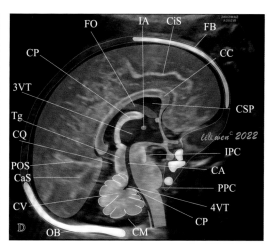

图 2-2-2　颅脑正中矢状切面扫查和解剖示意图及声像图与模式图

A.扫查示意图；B.解剖示意图；C.颅脑正中矢状切面标准声像图；D.图 C 的模式图

CC：胼胝体；FB：额骨；CSP：透明隔腔；IA：丘脑间黏合；IPC：脚间池；PPC：桥前池；4VT：第四脑室；CP：脉络丛；CM：小脑延髓池；OB：枕骨；CV：小脑蚓部；CaS：距状沟；POS：顶枕沟；CQ：四叠体池；Tg：被盖；CA：中脑导水管；3VT：第三脑室；FO：穹窿；CiS：扣带沟

3.重点观察的解剖结构及内容（图 2-2-3）

（1）胼胝体：最大的大脑半球间连接，在孕 20 周之前随着孕周增加，正中矢状切面上的形态变化特别明显，孕 20 周之后，形态趋于稳定，表现为低回声薄带状弧形结构。孕 12 周时，胼胝体呈"短棒状"低回声，随着孕周增加，胼胝体逐渐变长，且中部逐渐向头侧弯曲。孕 18 周时，胼胝体已初具雏形，呈倒扣的"C"形，嘴部、膝部、体部及压部已可辨认。在孕 20 周以后，胼胝体轮廓形态无明显变化，但长度和厚度会逐渐增加，以长度增加为明显。

（2）透明隔腔和韦氏腔：透明隔腔和韦氏腔为位于胼胝体下方的无回声区，前方为胼胝体膝部，下方为胼胝体嘴部和前连合，两侧为透明隔。透明隔腔不与侧脑室前角相通，不参与脑脊液循环。室间孔前方为透明隔腔（又称第五脑室），后方为韦氏腔（又称第六脑室），透明隔腔与韦氏腔两者相通，以穹窿柱为分界。妊娠中

晚期，透明隔腔和韦氏腔均为脑中线附近的正常结构，约在孕 26 周后逐渐由后向前闭合，先是韦氏腔闭合，再是透明隔腔闭合。透明隔腔通常在孕 32 周时开始闭合，在出生后几周至 5 个月完全闭合，少数人直至成年期仍存在透明隔腔。

（3）小脑蚓部和第四脑室：小脑蚓部位于幕下颅后窝内，在孕 18 周之前随着孕周增加，其在正中矢状切面上的形态变化特别明显，孕 18 周之后，形态趋于稳定，表现为"耳"状高回声结构。孕 12 ～ 15 周，随着主要叶裂逐渐形成，小脑蚓部的形态也逐渐增大。孕 15 周时，小脑蚓部的形态已初现"耳"状雏形。随着孕周增加，小脑蚓部轮廓形态在孕 18 周以后无明显变化，但体积逐渐增大。第四脑室位于小脑蚓部前方，向上通过中脑导水管与第三脑室相通，向下接中央管，在孕 19 周之前随着孕周增加，正中矢状切面上的形态变化较明显。孕 12 周时，第四脑室略呈椭圆形，

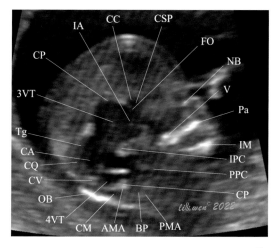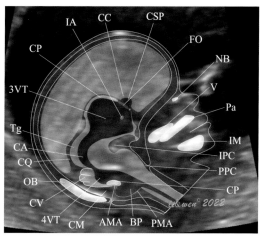

孕 12 周

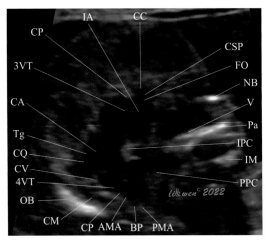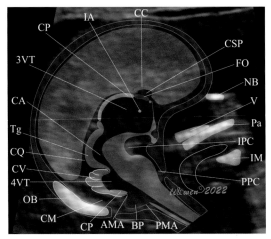

孕 13 周

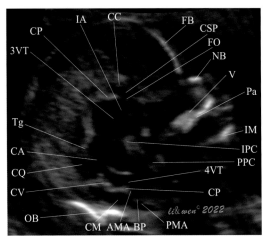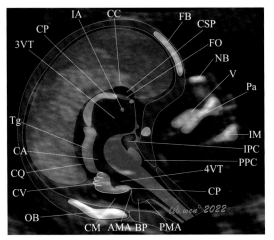

孕 14 周

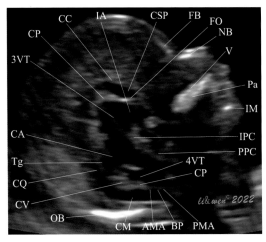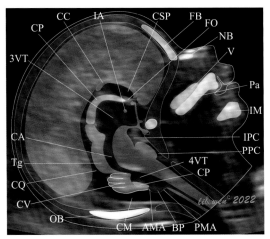

孕 15 周

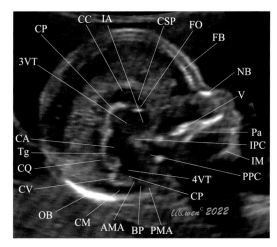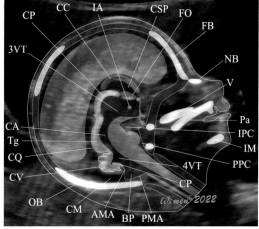

孕 16 周

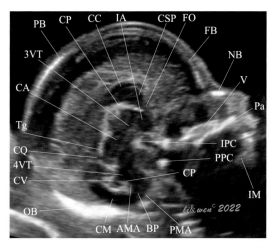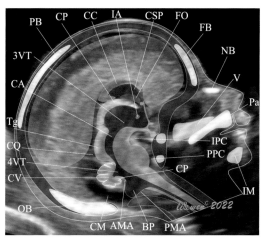

孕 17 周

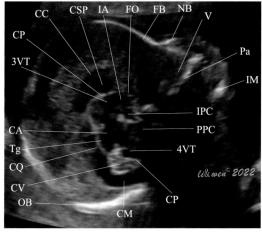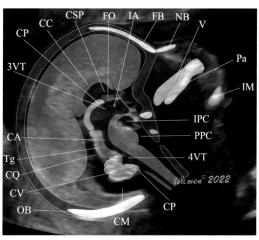

孕 18 周

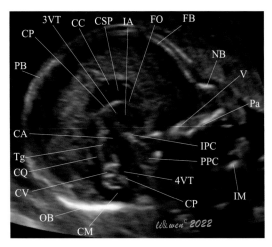
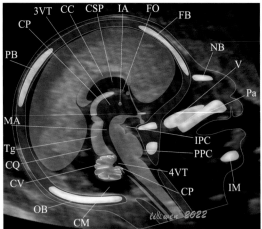

孕 19 周

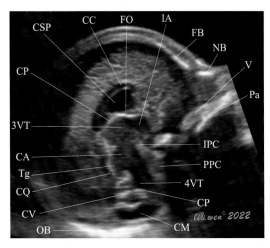
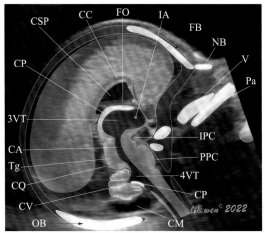

孕 20 周

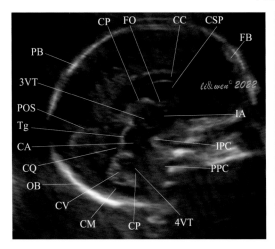
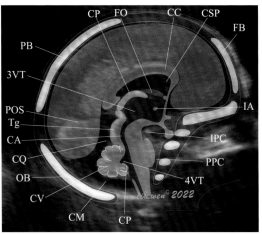

孕 21 周

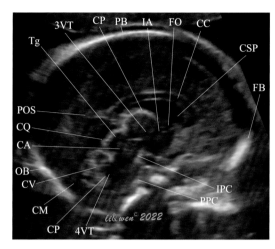
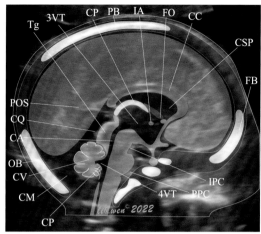

孕 22 周

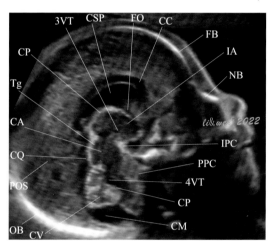
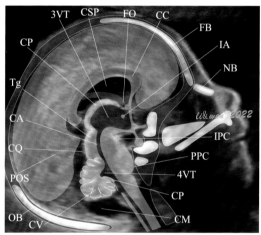

孕 23 周

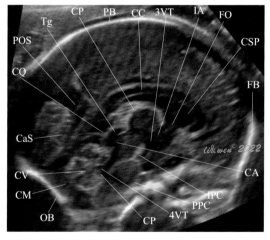
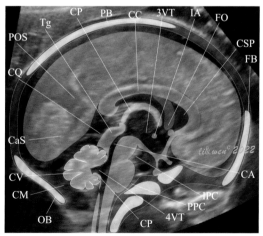

孕 24 周

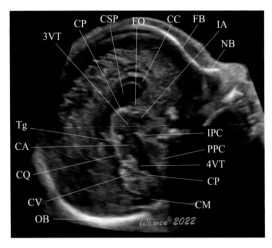 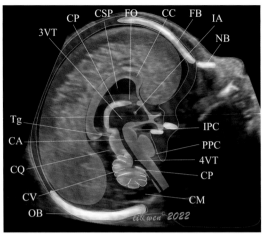

孕 25 周

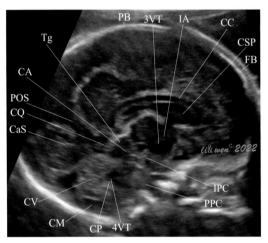 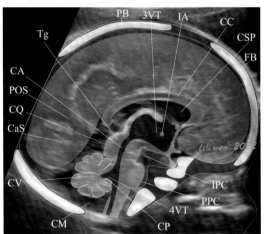

孕 26 周

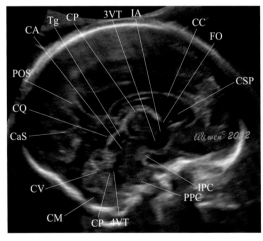 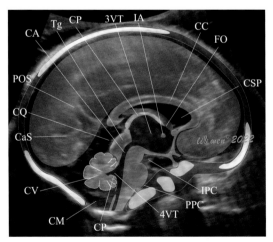

孕 27 周

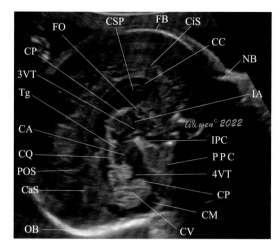
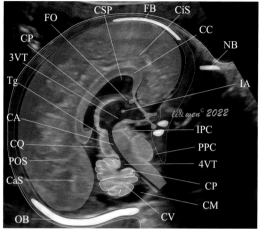

孕 28 周

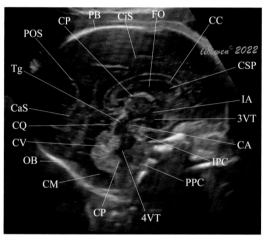
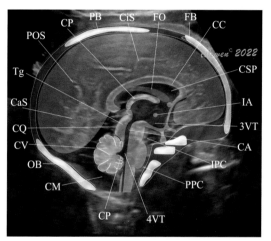

孕 29 周

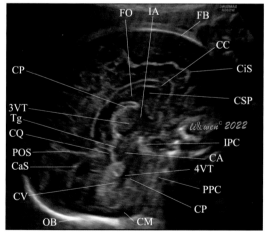
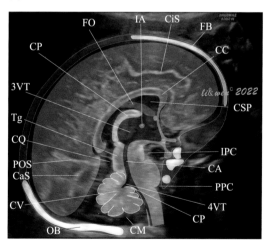

孕 30 周

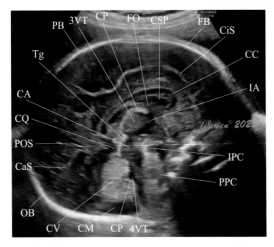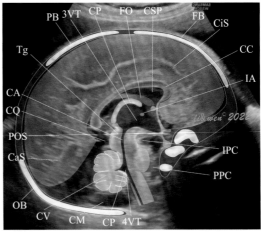

孕 31 周

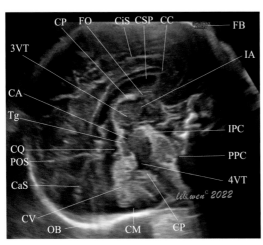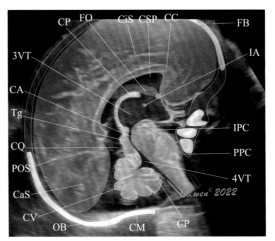

孕 32 周

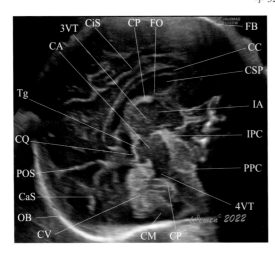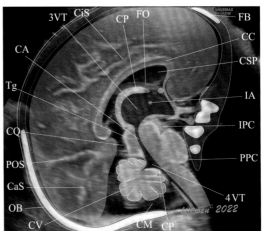

孕 33 周

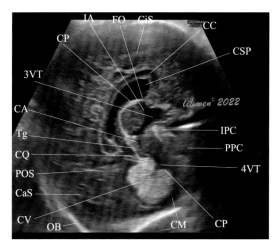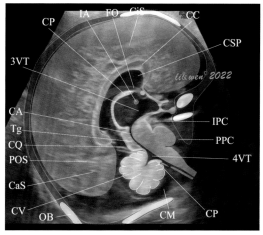

孕 34 周

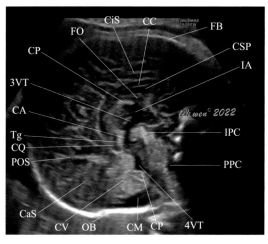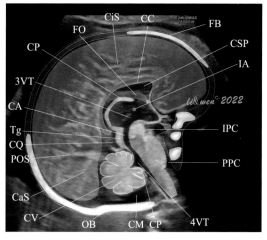

孕 35 周

图 2-2-3　孕 12～35 周正常胎儿颅脑正中矢状切面声像图与模式图

显示不同孕周在标准颅脑正中矢状切面上各解剖结构的生长发育及形态变化，左边为声像图，右边为模式图，主要绘制在这个切面上超声观察的主要解剖结构随孕周增加而变化的特征，超声难以显示边界但可能非常重要的脑内结构也绘制出来供大家参考

CC：胼胝体；FB：额骨；CSP：透明隔腔；IA：丘脑间黏合；IPC：脚间池；PPC：桥前池；4VT：第四脑室；CP：脉络丛；CM：小脑延髓池；OB：枕骨；CV：小脑蚓部；CaS：距状沟；POS：顶枕沟；CQ：四叠体池；Tg：被盖；CA：中脑导水管；3VT：第三脑室；FO：穹窿；CiS：扣带沟；AMA：前膜；PMA：后膜；PB：顶骨；BP：Blake 囊肿；NB：鼻骨；Pa：腭；V：犁状骨；IM：下颌骨

脉络丛位于小脑蚓部下方。随着孕周增加，小脑蚓部增大，前膜变短消失，第四脑室脉络丛逐渐卷曲至小脑蚓部前方。孕 16～17 周，随着布莱克（Blake）囊肿的开窗，第四脑室的形态逐渐从椭圆形变为三角形。孕 19 周之后，第四脑室形态趋于稳定，呈尖端向后的小三角形无回声结构。

（4）脑干：位于大脑下方，脊髓和间脑之间，自上而下由中脑、脑桥、延髓三部分组成，呈不规则柱状，脑桥略向前膨大。整个妊娠期，脑干形态变化不明显，随着孕周增加，其可变长、增粗。

（5）脚间池、桥前池和四叠体池：脚间池位于大脑腹侧，脑桥的上方，大脑脚之间，靠近中脑的部分呈高回声，可能与蛛网膜网格状结构及其内的血管神经有关，靠前部分呈无回声，内有动眼神经和大脑后动

脉水平段等。桥前池也称桥池，位于脑桥和枕骨斜坡之间，内有基底动脉。四叠体池为中脑背侧脑池，位于中脑四叠体后面，向两侧与环池相通。四叠体池和环池位于小脑幕切迹内，幕上和幕下病变可通过这些脑池相通。

4.略向两侧偏斜时还可以显示的结构

（1）扣带沟和扣带回：扣带回位于大脑半球内侧面，胼胝体上方，胼胝体沟与扣带沟之间。孕 16～18 周时，大体标本上可观察到扣带沟开始发育，而胎儿颅脑正中矢状切面超声检查中，可于孕 23～24 周首次观察到扣带沟，其呈一条短线样回声，位于胼胝体体部的前上方，并于孕 25～26 周恒定显示。随着孕周增加，短线样结构逐渐增多且不连续，孕 30 周时其呈一条连续线状回声，并逐渐加深、扩展。

（2）顶枕沟和距状沟：大体标本上，顶枕沟和距状沟可于孕16周出现。在超声成像中，顶枕沟的最佳显示切面为经颅顶部横切面，距状沟为经小脑冠状切面，两者可在孕19～21周稳定显示。在正中矢状切面扫查略向旁偏斜时，部分胎儿可于孕21周左右显示顶枕沟，孕24周时显示距状沟。随着孕周增加，两者逐渐加深并向后扩展。

二、矢状切面B：旁矢状切面

1.扫查方法　在正中矢状切面的基础上声束稍向颞侧偏移，与胎儿颅脑矢状面略成角，调整声束平面，可获取胎儿一系列颅脑旁矢状切面（图2-2-4）；声束平面经侧脑室前角、体部、后角及下角作矢状切面扫查，即可获得经侧脑室旁矢状切面。如果为头先露，可以利用经阴道超声显示此切面，也可通过三维超声获取。

2.可观察的解剖结构　大脑实质、侧脑室、丘脑、尾状核、内囊、豆状核、海马结构、杏仁核复合体、扣带沟、顶枕沟、距状沟。其中随着孕周增加，形态变化较大的结构有侧脑室、脉络丛和海马结构等。

3.重点观察的解剖结构及内容（图2-2-5）

（1）侧脑室和脉络丛：这个切面是观察侧脑室全貌的切面，可以同时观察侧脑室前角、体部、三角区、后角、下角。侧脑室内有脉络丛与脑脊液，表现为"C"形的无回声结构，脉络丛为侧脑室内的强回声。在孕20周之前，侧脑室在颅内的占比大，其内的脉络丛体积也较大。随着孕周增加，脑实质体积不断增大，孕20周后，侧脑室占比减小，侧脑室各组成结构均逐渐缩小，特别是前角形态变化明显，孕34周后前角可呈"缝隙"状。在临床实际工作中，由于切面的关系，在显示该切面时，不一定都能够在同一切面上显示侧脑室的所有部分，但通过连续扫查可以将侧脑室的各个部分分别显示出来。侧脑室壁光滑与否也是重点观察的内容。

（2）海马结构：是大脑颞叶内侧的一种复合结构，位于侧脑室下角的底部，其外侧为颞叶，内前方为环

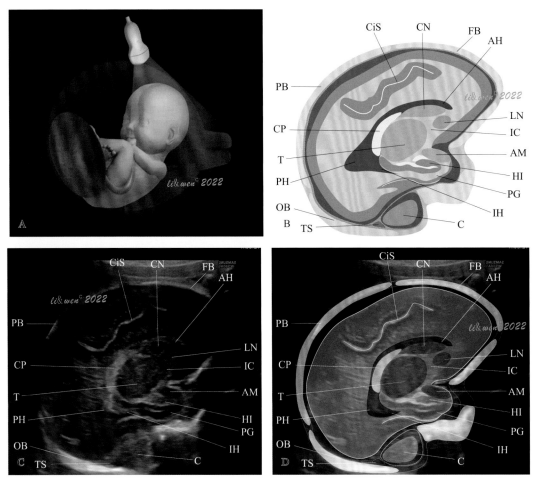

图2-2-4　颅脑旁矢状切面扫查和解剖示意图及声像图与模式图

A.扫查示意图；B.解剖示意图；C.颅脑旁矢状切面标准声像图；D.图C的模式图

CiS：扣带沟；CN：尾状核；FB：额骨；AH：侧脑室前角；LN：豆状核；IC：内囊；AM：杏仁核复合体；HI：海马；PG：海马旁回；IH：侧脑室下角；C：小脑；TS：横窦；OB：枕骨；PH：侧脑室后角；T：丘脑；CP：脉络丛；PB：顶骨

池、丘脑和脑干。在孕23周之前，随着孕周增加，在旁矢状切面上海马结构的形态因折叠发生变化，孕23周之后，形态趋于稳定，其表现为低回声的"C"形结构。孕15～16周，海马结构呈条状的低回声，并开始向颞叶内侧折叠。孕18～22周，海马结构完成折叠，形态在孕23周以后无明显改变，但体积可随着孕周增加逐渐增大。

（3）尾状核：位于丘脑背外侧，伸延于侧脑室前角、中央部和下角，由头、体、尾三部分构成。在旁矢状切面上其表现为回声稍高的"C"字形或弧形结构。随着孕周增加，尾状核的体积逐渐增大，但形态无明显改变。可因切面的扫查角度不同，尾状核显示的长度和形态也略有不同。

（4）豆状核：位于岛叶深部，借内囊与内侧的尾状核和丘脑分开，由壳核和苍白球组合而成。在旁矢状切面上其表现为回声稍高的板栗状结构。随着孕周增加，豆状核的体积逐渐增大，但形态无明显改变。可因切面的扫查角度不同，豆状核的大小和形态也略有不同。

（5）杏仁核复合体：位于侧脑室下角前端的上方，海马旁回钩的深面，与尾状核的末端相连。在旁矢状切面上其表现为低回声的杏仁状结构。随着孕周增加，杏仁核复合体的体积逐渐增大，但形态无明显改变。可因切面的扫查角度不同，杏仁核复合体的大小和形态也略有不同。

三、矢状切面C：大脑半球矢状切面

1.扫查方法　在旁矢状切面的基础上进一步向颞侧偏转探头，声束平面通过大脑半球作矢状切面扫查，即可获得一系列大脑半球矢状切面（图2-2-6）。声束平面经外侧裂和岛叶作大脑半球矢状切面扫查，即可获得经外侧裂与岛叶的大脑半球矢状切面，标准切面要求显示大脑半球、岛叶，大脑外侧裂是该切面的一个特征性标志。

2.可观察的解剖结构　大脑顶叶、额叶、枕叶、颞叶和岛叶及大脑外侧裂、中央沟、额上沟、额下沟、颞下沟。

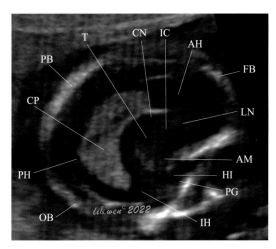
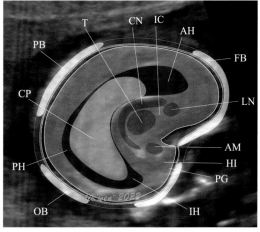

孕15周

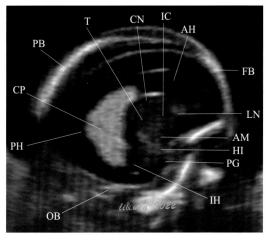
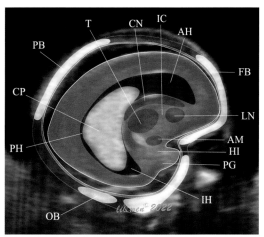

孕16周

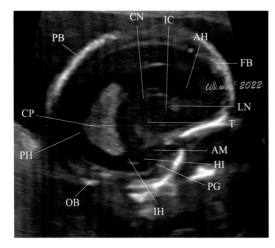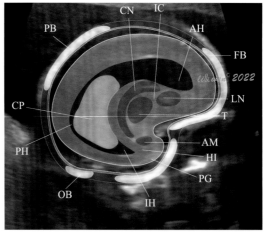

孕 17 周

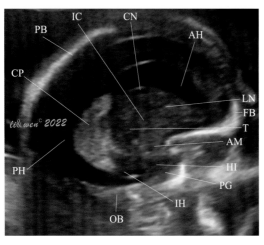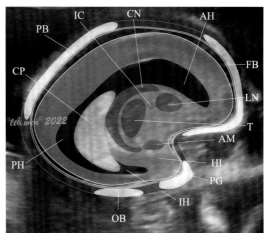

孕 18 周

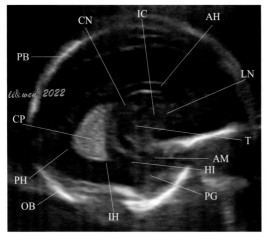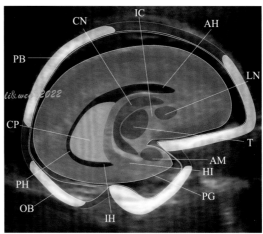

孕 20 周

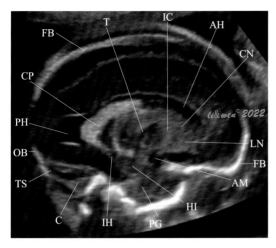
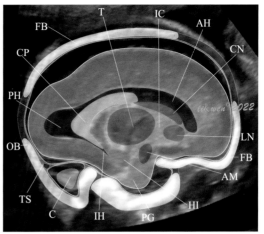

孕 22 周

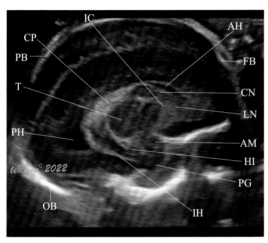
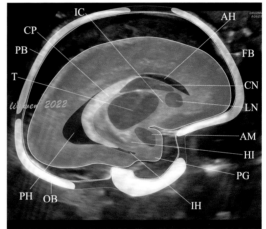

孕 23 周

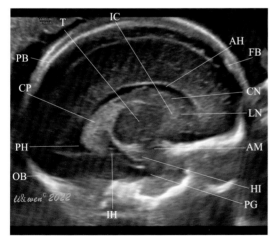
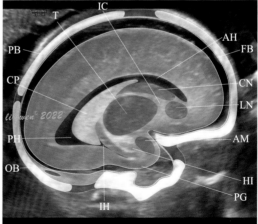

孕 25 周

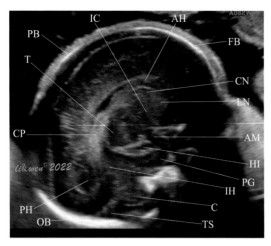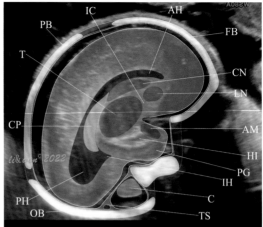

孕 26 周

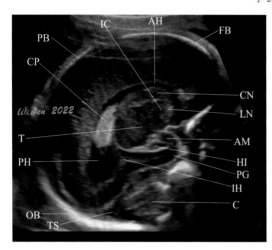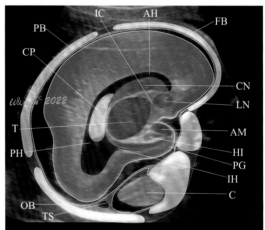

孕 27 周

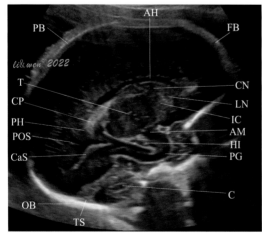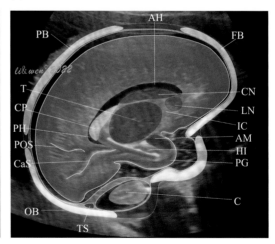

孕 28 周

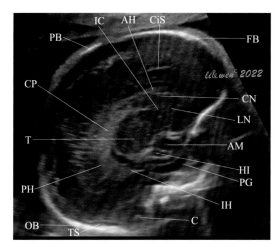
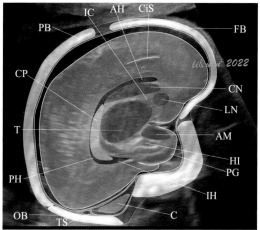

孕 29 周

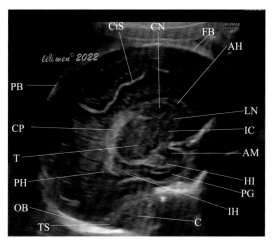
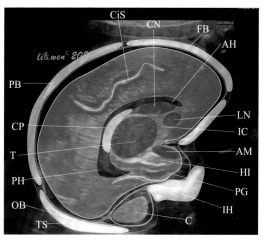

孕 30 周

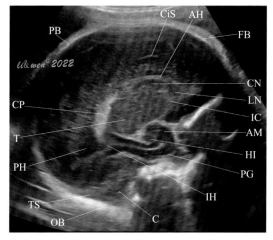
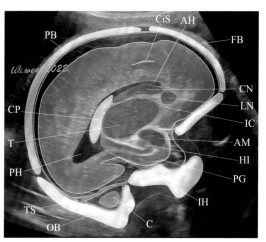

孕 31 周

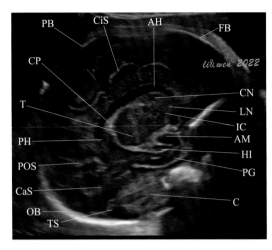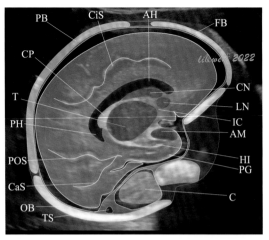

孕 32 周

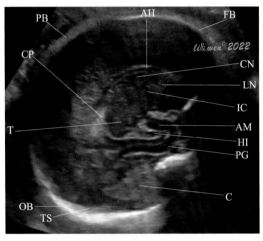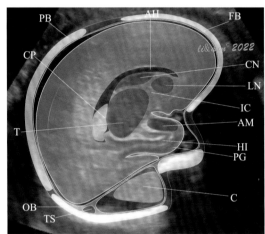

孕 33 周

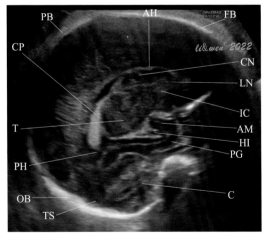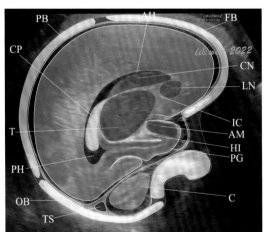

孕 34 周

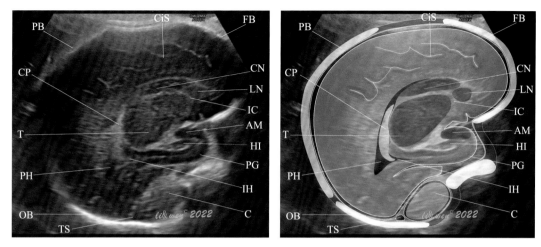

孕 35 周

图 2-2-5　孕 15 ～ 35 周正常胎儿颅脑旁矢状切面声像图与模式图

　　显示不同孕周在标准颅脑旁矢状切面上各解剖结构的生长发育及形态变化，左边为声像图，右边为模式图，主要绘制在这个切面上超声观察的主要解剖结构随孕周增加而变化的特征，超声难以显示边界但可能非常重要的脑内结构也绘制出来供大家参考

　　CiS：扣带沟；CN：尾状核；FB：额骨；AH：侧脑室前角；LN：豆状核；IC：内囊；AM：杏仁核复合体；HI：海马；PG：海马旁回；IH：侧脑室下角；C：小脑；TS：横窦；OB：枕骨；PH：侧脑室后角；T：丘脑；CP：脉络丛；PB：顶骨；CaS：距状沟；POS：顶枕沟

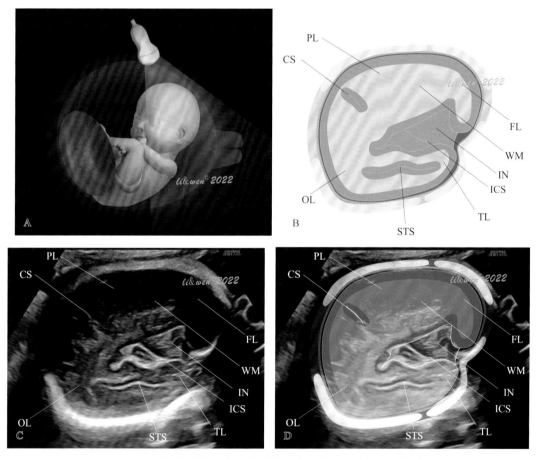

图 2-2-6　大脑半球矢状切面扫查和解剖示意图及声像图与模式图

A.扫查示意图；B.解剖示意图；C.大脑半球矢状切面标准声像图；D.图C的模式图

　　FL：额叶；WM：白质；IN：岛叶；ICS：岛中央沟；TL：颞叶；OL：枕叶；CS：中央沟；PL：顶叶；STS：颞上沟

3.重点观察的解剖结构及内容（图2-2-7）

（1）外侧裂及岛叶：由于岛叶与相邻皮质区域的生长速度不同，岛叶逐渐被三个增大的脑叶覆盖，该三个脑叶（顶叶、额叶、颞叶）之间形成的裂隙即大脑外侧裂。孕16周整个脑表面光滑，外侧裂平坦呈浅凹状，孕16～25周时，各脑叶表面仍光滑，大脑外侧裂是此时期形态变化最明显的结构，由浅凹状变为有一定凹陷深

度的底边开放的三角形，三角形顶角由圆钝逐渐变为尖锐，深面的岛叶皮质区域未被覆盖而清楚显示，并随着颅脑表面积增大而增大。随着岛盖化进展，未被周围皮质覆盖的岛叶区域随着孕周增加而逐渐减小，外侧裂逐渐变窄。孕26周后由于岛盖化的继续发育，外侧裂三角形两边逐渐向中央靠拢并逐渐闭合，岛叶未被覆盖区域进一步减小，直至外侧裂闭合，岛叶不再显示。声束平

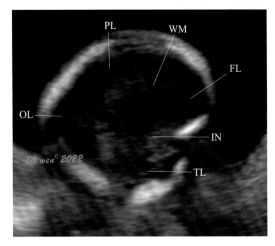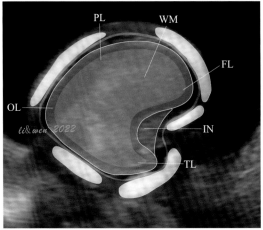

孕 16 周

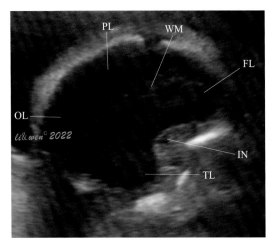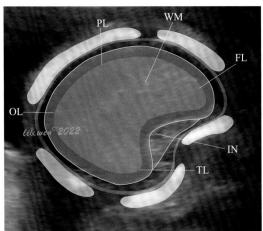

孕 18 周

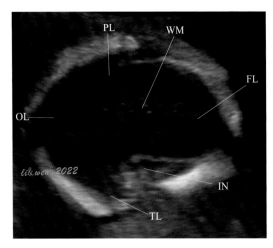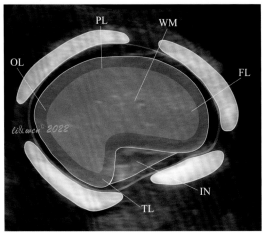

孕 20 周

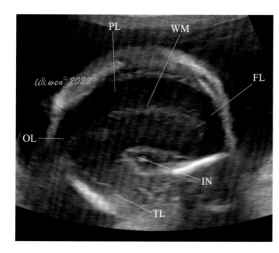
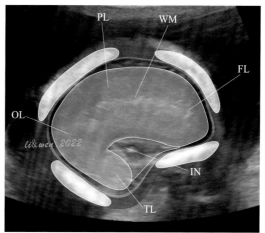

孕 21 周

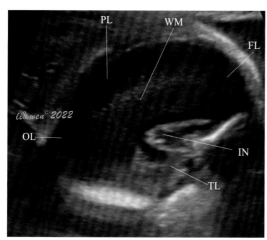
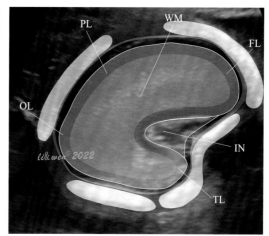

孕 22 周

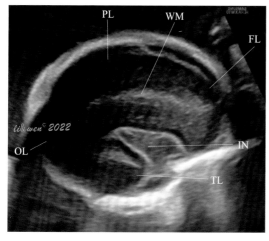
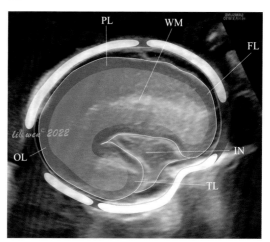

孕 26 周

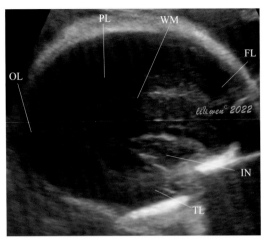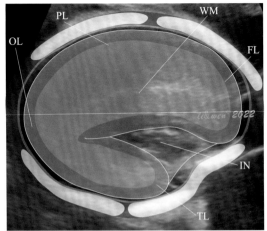

孕 27 周

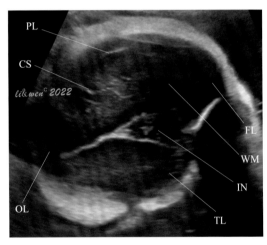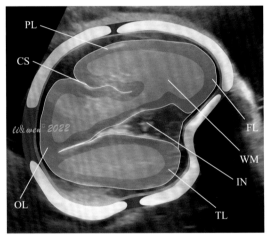

孕 28 周

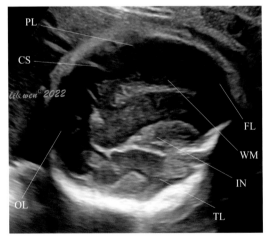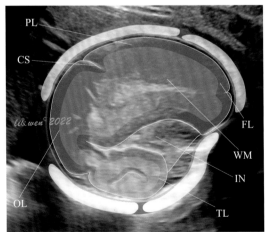

孕 30 周

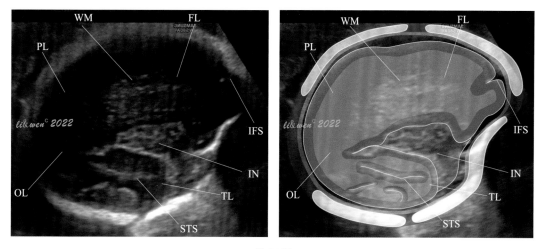

孕 31 周

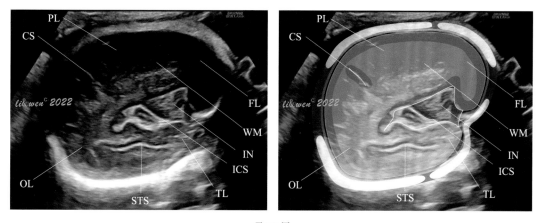

孕 34 周

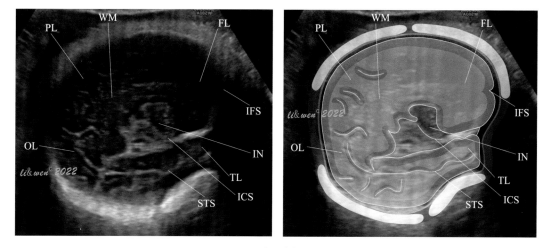

孕 35 周

图 2-2-7　孕 16～35 周正常胎儿大脑半球矢状切面声像图与模式图

显示不同孕周在标准大脑半球矢状切面上各解剖结构的生长发育及形态变化，左边为声像图，右边为模式图，主要绘制在这个切面上超声观察的主要解剖结构随孕周增加而变化的特征，超声难以显示边界但可能非常重要的脑内结构也绘制出来供大家参考

FL：额叶；WM：大脑白质；IN：岛叶；ICS：岛中央沟；TL：颞叶；OL：枕叶；CS：中央沟；PL：顶叶；STS：颞上沟；IFS：额下沟

面向岛叶方向偏斜时，可以显示岛叶表面的沟回和岛叶实质回声。

（2）额叶、顶叶、枕叶、颞叶：大脑外侧第一个凹痕出现在岛叶皮质区，其是大脑外侧裂发育的开始。该区域被三个脑叶环绕，分别是顶叶（正上方）、额叶（前上方）及颞叶（后下方）。孕17～24周，岛叶所在区域随着颅脑表面积增大而增大。除外侧裂、中央沟、颞上沟外，大脑大多数初级沟从孕27周开始出现，随着孕周增加而增多、加深，孕30周时各初级沟回已能辨认。孕26～30周是大多数脑沟回显现的主要时期，是产前超声评价大脑皮质发育的最佳时期。每进展一个孕周，脑沟向脑实质内加深及迂曲的程度更大，脑回的轮廓从而变得更加明显。中央沟是继外侧裂之后最早能够被观察到的表面沟。中央沟的出现意味着额叶与顶叶被区分开。三维成像技术在表达脑沟回的轮廓信息方面有很好的效果。

参 考 文 献

李胜利，罗国阳，2017. 胎儿畸形产前超声诊断学. 2版. 北京：科学出版社：262-263.

罗丹丹，2018. 中晚孕期胎儿海马-穹窿的产前超声研究. 广州：南方医科大学.

曾晴，文华轩，袁鹰，等，2019. 中晚孕期胎儿胼胝体观察新方法：二维颅脑横切面法. 中华医学超声杂志（电子版），16（7）：495-503.

Afif A, Bouvier R, Buenerd A, et al, 2007. Development of the human fetal insular cortex: study of the gyration from 13 to 28 gestational weeks. Brain Struct Funct, 212（3-4）：335-346.

Barkovich A J, Lyon G, Evrard P, 1992. Formation, maturation, and disorders of white matter. AJNR Am J Neuroradiol, 13（2）：447-461.

Ghai S, Fong K W, Toi A, et al, 2006. Prenatal US and MR imaging findings of lissencephaly: review of fetal cerebral sulcal development. Radiographics, 26（2）：389-405.

Griffiths P D, Batty R, Reeves M J, et al, 2009. Imaging the corpus callosum, septum pellucidum and fornix in children: normal anatomy and variations of normality. Neuroradiology, 51（5）：337-345.

Slagle T A, Oliphant M, Gross S J, 1989. Cingulate sulcus development in preterm infants. Pediatr Res, 26（6）：598-602.

Toi A, Lister W S, Fong K W, 2004. How early are fetal cerebral sulci visible at prenatal ultrasound and what is the normal pattern of early fetal sulcal development? Ultrasound Obstet Gynecol, 24（7）：706-715.

Turgut M, Yurttaş C, Tubbs R S, 2018. Island of Reil（Insula）in the Human Brain（Anatomical, Functional, Clinical and Surgical Aspects）. Contributions of the Insula to Speech Production, 20：175-178.

第三节　颅脑冠状切面

胎儿神经系统专项超声检查比3个传统颅脑横切面筛查具有更大的诊断潜力，尤其有助于评估复杂颅脑畸形，因此除了国内外指南中提到的颅脑3个基本筛查横切面外，还增加了3个矢状切面和6个冠状切面以诊断神经系统畸形。胎儿颅脑冠状切面从前方额叶到后方枕叶分别是经额叶冠状切面、经侧脑室前角冠状切面、经侧脑室体部冠状切面、经小脑冠状切面、经侧脑室三角区和后角冠状切面、经枕叶冠状切面（图2-3-1）。但由于胎儿体位的关系，若矢状切面难以直接获取，可通过三维超声第三平面或自由解剖成像来获取。

一、冠状切面A：经额叶冠状切面

1.扫查方法　孕妇取仰卧位，胎儿前囟朝向孕妇腹壁，探头声束从胎儿前囟进入，由前向后对胎儿颅脑作冠状切面扫查，当声束平面向前额方向偏转约20°时，声束平面经过侧脑室前角的前方对额叶行冠状切面扫查，即可获得额叶冠状切面（图2-3-2）。标准切面要求显示大脑额叶皮质、半球裂隙及大脑镰、侧脑室前角前方深部脑白质和颅前窝底部的颅骨及眼眶和眼球。如果为头先露，可以利用经阴道超声显示此切面，也可通过三维超声获取。

2.可观察的解剖结构　脑中线（大脑镰）、大脑额叶皮质、侧脑室前角前方稍高回声的脑白质、嗅沟、额上沟、额下沟、扣带沟、额上回、额中回、额下回、嘴上回、嘴下回、直回等结构。

3.重点观察的解剖结构及内容（图2-3-3）　大脑镰、双侧额叶及额叶沟回。大脑镰位于半球裂隙中，居中，呈平直强回声线，分隔左右额叶。额叶实质分皮质和白质，皮质回声略低于白质回声。额叶实质在妊娠早期非常薄，位于侧脑室前角周围，表面光滑，随着孕周增加而逐渐增厚。孕20周后，随着额叶脑实质厚度的增加，在该切面上基本不显示侧脑室前角。皮质表面逐渐出现脑沟和脑回，可清楚辨认的脑沟脑回包括额上沟、额下沟、嗅沟、扣带沟等结构。额上沟最早在孕26周被观察到，嗅沟最早在孕29周被观察到，随着孕周增加而逐渐加深。

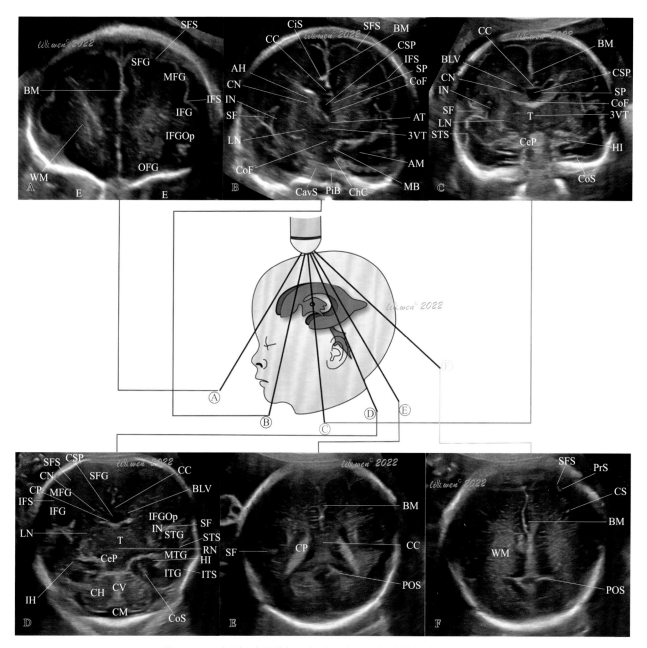

图2-3-1 胎儿颅脑冠状切面扫查示意图及相应的超声切面图像

A.经额叶冠状切面；B.经侧脑室前角冠状切面；C.经侧脑室体部冠状切面；D.经小脑冠状切面；E.经侧脑室三角区和后角冠状切面；F.经枕叶冠状切面

WM：白质；BM：脑中线；SFG：额上回；SFS：额上沟；MFG：额中回；IFS：额下沟；IFG：额下回；IFGOp：额下回岛盖部；OFG：眶回；CC：胼胝体；AH：侧脑室前角；CN：尾状核；IN：岛叶；SF：外侧裂；LN：豆状核；CSP：透明隔腔；SP：透明隔；3VT：第三脑室；AM：杏仁核复合体；MB：乳头体；BLV：侧脑室体部；STS：颞上沟；STG：颞上回；T：丘脑；CeP：大脑脚；HI：海马；CoS：侧副沟；CiS：扣带沟；CP：脉络丛；CH：小脑半球；CV：小脑蚓部；CM：小脑延髓池；RN：红核；MTG：颞中回；ITG：颞下回；ITS：颞下沟；POS：顶枕沟；PrS：中央前沟；CS：中央沟；E：眼球；AT：丘脑前结节；IH：侧脑室下角；CavS：海绵窦；PiB：垂体；ChC：交叉池

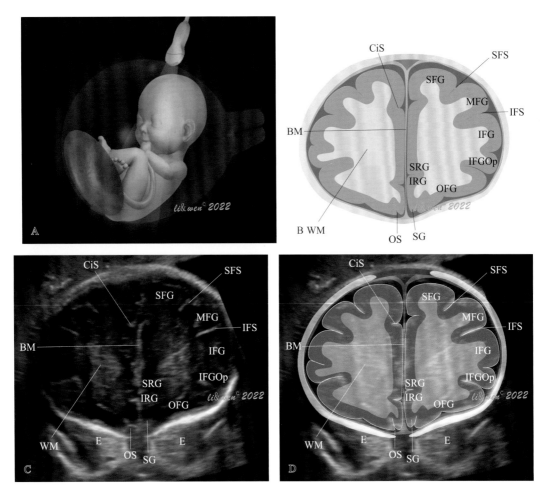

图 2-3-2　经额叶冠状切面扫查和解剖示意图及声像图与模式图

A.扫查示意图；B.解剖示意图；C.经额叶冠状切面标准声像图；D.图C的模式图

BM：脑中线；SFG：额上回；SFS：额上沟；MFG：额中回；IFS：额下沟；IFG：额下回；IFGOp：额下回岛盖部；CiS：扣带沟；SRG：嘴上回；IRG：嘴下回；OFG：眶回；E：眼球；OS：嗅沟；SG：直回；WM：白质

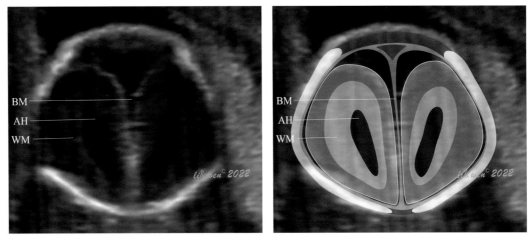

孕 16 周

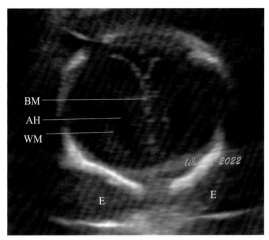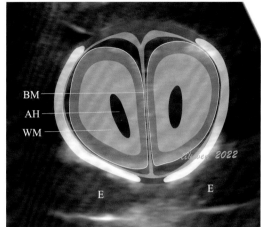

孕 18 周

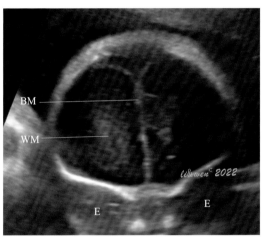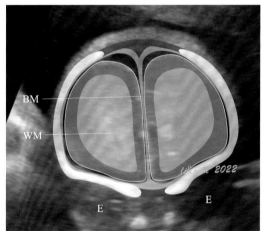

孕 21 周

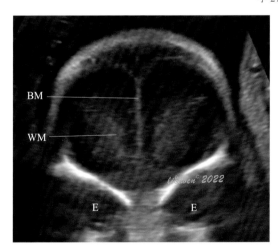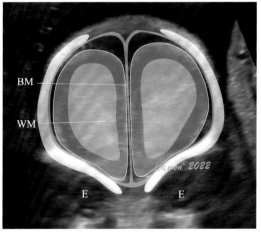

孕 22 周

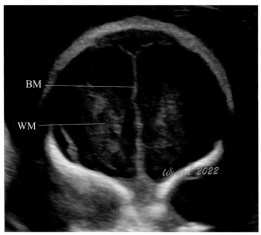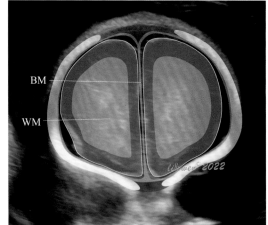

孕 24 周

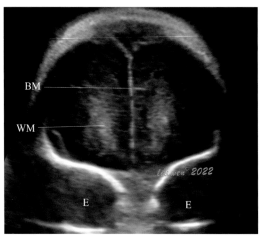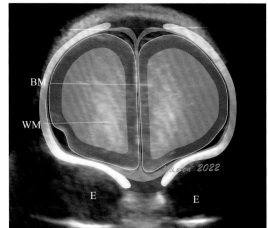

孕 25 周

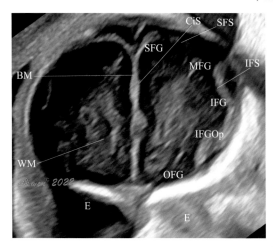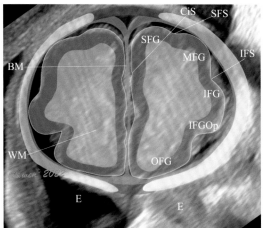

孕 26 周

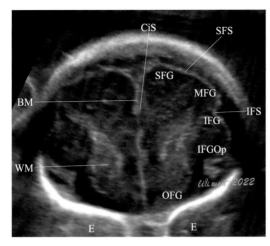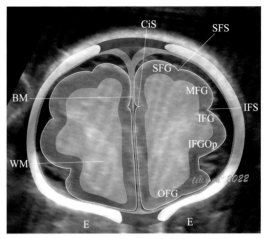

孕 27 周

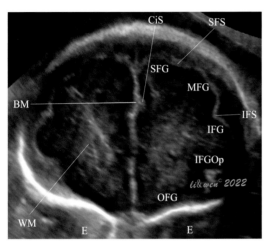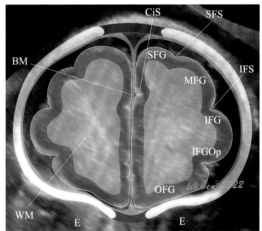

孕 28 周

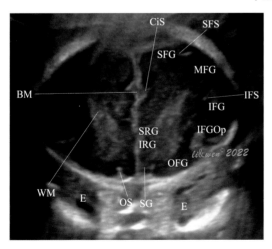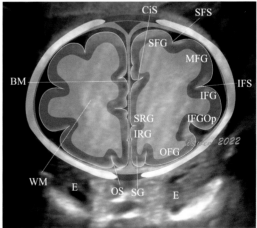

孕 30 周

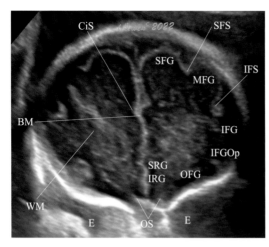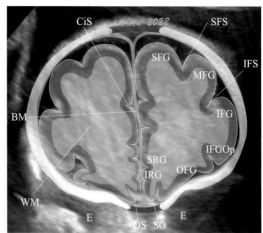

孕 31 周

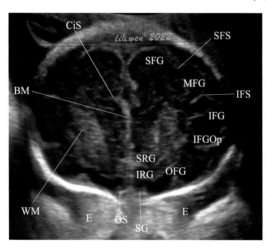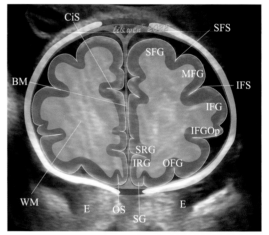

孕 32 周

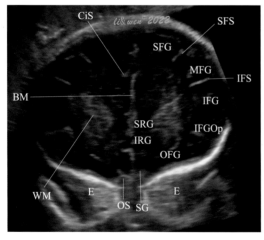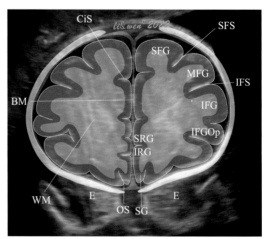

孕 33 周

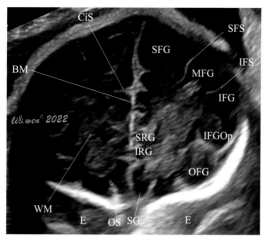
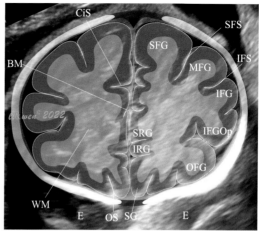

孕 34 周

图 2-3-3　孕 16～34 周经额叶冠状切面声像图与模式图

显示不同孕周在标准经额叶冠状切面上各解剖结构的生长发育及形态变化，左边为声像图，右边为模式图，主要绘制在这个切面上超声观察的主要解剖结构随孕周增加而变化的特征，超声难以显示边界但可能非常重要的脑内结构也绘制出来供大家参考

BM：脑中线；SFG：额上回；SFS：额上沟；MFG：额中回；IFS：额下沟；IFG：额下回；IFGOp：额下回岛盖部；CiS：扣带沟；SRG：嘴上回；IRG：嘴下回；OFG：眶回；E：眼球；OS：嗅沟；SG：直回；WM：白质；AH：侧脑室前角

二、冠状切面 B：经侧脑室前角冠状切面

1.扫查方法　在经额叶冠状切面基础上，声束平面略向后偏转并通过侧脑室前角作冠状切面扫查，即可获得经侧脑室前角冠状切面（图 2-3-4）。标准切面要求清楚显示脑中线、侧脑室前角、尾状核头部、胼胝体、透明隔腔等结构。

2.可观察的解剖结构　脑中线（半球裂隙）、胼胝体、透明隔及透明隔腔、侧脑室前角、尾状核头部、穹窿柱及体部、乳头体、丘脑前核、豆状核、内囊、杏仁核复合体、海绵体、交叉池、扣带沟、额上沟、额下沟、外侧裂、脑岛、颞上沟、颞下沟。

3.重点观察的解剖结构及内容（图 2-3-5）

（1）侧脑室：由前角（额角）、体部（三角区）、下角（颞角）、后角（枕角）组成，前角延伸到额叶，后角伸入枕叶，下角延伸到颞叶。在侧脑室前角冠状切面上侧脑室前角呈羊角状无回声结构，内侧与透明隔和透

明隔腔紧接，顶部与胼胝体相邻，外下方紧邻尾状核头部，向后下借室间孔与第三脑室相通。侧脑室前角左右对称，孕 20 周之前，侧脑室在颅内的占比较大，随着孕周增加，侧脑室各组成结构占比均逐渐缩小，特别是前角形态变化明显，孕 34 周后其可呈"缝隙"状。

（2）杏仁核复合体：是大脑颞叶内的灰质核团，属基底核，位于颞叶海马回钩的深面，侧脑室下角尖端的前方，呈杏仁形状，部分与尾状核尾部相连，分为皮质内侧核群和基底外侧核群两大组，是边缘系统的皮质下中枢。在侧脑室前角冠状切面上，杏仁核复合体呈椭圆形低回声，整个妊娠期形态变化不明显。

（3）尾状核：在此切面显示的是尾状核头部，尾状核位于左右侧脑室前角外下方，为椭圆形低回声结构。该处也是室管膜下出血的好发部位。

（4）透明隔与透明隔腔：位于左右侧脑室前角中间的液体腔隙即为透明隔腔，呈无回声区，又称第五脑室，要注意避免与第三脑室混淆。透明隔分隔侧脑室和

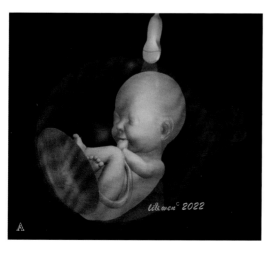
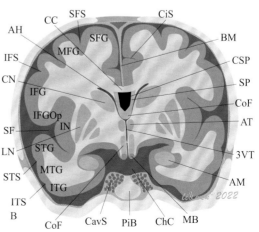

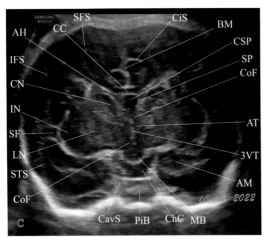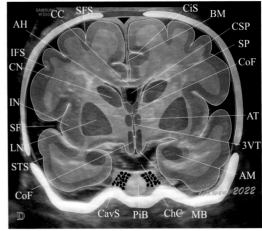

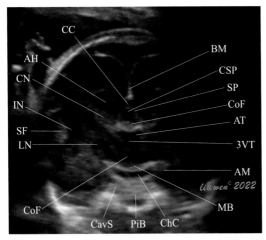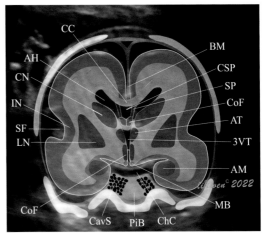

图2-3-4　经侧脑室前角冠状切面扫查和解剖示意图及声像图与模式图

A.扫查示意图；B.解剖示意图；C.经侧脑室前角冠状切面标准声像图；D.图C的模式图

SFS：额上沟；CC：胼胝体；AH：侧脑室前角；IFS：额下沟；CN：尾状核；SF：外侧裂；LN：豆状核；STS：颞上沟；ITS：颞下沟；CoF：穹窿柱；PiB：垂体；ChC：交叉池；CavS：海绵窦；MB：乳头体；CiS：扣带沟；BM：脑中线；CSP：透明隔腔；SP：透明隔；AT：丘脑前结节；3VT：第三脑室；AM：杏仁核复合体；SFG：额上回；MFG：额中回；IFG：额下回；IFGOp：额下回岛盖部；IN：岛叶；STG：颞上回；MTG：颞中回；ITG：颞下回

孕20周

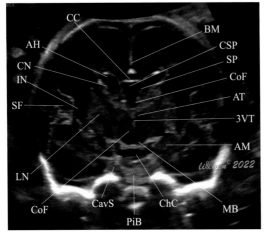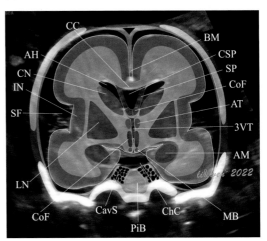

孕22周

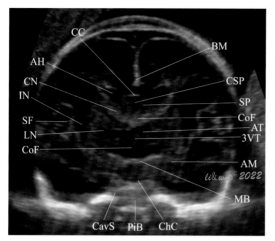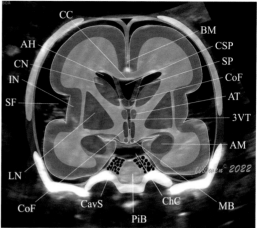

孕 23 周

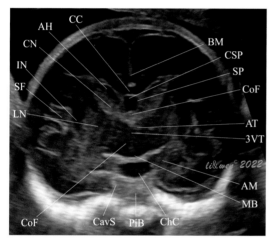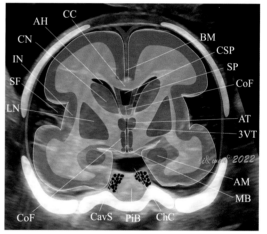

孕 24 周

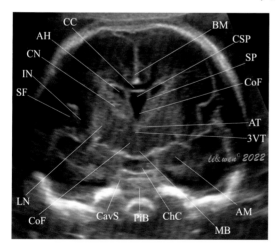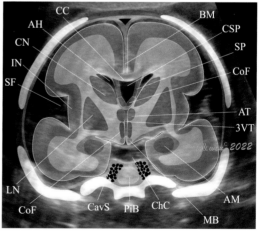

孕 25 周

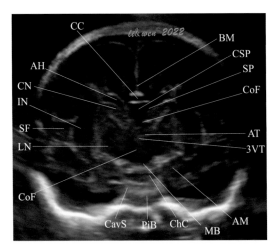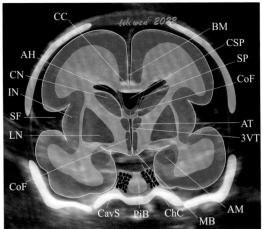

孕 26 周

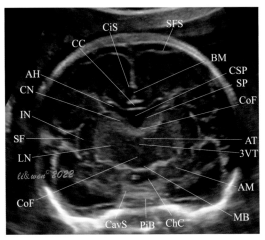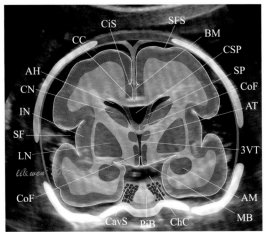

孕 27 周

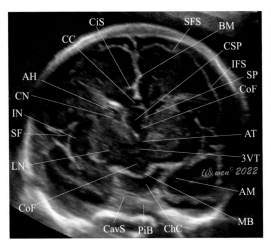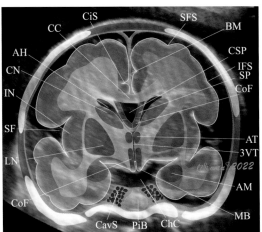

孕 28 周

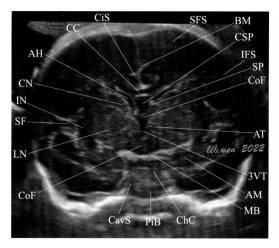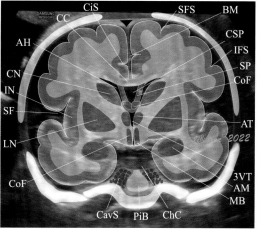

孕 30 周

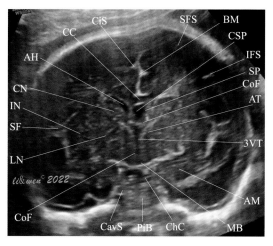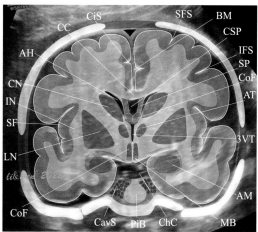

孕 31 周

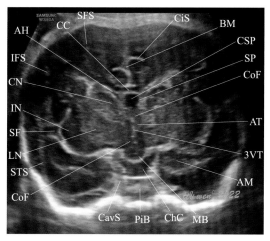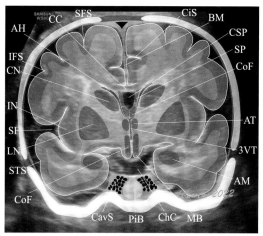

孕 33 周

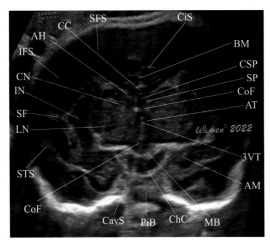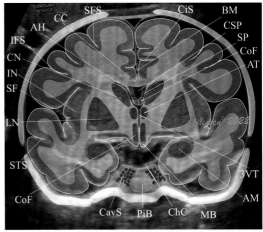

孕 35 周

图2-3-5　孕20～35周经侧脑室前角冠状切面声像图与模式图

　　显示不同孕周在标准经侧脑室前角冠状切面上各解剖结构的生长发育及形态变化，左边为声像图，右边为模式图，主要绘制在这个切面上超声观察的主要解剖结构随孕周增加而变化的特征，超声难以显示边界但可能非常重要的脑内结构也绘制出来供大家参考

　　SFS：额上沟；CC：胼胝体；AH：侧脑室前角；IFS：额下沟；CN：尾状核；SF：外侧裂；LN：豆状核；STS：颞上沟；CoF：穹窿柱；PiB：垂体；ChC：交叉池；CavS：海绵窦；MB：乳头体；CiS：扣带沟；BM：脑中线；CSP：透明隔腔；SP：透明隔；AT：丘脑前结节；3VT：第三脑室；AM：杏仁核复合体

透明隔腔。

　　（5）胼胝体：位于左右侧脑室体部和透明隔腔上方的凸面向下的弧形薄带状低回声结构为胼胝体膝部，随着孕周增加，向下的凸面越来越明显，厚度略有增加。胼胝体上方正中与大脑镰相接，上方中线两侧与扣带回相邻。

　　（6）外侧裂及脑岛：妊娠早期，外侧裂呈一平滑的浅凹迹，位于大脑外侧面，孕17周后，随着岛环状沟的发育，外侧裂形态开始逐渐变化。此时，脑岛位于顶叶和颞叶之间。由于脑岛的生长速度较周围脑组织慢，岛盖逐渐覆盖脑岛。随着孕周增加，不仅在常规的经丘脑横切面，在经侧脑室前角和体部冠状切面也可见双侧外侧裂及脑岛的显著形态学变化。有日本学者利用经阴道三维超声获取经侧脑室前角冠状切面以观察并测量双侧外侧裂角度，该外侧裂角度从正的锐角逐渐变为负的锐角，再到岛盖完全覆盖脑岛，证实双侧外侧裂在孕

18～30周呈对称性发育。外侧裂已成为产前超声观察胎儿皮质发育成熟的重要形态学标志。但这种经阴道检查方法并不适用于常规筛查，怀疑有异常且胎儿为头位时可以进行这项检查。

三、冠状切面C：经侧脑室体部冠状切面

　　1.扫查方法　在经侧脑室前角冠状切面基础上，声束平面向后偏转并通过第三脑室和侧脑室体部作冠状切面扫查，即可获得经侧脑室体部冠状切面（图2-3-6）。标准切面要求显示侧脑室体部、第三脑室、尾状核头部、胼胝体、透明隔腔等结构。如果为头先露，可以采用经阴道超声显示此切面，也可通过三维超声获取。

　　2.可观察的解剖结构　脑中线（半球裂隙）、胼胝体、透明隔及透明隔腔、侧脑室体部、第三脑室、脉络丛、尾状核头部、穹窿体、丘脑、大脑脚、脑干、脚间

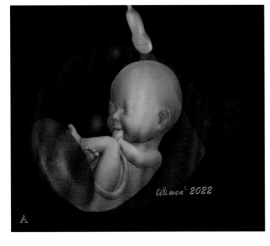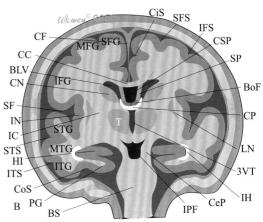

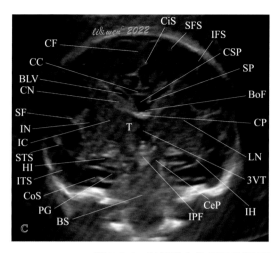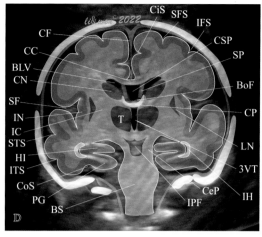

图2-3-6　经侧脑室体部冠状切面扫查和解剖示意图及声像图与模式图

A.扫查示意图；B.解剖示意图；C.经侧脑室体部冠状切面标准声像图；D.图C的模式图

SFS：额上沟；CC：胼胝体；CF：大脑镰；IL：岛叶；IC：内囊；BLV：侧脑室体部；IFS：额下沟；CN：尾状核；SF：外侧裂；LN：豆状核；STS：颞上沟；HI：海马；CoS：侧副沟；PG：海马旁回；BS：脑干；ITS：颞下沟；BoF：穹窿体；IPF：脚间窝；CiS：扣带沟；CSP：透明隔腔；SP：透明隔；CP：脉络丛；3VT：第三脑室；CeP：大脑脚；T：丘脑；MFG：额中回；SFG：额上回；IFG：额下回；STG：颞上回；MTG：颞中回；ITG：颞下回

窝池、海马、海马旁回、侧副沟、扣带沟、额上沟、额下沟、外侧裂、脑岛、颞上沟、颞下沟。

3.重点观察的解剖结构及内容（图2-3-7）

（1）透明隔与透明隔腔：两侧侧脑室体部之间的小方形无回声结构为透明隔腔，又称第五脑室，透明隔分隔侧脑室和透明隔腔。

（2）侧脑室体部：为羊角状的无回声结构，其周边有众多结构，内侧与透明隔和透明隔腔紧接，顶部为胼胝体，外下方紧邻尾状核头。随着孕周增加，无回声的侧脑室腔逐渐变窄。

（3）第三脑室：两侧低回声的丘脑之间裂隙样无回声窄带即为第三脑室，其位于正中线，内有脑脊液，实时动态扫描可清楚显示第三脑室经室间孔分别与左右侧脑室相通，第三脑室脉络丛呈强回声，位于顶部，在室间孔处分别与侧脑室脉络丛相延续，第三脑室向后下与中脑导水管相通。第三脑室由于非常窄，且在此切面上

两侧壁与超声束几乎平行，因此其侧壁常显示不清晰。脑积水时第三脑室增大，显示会非常清楚，同时侧脑室体部和室间孔也增大，则可以更清楚观察到第三脑室。

（4）尾状核：位于左右侧脑室体部外下方的椭圆形低回声结构即为尾状核头部，该处也是室管膜下出血的好发部位。

（5）胼胝体：在冠状切面上，胼胝体呈凸面向下的弧形薄带状低回声，胼胝体上方正中处与大脑镰相接，上方中线两侧与扣带回相邻，胼胝体下方为无回声的左右侧脑室体部和透明隔腔，随着孕周增加，此切面上这些中线结构形态变化不明显。

（6）大脑脚及脚间窝：脑干是位于丘脑下方的低回声区，自上而下由中脑、脑桥、延髓三部分组成，延髓部分下连脊髓，由于没有明确分界标志，在侧脑室体部冠状切面分辨脑干各个组成部分比较困难。脑桥的上端与中脑的大脑脚相接，大脑脚呈"V"字形，前部分开，

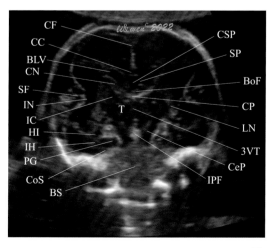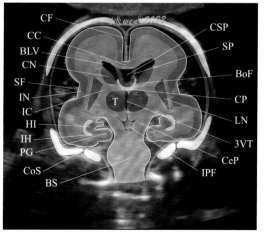

孕22周

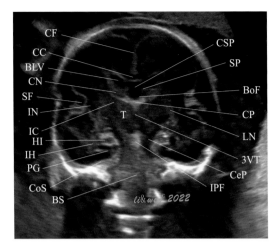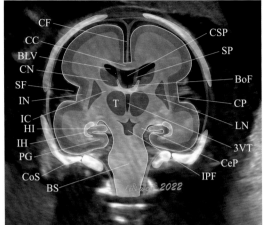

孕 23 周

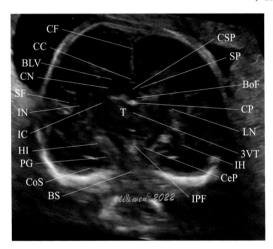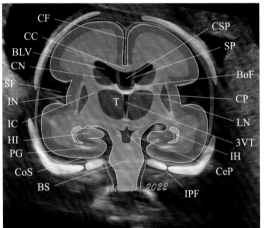

孕 24 周

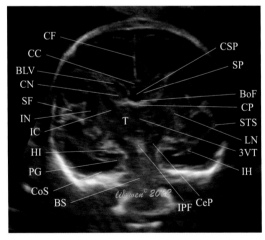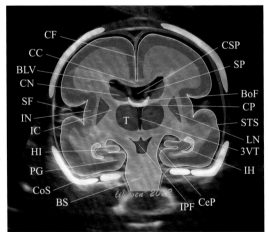

孕 26 周

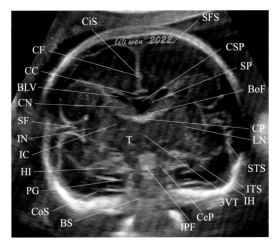
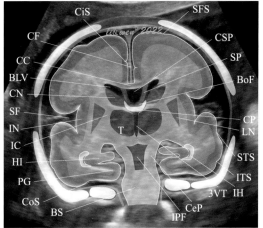

孕 27 周

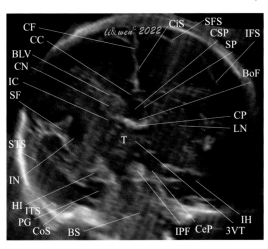
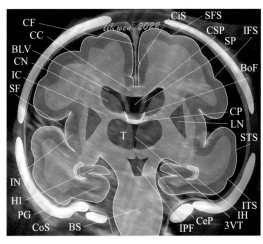

孕 28 周

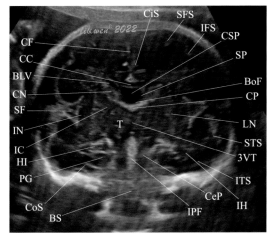
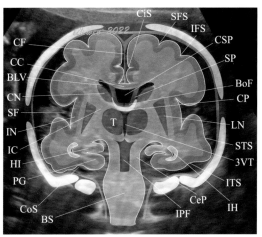

孕 29 周

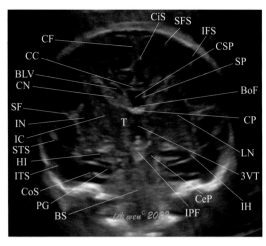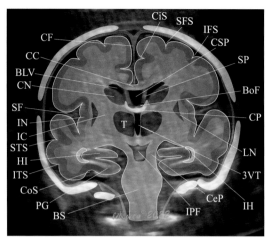

孕 30 周

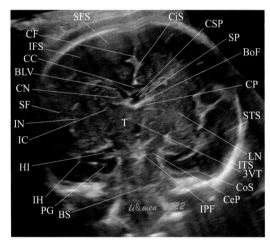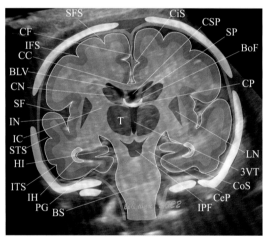

孕 31 周

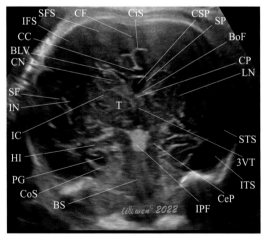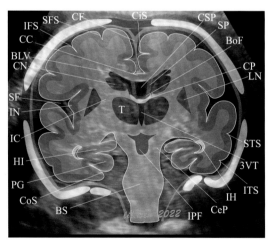

孕 32 周

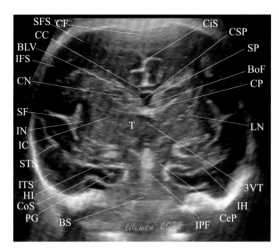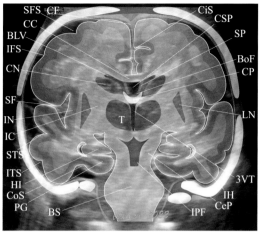

孕 33 周

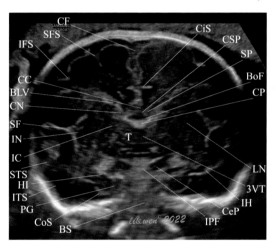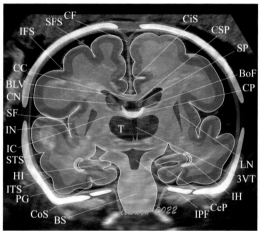

孕 34 周

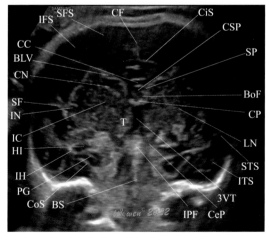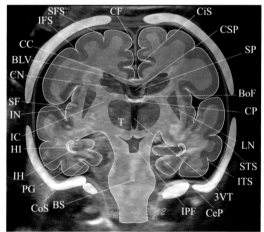

孕 35 周

图 2-3-7 孕 22 ～ 35 周经侧脑室体部冠状切面声像图与模式图

显示不同孕周在标准经侧脑室体部冠状切面上各解剖结构的生长发育及形态变化，左边为声像图，右边为模式图，主要绘制在这个切面上超声观察的主要解剖结构随孕周增加而变化的特征，超声难以显示边界但可能非常重要的脑内结构也绘制出来供大家参考

SFS：额上沟；CC：胼胝体；CF：大脑镰；IN：脑岛；IC：内囊；BLV：侧脑室体部；IFS：额下沟；CN：尾状核；SF：外侧裂；LN：豆状核；STS：颞上沟；HI：海马；CoS：侧副沟；PG：海马旁回；BS：脑干；ITS：颞下沟；BoF：穹窿体；IPF：脚间窝；CiS：扣带沟；CSP：透明隔腔；SP：透明隔；CP：脉络丛；3VT：第三脑室；CeP：大脑脚；T：丘脑；IH：侧脑室下角

两大脑脚之间为脚间池，脚间池该切面显示的是脚间池靠近中脑的部分，呈高回声，可能与蛛网膜网格状结构及其内血管神经有关。向前至视交叉延续于交叉池，脑蛛网膜除大脑纵裂和横裂处外均跨越脑的沟裂而不深入沟内，故蛛网膜下隙的大小不一，此间隙在脑表面的某些部位扩大称蛛网膜下池。

（7）外侧裂及脑岛：见"本章第三节二、冠状切面B：经侧脑室前角冠状切面"。

四、冠状切面D：经小脑冠状切面

1.扫查方法　在获得经侧脑室体部冠状切面后，声束平面继续向后偏转并通过小脑作冠状切面扫查，即可获得经小脑冠状切面（图2-3-8）。标准切面要求显示透明隔腔、小脑半球、小脑蚓部、大脑外侧裂等结构。

2.可观察的解剖结构　脑中线、扣带沟、胼胝体、透明隔及透明隔腔、侧脑室体部、穹窿体、脉络丛、尾状核、丘脑、红核、大脑脚、侧脑室前角、海马、侧副沟、额上沟、额下沟、外侧裂、脑岛、豆状核、颞上沟、颞下沟、小脑蚓部、小脑半球、小脑延髓池等结构。

3.重点观察的解剖结构及内容（图2-3-9）

（1）小脑半球及小脑蚓部：小脑呈蝴蝶形，由双侧圆形的小脑半球通过中间的小脑蚓部连接而成。小脑叶裂布满小脑表面，呈紧密排列的"洋葱样"结构。约在胚胎发育第10周，后外侧裂从小脑半球外侧缘出现，向内侧延伸，之后后外侧裂的左侧部和右侧部在中心相遇，并将绒球小结叶与小脑半球主体分离开，成为第一个独立的小脑叶。胚胎第12周末，原始小脑头侧斜坡处出现一个横行的沟，此沟加深形成原裂，分离小脑的前叶和后叶。在胚胎第14周，小脑蚓部尾侧出现两个短的横行沟，其中第一个沟最终发育为锥后裂，即次裂，第二个沟发育为锥前裂。其余人类小脑叶裂胚胎发育的具体时间尚无文献报道。孕20～32周时，随着胎儿小脑大小和体积迅速增加，小脑小叶也随之迅速生长。这些

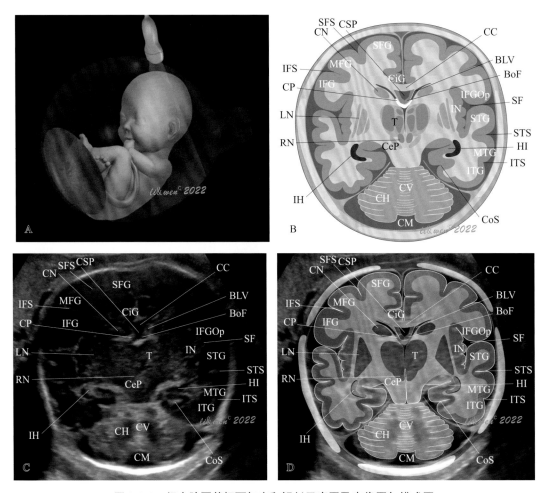

图2-3-8　经小脑冠状切面扫查和解剖示意图及声像图与模式图

A.扫查示意图；B.解剖示意图；C.经小脑冠状切面标准声像图；D.图C的模式图

CSP：透明隔腔；SFS：额上沟；CN：尾状核；IFS：额下沟；CP：脉络丛；LN：豆状核；RN：红核；IH：侧脑室下角；CH：小脑半球；CV：小脑蚓部；CM：小脑延髓池；CC：胼胝体；BLV：侧脑室体部；BoF：穹窿体；SF：外侧裂；STS：颞上沟；HI：海马；ITS：颞下沟；CoS：侧副沟；T：丘脑；CeP：大脑脚；SFG：额上回；MFG：额中回；IFG：额下回；IFGOp：额下回岛盖部；IN：岛叶；STG：颞上回；MTG：颞中回；ITG：颞下回；CiG：扣带回

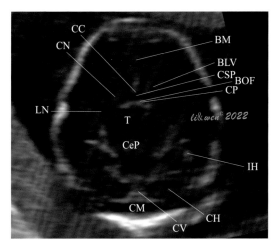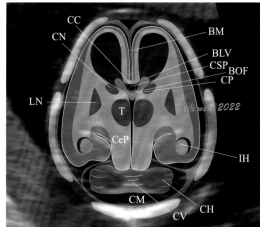

孕 14 周

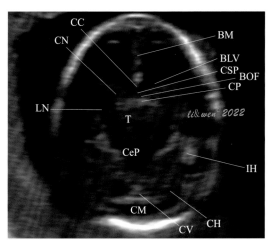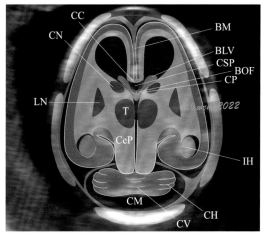

孕 15 周

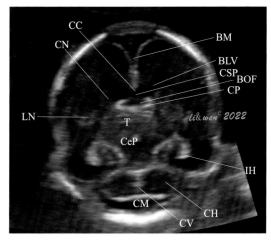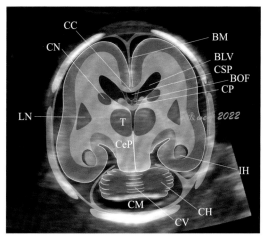

孕 17 周

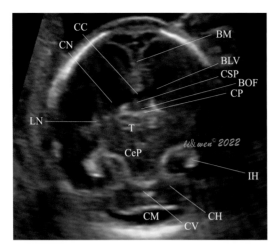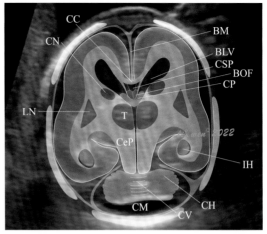

孕 18 周

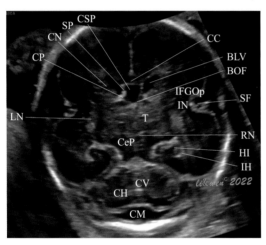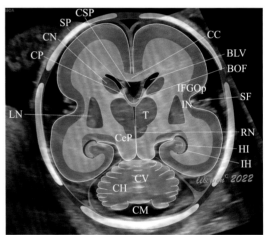

孕 22 周

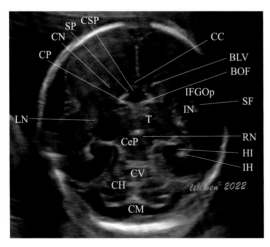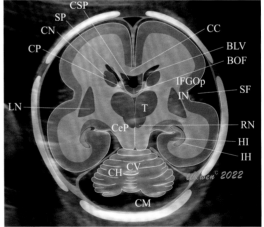

孕 23 周

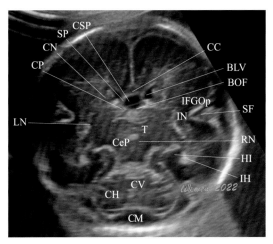
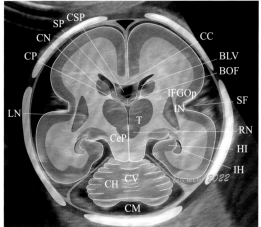

孕 25 周

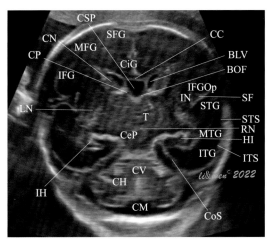
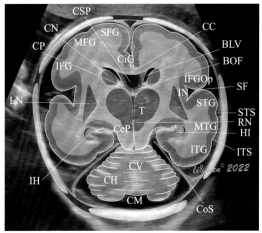

孕 27 周

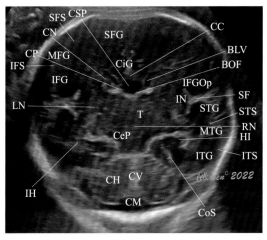
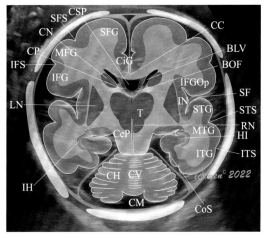

孕 28 周

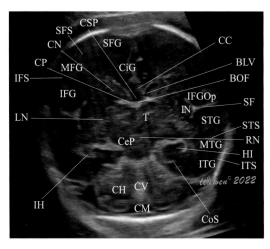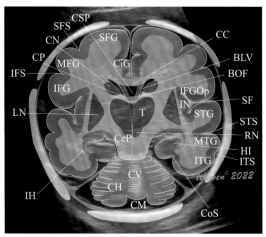

孕 29 周

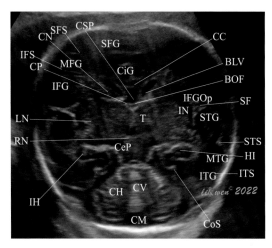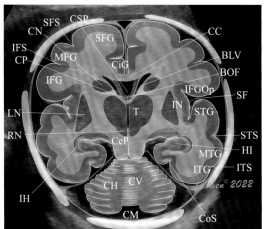

孕 31 周

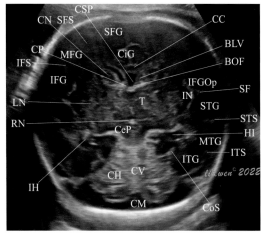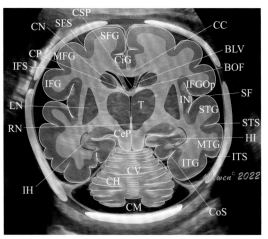

孕 32 周

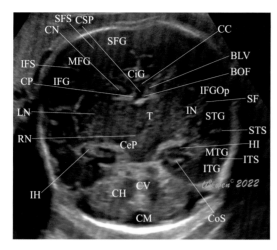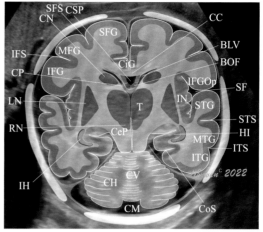

孕 33 周

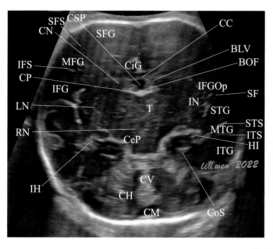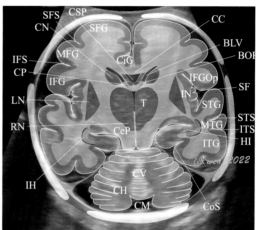

孕 34 周

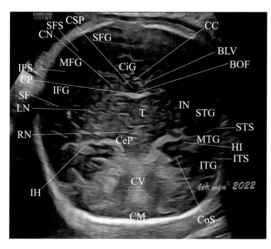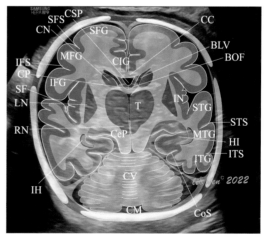

孕 35 周

图 2-3-9　孕 14～35 周经小脑冠状切面声像图与模式图

显示不同孕周在标准经小脑冠状切面上各解剖结构的生长发育及形态变化，左边为声像图，右边为模式图，主要绘制在这个切面上超声观察的主要解剖结构随孕周增加而变化的特征，超声难以显示边界但可能非常重要的脑内结构也绘制出来供大家参考

CSP：透明隔腔；SFS：额上沟；CN：尾状核；IFS：额下沟；CP：脉络丛；LN：豆状核；RN：红核；IH：侧脑室下角；CH：小脑半球；CV：小脑蚓部；CM：小脑延髓池；CC：胼胝体；BLV：侧脑室体部；BOF：穹窿体；SF：外侧裂；STS：颞上沟；HI：海马；ITS：颞下沟；CoS：侧副沟；T：丘脑；CeP：大脑脚；IN：岛叶；SFG：额上回；MFG：额中回；IFG：额下回；IFGOp：额下回岛盖部；STG：颞上回；MTG：颞中回；ITG：颞下回；CiG：扣带回

小脑叶裂可在小脑冠状切面观察到，但由于小脑叶裂较浅，且胎儿的小脑与成人相比要更为光滑一些，因此胎儿的小脑叶裂通常难以在早期被很好地识别并进行观察。孕12～15周，仅能从经小脑冠状切面观察原裂的显示情况，在这个切面上原裂表现为小脑中间部突出的高回声短线形结构，孕15周后在经小脑横切面上观察更好。具体内容详见"本章第一节五、横切面E：经小脑横切面"。

（2）海马结构：由海马、齿状回、下脚、束状回和胼胝体上回组成，位于侧脑室下角的底部，是颞叶内侧折叠旋转的皮质结构，属于边缘系统，其内侧为双侧大脑脚和脚间池。海马结构也可以从整体分为海马头、海马体及海马尾，头部宽大，体部呈长条形，尾部略小。观察海马最好的孕周为孕24～34周。海马结构的产前发育是一个渐进的折叠过程，妊娠中期是胎儿海马结构发育的关键时期。约在孕9周，海马原基首先在终板背侧出现，孕14周时几乎尚未开始折叠，孕15～17周时，齿状回和海马角逐渐向颞叶内部折叠，孕18～22周时已接近成人海马的"C"形结构。孕20周后，向颞叶内

侧卷曲的海马结构已形成，可观察和测量海马。但是由于海马与周围组织无明显分界，超声很难显示海马的完整形态。

（3）其他：重要结构如透明隔与透明隔腔、侧脑室体部、第三脑室、尾状核、胼胝体、大脑脚及脚间窝、外侧裂及其脑岛等结构与经侧脑室体部冠状切面大致相似。

五、冠状切面E：经侧脑室三角区和后角冠状切面

1.扫查方法　在经小脑冠状切面基础上，声束平面向后偏转并通过双侧侧脑室三角区和后角及其内的脉络丛作冠状切面扫查，即可获取经侧脑室三角区和后角冠状切面（图2-3-10）。标准切面要求显示侧脑室三角区、侧脑室后角、脉络丛和胼胝体等结构。如果为头先露，可以采用经阴道超声显示此切面，也可通过三维超声获取。

2.可观察的解剖结构　颅骨环、上矢状窦、横窦、大脑镰、大脑实质、侧脑室和脉络丛、外侧裂、扣带沟、顶枕沟、前囟和人字缝。其中随着孕周增加，形态变化较大

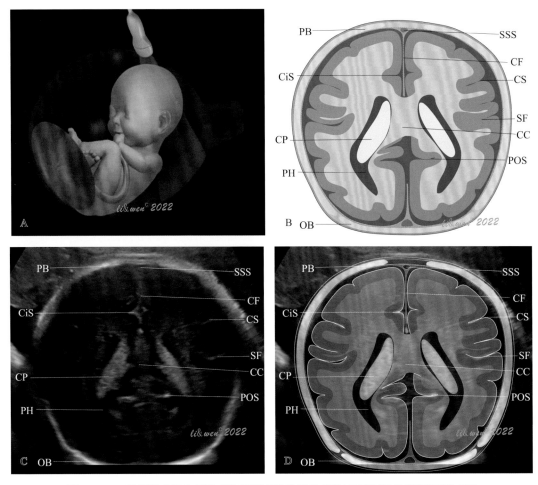

图2-3-10　经侧脑室三角区和后角冠状切面扫查和解剖示意图及声像图与模式图

A.扫查示意图；B.解剖示意图；C.经侧脑室三角区和后角冠状切面标准声像图；D.图C的模式图

PB：顶骨；CiS：扣带沟；CP：脉络丛；PH：侧脑室后角；OB：枕骨；SSS：上矢状窦；CF：大脑镰；CS：中央沟；SF：外侧裂；CC：胼胝体；POS：顶枕沟

的结构主要为侧脑室和脉络丛、大脑实质和脑沟脑回。

3.重点观察的解剖结构及内容（图2-3-11）

（1）大脑镰：孕19周前此切面上大脑镰在中线处贯穿前上与后下，是构成脑中线的主要结构，平直、连续、居中，分隔左右两侧大脑半球；孕19周后，大脑镰弧形结构更加明显，前上与后下可以显示大脑镰，中部不显示，而为发育的胼胝体结构所替代。

（2）侧脑室和脉络丛：侧脑室位于大脑半球的深部，本切面主要显示侧脑室三角区、后角及其内的脉络丛，孕17周前，侧脑室在颅内的占比较大，周围脑实质较薄，侧脑室内的脉络丛体积较大，脉络丛呈"蝴蝶样"均匀高回声，除前角外几乎占满侧脑室三角区和侧脑室后角。随着孕周增加，侧脑室周围脑实质不断增厚，孕17周后，侧脑室三角区和后角及脉络丛在颅内占

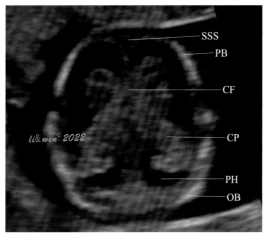
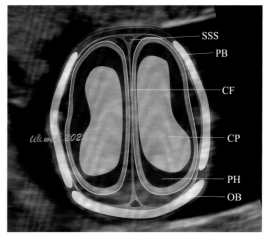

孕 13 周

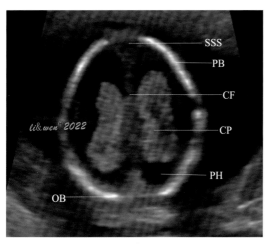
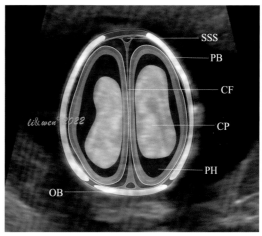

孕 14 周

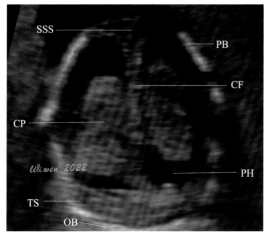
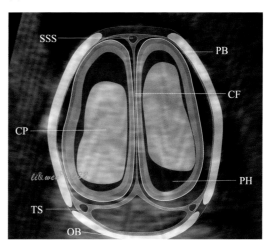

孕 15 周

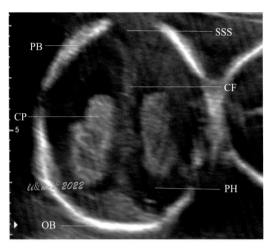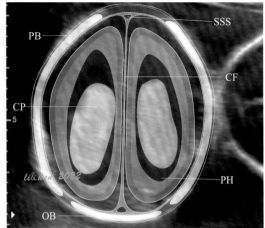

孕 16 周

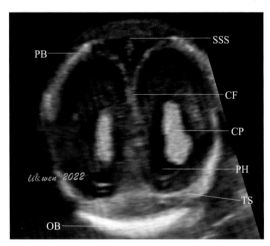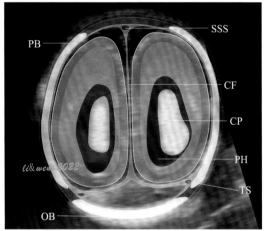

孕 17 周

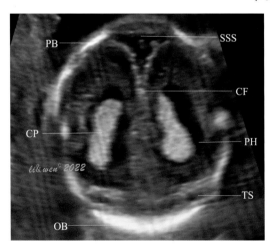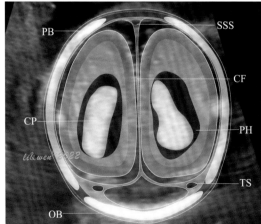

孕 18 周

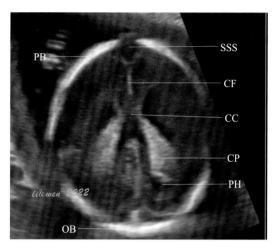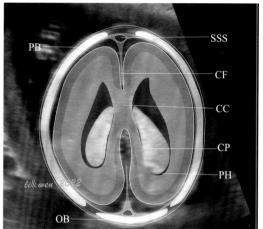

孕 19 周

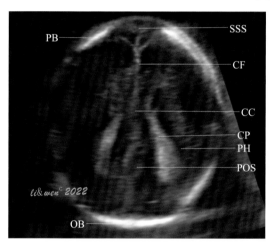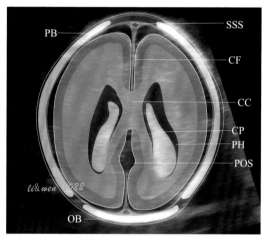

孕 20 周

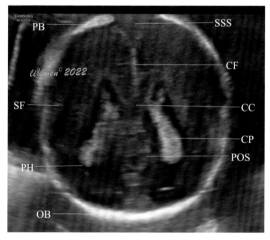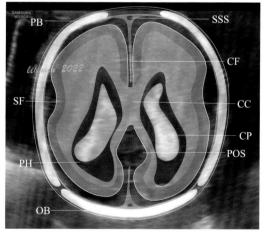

孕 21 周

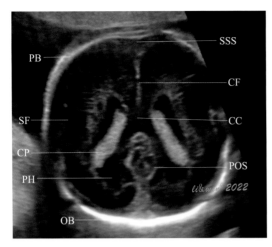
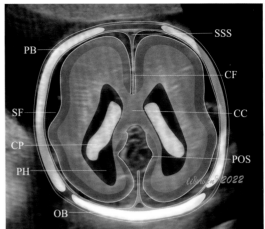

孕 22 周

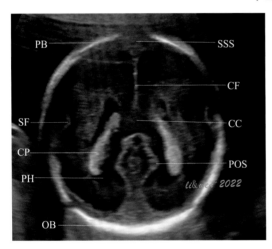
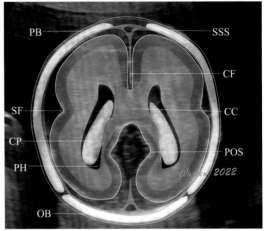

孕 23 周

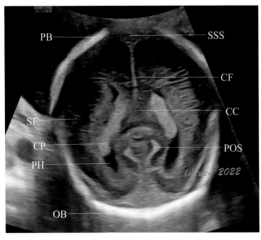
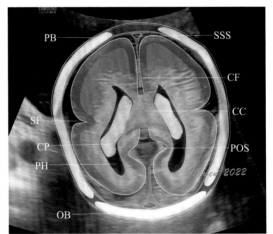

孕 24 周

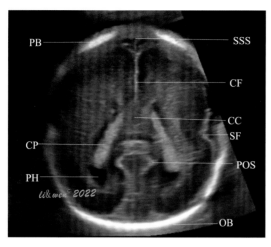
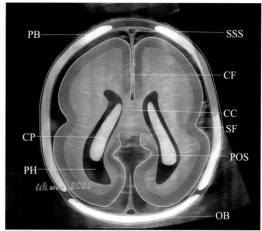

孕 25 周

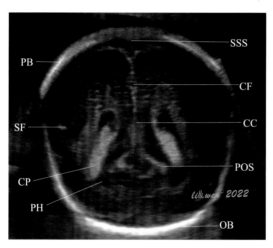
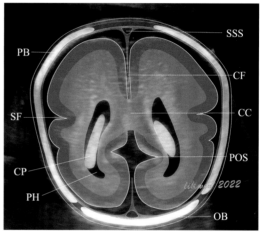

孕 26 周

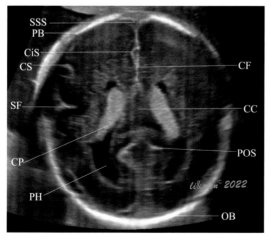
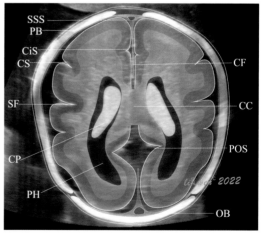

孕 27 周

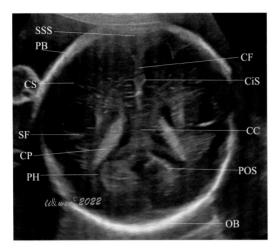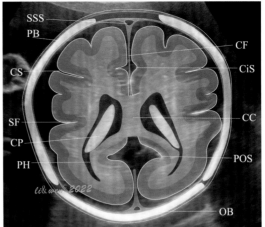

孕 28 周

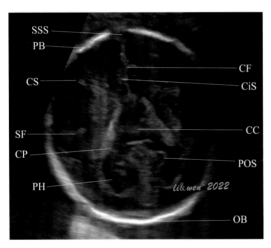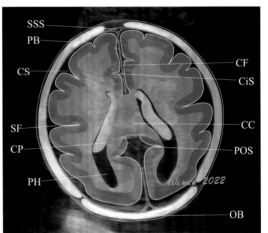

孕 30 周

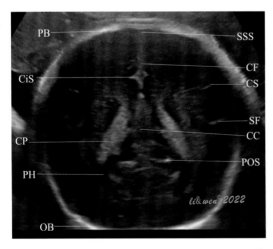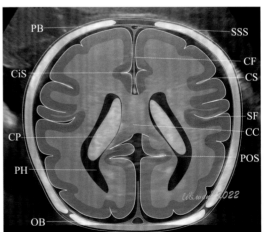

孕 31 周

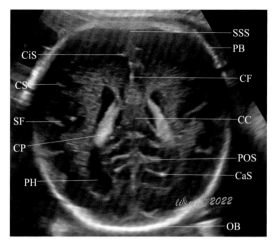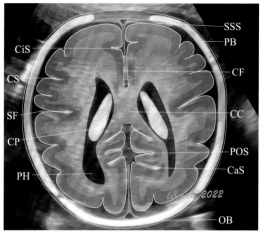

孕 32 周

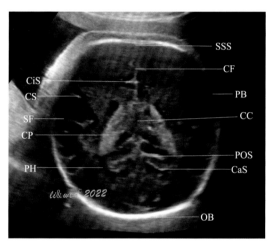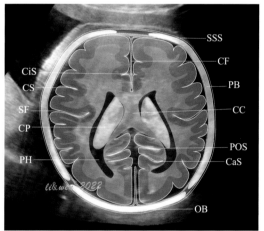

孕 34 周

图 2-3-11　孕 13 ～ 34 周经侧脑室三角区和后角冠状切面声像图与模式图

显示不同孕周在标准经侧脑室三角区和后角冠状切面上各解剖结构的生长发育及形态变化，左边为声像图，右边为模式图，主要绘制在这个切面上超声观察的主要解剖结构随孕周增加而变化的特征，超声难以显示边界但可能非常重要的脑内结构也绘制出来供大家参考

PB：顶骨；CiS：扣带沟；CP：脉络丛；PH：侧脑室后角；OB：枕骨；SSS：上矢状窦；CS：中央沟；SF：外侧裂；CC：胼胝体；POS：顶枕沟；CaS：距状沟；CF：大脑镰；TS：横窦

比逐渐减少，形态变化明显，逐渐变窄变细，超声图像上最为明显的变化是脉络丛从原来的"蝴蝶样"逐渐变为"八"字形强回声结构，孕周越大，"八"字形越明显、越典型。

（3）胼胝体：是最大的大脑半球间连接。此切面可显示胼胝体的体部和压部。孕 19 周前，该切面难以显示胼胝体，孕 19 周后在该切面已可辨认胼胝体体部和压部。随着孕周增加，胼胝体形态无明显改变，但厚度和长度有所增长。

（4）脑实质：包括外层的皮质和中央的白质，超声很难区分皮质和白质，大脑实质表现为侧脑室周围的实质性均匀低回声，随着孕周增加，大脑实质逐渐增厚，表面沟裂逐渐增多，约孕 20 周开始陆续出现顶枕沟和外侧裂，可以辨认的沟裂还有中央沟、扣带沟和距状沟。

六、冠状切面F：经枕叶冠状切面

1. 扫查方法　在经侧脑室三角区和后角冠状切面基础上，声束平面向后偏转并通过枕叶作冠状切面扫查，即可获取经枕叶冠状切面（图 2-3-12）。标准切面要求显示大脑顶枕叶皮质及其深部脑白质、半球裂隙及大脑镰、顶枕沟；如果为头先露，可以采用经阴道超声显示此切面。

2. 可观察的解剖结构　颅骨环、大脑实质、上矢状窦、大脑镰、扣带沟、额上沟、中央前沟、中央沟、中央后沟、顶内沟、顶枕沟。

3. 重点观察的解剖结构及内容（图 2-3-13）

（1）大脑镰：此切面上大脑镰位于半球裂隙中，居中，呈平直强回声线，分隔左右顶枕叶。

（2）脑白质：顶枕叶脑实质分皮质和白质，皮质回

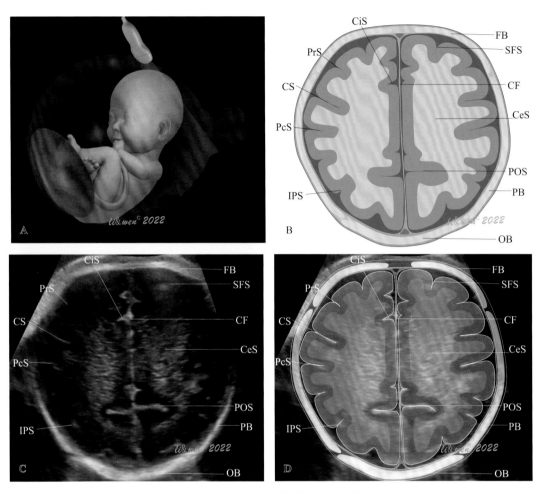

图 2-3-12　经枕叶冠状切面扫查和解剖示意图及声像图与模式图

A.扫查示意图；B.解剖示意图；C.经枕叶冠状切面标准声像图；D.图C的模式图

CiS：扣带沟；PrS：中央前沟；CS：中央沟；PcS：中央后沟；IPS：顶内沟；FB：额骨；SFS：额上沟；CF：大脑镰；CeS：半卵圆中心；POS：顶枕沟；PB：顶骨；OB：枕骨

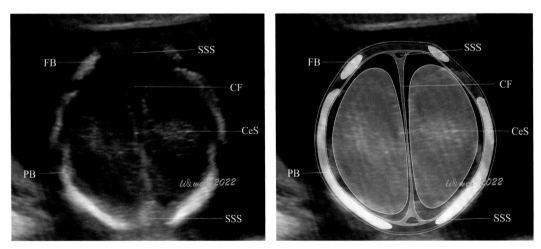

孕 17 周

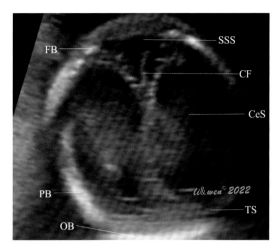
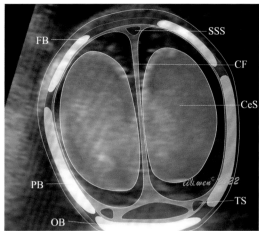

孕 18 周

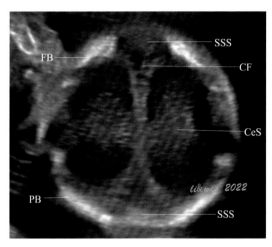
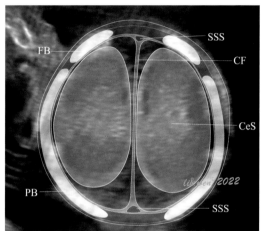

孕 19 周

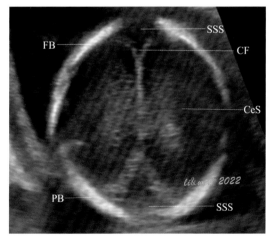
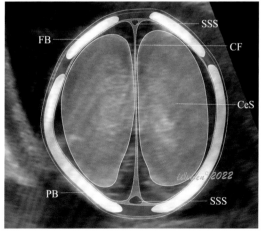

孕 20 周

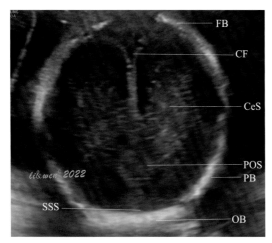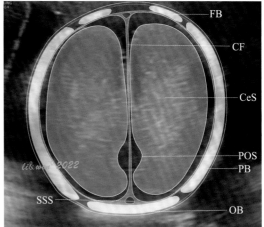

孕 21 周

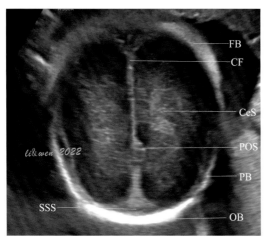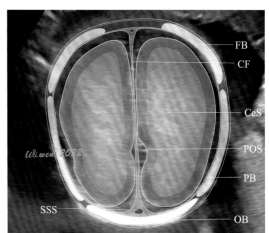

孕 22 周

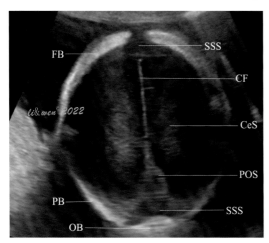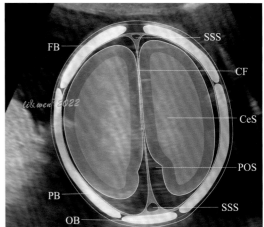

孕 23 周

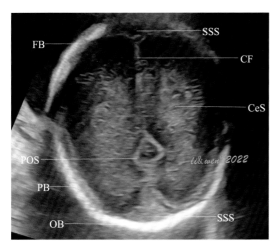
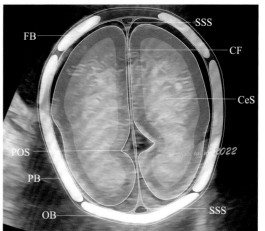

孕 24 周

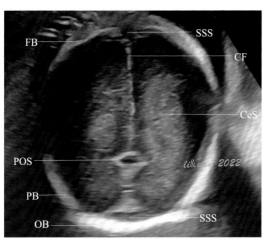
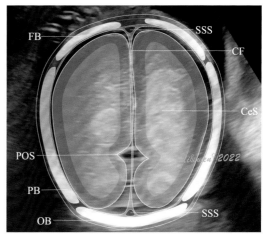

孕 25 周

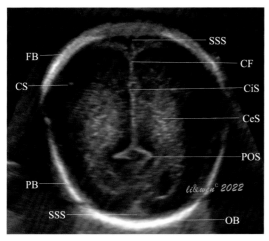
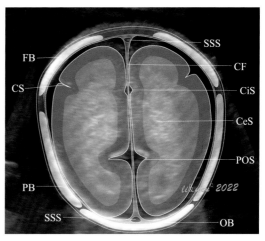

孕 26 周

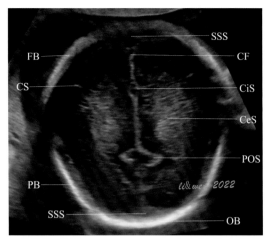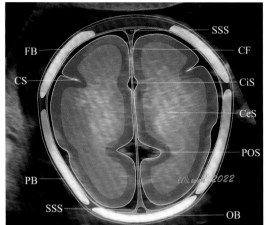

孕 27 周

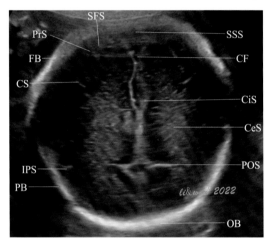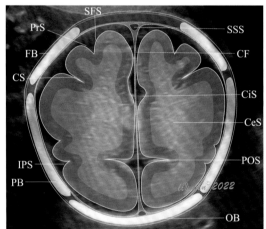

孕 28 周

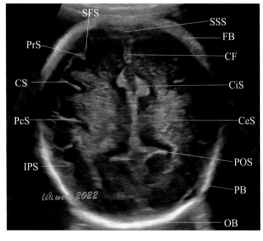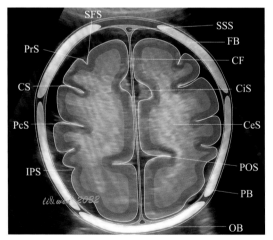

孕 30 周

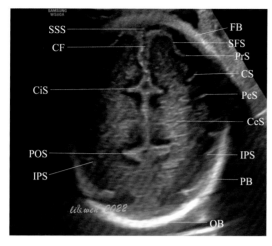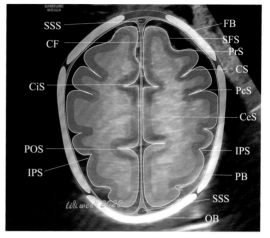

孕 31 周

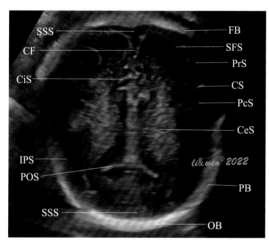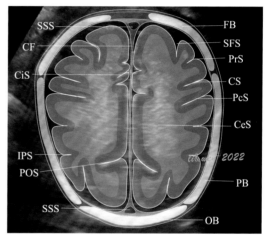

孕 32 周

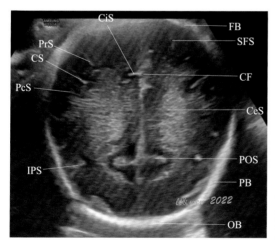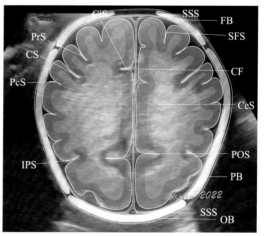

孕 33 周

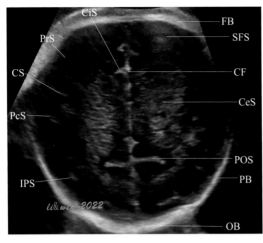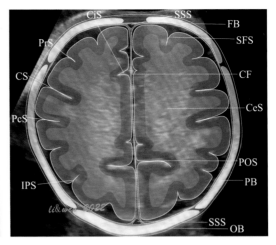

孕 34 周

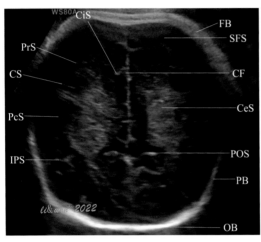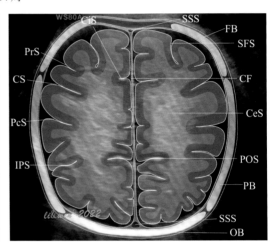

孕 35 周

图 2-3-13　孕 17 ～ 35 周经枕叶冠状切面声像图与模式图

显示不同孕周在标准经枕叶冠状切面上各解剖结构的生长发育及形态变化，左边为声像图，右边为模式图，主要绘制在这个切面上超声观察的主要解剖结构随孕周增加而变化的特征，超声难以显示边界但可能非常重要的脑内结构也绘制出来供大家参考

CiS：扣带沟；PrS：中央前沟；CS：中央沟；PcS：中央后沟；IPS：顶内沟；FB：额骨；SFS：额上沟；CF：大脑镰；CeS：半卵圆中心；POS：顶枕沟；PB：顶骨；OB：枕骨；SSS：上矢状窦；TS：横窦

声略低于白质，白质为双侧对称的稍高回声区，正常情况下回声低于脉络丛。顶枕叶实质在妊娠早期非常薄，位于侧脑室后角周围，表面光滑，随着孕周增加而逐渐增厚，皮质表面逐渐出现脑沟和脑回。

（3）顶枕沟：是分隔枕叶和顶叶的标志性结构，是中线两侧大脑内表面后部最早出现的脑沟，孕 20 周以后可以观察到，颅顶部横切面上孕 18 周即可观察到，开始出现时表现为中线两侧呈浅凹状圆弧形向大脑皮质内凹陷，随孕周增加，该凹陷逐渐加深，并由圆弧形逐渐变为尖角向大脑皮质内深入，在深入的同时由尖部开始逐渐向中线方向闭合，孕 28 ～ 30 周完全闭合。

（4）中央沟、中央前沟、中央后沟、额上沟、扣带沟：经颅顶部横切面和经枕叶冠状切面都是观察中央沟、中央前沟、中央后沟、额上沟、扣带沟的主要切面。中央沟最早可于孕 25 ～ 26 周出现，并在孕 27 ～ 35

周恒定显示；中央前沟与额上沟相通，最早在孕 27 周观察到；中央后沟可在孕 29 ～ 30 周首次观察到；扣带沟在经枕叶冠状切面上出现较早，最早可在孕 26 周观察到，并随着孕周增加，显示率逐渐增加。

参 考 文 献

丁妍，2021. 胎儿小脑叶裂与前后叶的产前超声研究. 广州：南方医科大学.

丁妍，李胜利. 小脑小叶与叶裂的影像学研究进展. 中华医学超声杂志（电子版），18（11）：1114-1118.

李胜利，廖伊梅，文华轩，2018. 颅内囊性结构（室管膜下囊肿、布莱克囊肿、韦氏腔、中间帆腔）产前超声报告与解读. 中华医学超声杂志（电子版），15（5）：330-339.

李胜利，文华轩，廖伊梅，2019. 透明隔与透明隔腔. 中华医学超声杂志（电子版），16（7）：481-488.

李胜利，文华轩，田晓先，2015. 胎儿颅脑超声检查：诊断思维. 中华医学超声杂志（电子版），12（8）：590-598.

廖伊梅，文华轩，汪兵，等，2020. 产前超声简化分级方法评估正常胎儿外侧裂的可行性研究. 中华超声影像学杂志，31（1）：30-36.

罗丹丹，2018. 中晚孕期胎儿海马—穹窿的产前超声研究. 广州：南方医科大学.

杨帆，李胜利，罗红，等. 胎儿中枢神经系统产前超声检查专家共识（2020）. 中华医学超声杂志（电子版），18（5）：11.

曾晴，文华轩，袁鹰，等，2019. 中晚孕期胎儿胼胝体观察新方法：二维颅脑横切面法. 中华医学超声杂志（电子版），16（7）：495-503.

Falco P，Gabrielli S，Visentin A，et al，2000. Transabdominal sonography of the cavum septum pellucidum in normal fetuses in the second and third trimesters of pregnancy. Ultrasound in Obstetrics and Gynecology，16（6）：549-553.

Li S L，Luo G Y，Norwitz E R，et al，2017. Ultrasonographic Characteristics of Cortical Sulcus Development in the Human Fetus between 18 and 41 Weeks of Gestation. Chin Med J（Engl），130（8）：920-928.

Liao Y，Yang Y，Wen H，et al，2022. Abnormal Sylvian fissure at 20-30weeks as an indicator of malformations of cortical development：role for prenatal whole-genome sequencing. Ultrasound in Obstetrics & Gynecology，59（4）：552-555.

Malinger G，Paladini D，Haratz K K，et al，2020. ISUOG Practice Guidelines（updated）：sonographic examination of the fetal central nervous system. Part 1：performance of screening examination and indications for targeted neurosonography. Ultrasound in Obstetrics & Gynecology，56（3）：476-484.

Pooh R K，Machida M，Nakamura T，et al，2019. Increased Sylvian fissure angle as early sonographic sign of malformation of cortical development. Ultrasound Obstet Gynecol，54（2）：199-206.

Robertis V D，Sen C，Timor-Tritsch I，et al，2021. WAPM-World Association of Perinatal Medicine practice guidelines：fetal central nervous system examination. Journal of Perinatal Medicine，49（9）：1033-1041.

Zeng Q，Wen H，Liao Y，et al，2022. Five axial planes of the fetal brain for comprehensive cerebral evaluation. Ultrasound Obstet Gynecol，doi：10.1002/uog.24909.Epub ahead of print.PMID：35380745.

Zeng Q，Wen H，Yuan Y，et al，2020. A novel technique to assess fetal corpus callosum by two-dimensional axial plane. European radiology，30（11）：5871-5880.

Zhang M，Wen H，Liang M，et al，2022. Diagnostic Value of Sylvian Fissure Hyperechogenicity in Fetal SAH. AJNR Am J Neuroradiol，43（4）：627-632.

第四节　脊柱矢状切面、冠状切面及横切面

脊柱是由椎骨、骶骨和尾骨借韧带、椎间盘及椎间关节连接而成的，位于背部中央，构成人体的中轴。椎骨包括颈椎（7块）、胸椎（12块）、腰椎（5块）、骶椎（5块）、尾椎（3～5块）。有肋凹的椎体为胸椎，其头侧的颈椎和尾侧的腰椎是脊柱异常好发部位。出生后随着年龄的增长，5块骶椎融合成骶骨，尾椎也合成1块尾骨。每块椎骨有3个骨化中心，即两个后骨化中心和一个前骨化中心。一个典型的椎骨由前方的椎体（前骨化中心）、后方的椎弓（后骨化中心）和两个横突及一个棘突构成。椎体呈圆柱形，内部是骨松质，外表有薄的骨密质，是椎骨的主要承重部分。椎弓呈弓状，位于椎体后方，并共同围成椎孔。各椎骨的椎孔连接起来构成贯通脊柱全长的椎管，容纳脊髓。超声不能发现所有的脊柱裂，尤其是骶尾部的闭合性脊柱裂。脊柱矢状切面上生理弯曲自然顺畅，骶尾部向后稍翘。脊柱表面浅表组织的连续性也是一个重要的检查内容，因为无隆起的缺损畸形（如开放性脊柱裂脊髓外翻）仅表现为软组织在缺损处断裂，而无膨出包块。当脊髓脊膜膨出偏向于某一侧时，只在脊柱另一侧矢状切面进行扫查就易漏诊，故当怀疑脊柱裂时，脊柱横切面是必须要扫查的。腰椎椎管因腰膨大可以有轻微的增宽，是正常生理变化。脊髓圆锥末端的显示有助于发现闭合性脊柱裂。

一、脊柱矢状切面

目前以脊柱矢状切面作为筛查胎儿脊柱异常的标准切面，若怀疑脊柱异常，可加做胎儿脊柱冠状切面和横切面。但由于脊椎是不规则骨，产前超声横切面上很难显示完整脊椎声像图。对脊柱表面皮肤完整的评价也受胎儿体位的影响，特别是皮肤缺损范围较小者，产前更难显示，因此，超声不可能发现所有的脊柱畸形。胎儿俯卧位时容易显示胎儿脊柱和背部皮肤，而仰卧位时难以显示，尤其背部皮肤，显示更加困难；臀位或羊水较少时胎儿骶尾部深入盆腔，产前超声较难显示。

1.扫查方法　孕妇取仰卧位，胎儿背部朝向孕妇腹壁，胎儿呈俯卧位，声束经胎儿背部垂直进入对脊柱进行矢状切面扫查，即可获取一系列脊柱矢状切面，声束从背部中线进入即可获取脊柱正中矢状切面。沿脊柱走行方向扫查脊柱的完整性，强调扫查时要连续、正中，观察脊柱走行自然，无成角改变、椎体/椎弓排列整齐、椎体大小匀称、脊柱周边无异常回声、皮肤强回声带完整、椎管显示良好，脊髓回声无异常，脊柱生理曲度无

异常等（图2-4-1）。

2.可观察的解剖结构　背部表面皮肤及软组织、椎弓、脊髓、颈膨大、腰膨大、脊髓圆锥、马尾神经、硬脊膜止点、椎体骨化中心（颈椎、胸椎、腰椎、骶椎）。

3.重点观察的解剖结构及内容（图2-4-2，图2-4-3）

（1）椎体：妊娠早期脊柱上部分颈椎椎体还未骨化，在孕8周时，下部分胸椎和上部分腰椎首先骨化，然后以此为中心逐渐向脊柱的头尾侧骨化。骶尾部脊柱在孕17～18周后才骨化，所以孕18周以前发生的骶尾部脊柱裂在产前超声较难显示。孕18周后在此切面上脊柱呈排列整齐的串珠状平行强回声带，从枕骨延续至骶尾部并略向后翘。

（2）脊髓：在腰骶段的脊柱矢切面上可以观察脊髓圆锥末端与腰椎椎体定位关系，判断是否存在脊髓圆锥上升受限。正常胎儿脊髓圆锥末端随孕周增加呈持续上升趋势，这个趋势又可分两个阶段，一是快速上升期，二是慢速上升期。快速上升期发生在孕17～27周，此时期脊髓圆锥末端迅速由L_5上升至L_2，尤其以孕

17～21周上升最快，孕21周时约达L_3水平。慢速上升期发生在孕27～39周，脊髓圆锥末端上升至$L_{1～2}$。在确定脊髓圆锥末端位置时要同时观察硬脊膜止点，要注意对两者进行鉴别，两者都靠近脊柱下端，均表现为圆锥状，但脊髓圆锥末端位于椎管中央，为实质性低回声圆锥状结构，末端有终丝和马尾神经丛，而硬脊膜止点是马尾终点，马尾回声高于圆锥回声，硬脊膜止点位置更低，正常情况下终止于$S_{1～2}$，胎儿发育早期，硬脊膜位置较低，胎龄3个月时，98%位于$S_5～S_1$，出生时硬脊膜止点位于$S_1～S_2$，与成人无异。成人硬脊膜止点的平均水平为S_2上缘平面，绝大部分不超过S_1上缘平面。女性硬脊膜止点较男性高，平均位于S_1下缘平面，绝大部分亦不超过S_1上缘平面。男性的平均水平稍低，为S_2中部平面，绝大部分不超过S_1中部平面。在脊髓圆锥末端下方椎管内有终丝、马尾神经丛等，终丝止于尾骨的背面。

（3）皮肤及软组织：注意观察覆盖胎儿背部皮肤及软组织是否完整、有无缺损或向后膨出，或有无包块回

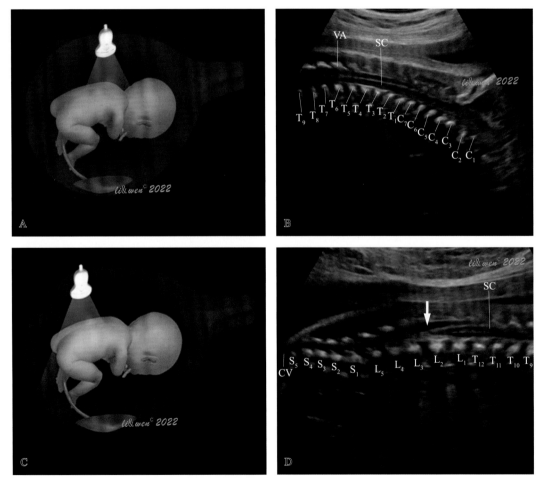

图2-4-1　胎儿脊柱颈胸段及腰骶段矢状切面扫查示意图及相应的声像图

A.胎儿脊柱颈胸段矢状切面扫查示意图；B.胎儿脊柱颈胸段矢状切面标准声像图；C.胎儿脊柱腰骶段矢状切面扫查示意图；D.胎儿脊柱腰骶段矢状切面标准声像图

$C_1～C_7$：第1～7颈椎；$T_1～T_{12}$：第1～12胸椎；$L_1～L_5$：第1～5腰椎；$S_1～S_5$：第1～5骶椎；CV：尾骨；VA：椎弓；SC：脊髓；箭头：脊髓圆锥末端

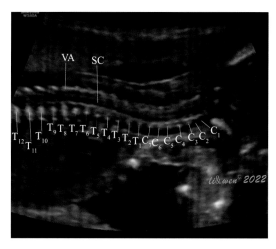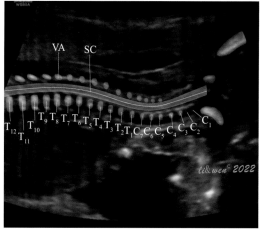

孕 16 周

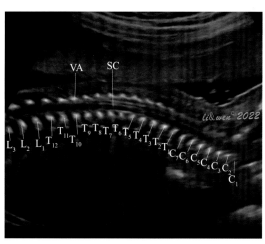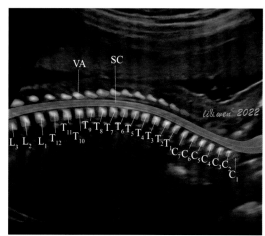

孕 21 周

图 2-4-2　不同孕周胎儿脊柱颈胸段矢状切面声像图与模式图

显示不同孕周在脊柱颈胸段矢状切面上各解剖结构的生长发育及形态变化，左边为超声图像，右边为模式图，主要绘制在这个切面上超声观察的主要解剖结构如颈椎、胸椎椎体及椎管和椎弓随着孕周增加变化，超声难以显示边界但可能非常重要的结构也绘制出来供大家参考

$C_1 \sim C_7$：第 1 ～ 7 颈椎；$T_1 \sim T_{12}$：第 1 ～ 12 胸椎；$L_1 \sim L_3$：第 1 ～ 3 腰椎；VA：椎弓；SC：脊髓

声等。

（4）高频探头对椎管与脊髓的解剖观察（图2-4-4）：如果怀疑胎儿皮肤、皮下软组织、椎骨、椎管、脊髓、马尾神经丛、脊髓中央管、终丝、硬脊膜止点等异常，常规超声显示又不是非常清楚，在穿透力允许的情况下，可以考虑换用高频探头对胎儿脊柱进行检查。由于高频探头分辨率提高，超声可以更清楚地显示胎儿皮肤、皮下软组织、脊柱及脊髓等结构的细微改变，如皮肤细小缺损、皮肤表面毛发、软组织小窦道、终丝增粗、脊髓中央管扩张等。对于正常脊柱的超声解剖，其也比普通探头清晰得多。正常脊髓位于硬膜囊中央，四周环绕无回声的脑脊液，其基本上位于脑脊液中央，且随脊柱弯曲而走行。脊髓中央为"等号状"高回声贯穿，为中央管。脊髓上连延髓，下部逐渐变细为圆锥，终丝分为内终丝和外终丝，内终丝位于终池内，与马尾神经混在一起，超声不易分辨，外终丝与硬脊膜融合，

附着于第1尾椎的背面，超声更难分辨。

二、脊柱冠状切面

脊柱冠状切面对评估脊柱侧凸畸形有非常重要的意义，也是评估脊髓圆锥末端位置和脊柱裂的补充切面。由于胎儿体位关系，在脊柱矢状切面上观察不到胎儿脊髓圆锥时，可通过脊柱冠状切面观察脊髓圆锥的位置。

1.扫查方法　在胎儿脊柱正中矢状切面基础上，移动探头使声束经胎儿躯干左侧或右侧进入对脊柱进行冠状切面扫查，即可获取一系列脊柱冠状切面（图2-4-5）。声束从前向后分别经椎体、椎管、椎弓进入作冠状切面扫查，可分别获取经椎体、经椎管、经椎弓的脊柱冠状切面。也可利用三维重建技术显示多个不同层面脊柱冠状切面，如经椎体冠状切面、经椎管冠状切面、经椎弓冠状切面。

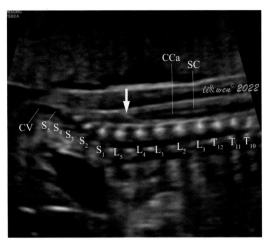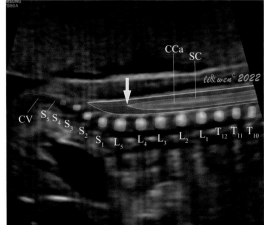

孕 16 周

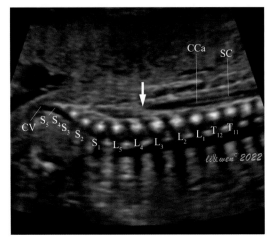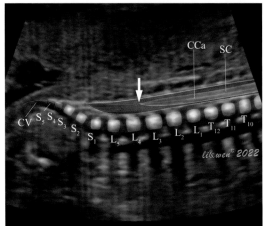

孕 19 周

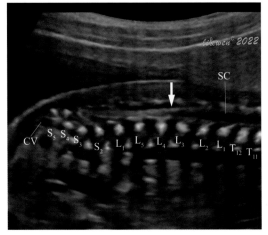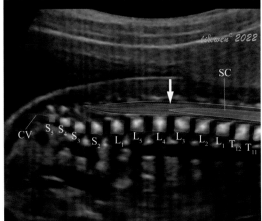

孕 21 周

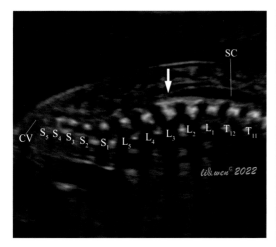 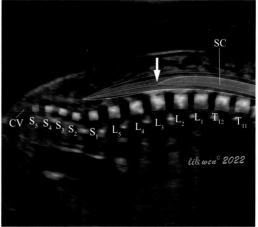

孕 22 周

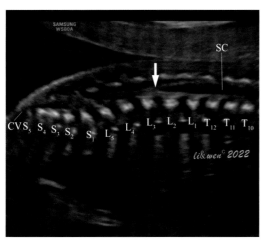 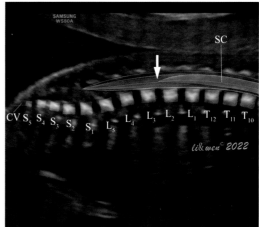

孕 23 周

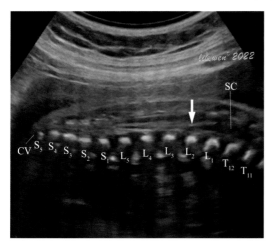 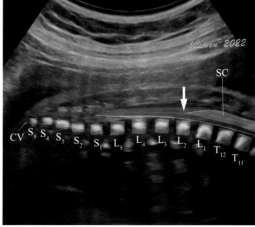

孕 27 周

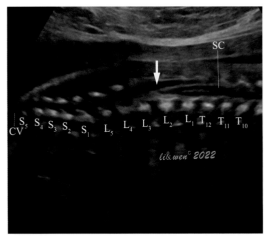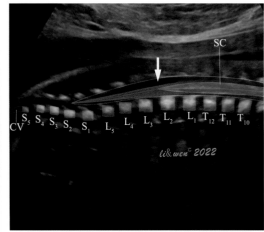

孕 30 周

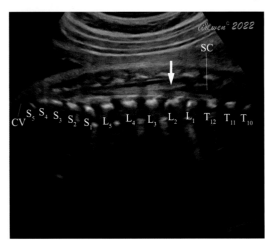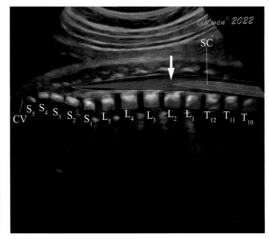

孕 35 周

图 2-4-3　孕 16 ～ 35 周胎儿脊柱腰骶段矢状切面声像图与模式图

　　显示不同孕周在脊柱腰骶段矢状切面上各解剖结构的生长发育及形态变化，左边为超声图像，右边为模式图，主要绘制在这个切面上超声观察的主要解剖结构如胸椎、腰椎、骶椎椎体及椎管和椎弓随着孕周增加变化，除椎体骨化程度增加回声更加清晰外，重点观察脊髓圆锥末端与腰椎椎体定位关系，判断是否存在脊髓圆锥上升受限，正常胎儿脊髓圆锥末端随孕周增加呈持续上升趋势。超声难以显示边界但可能非常重要的结构，也绘制出来供大家参考

　　T_{10} ～ T_{12}：第 10 ～ 12 胸椎；L_1 ～ L_5：第 1 ～ 5 腰椎；S_1 ～ S_5：第 1 ～ 5 骶椎；CV：尾骨；SC：脊髓；箭头：脊髓圆锥末端

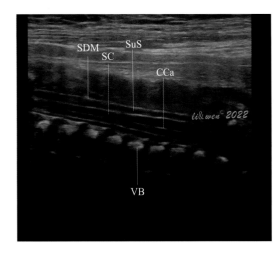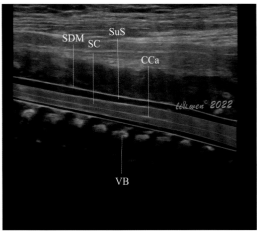

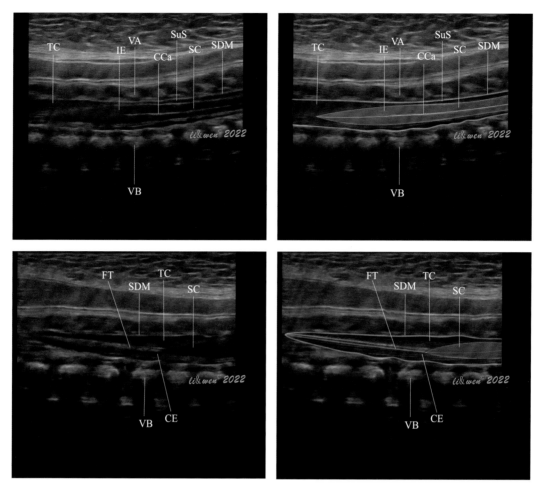

图2-4-4　孕26周胎儿高频探头显示脊柱颈胸段、腰骶段矢状切面超声图像及示意图
TC：终池；IE：腰膨大；VA：椎弓；CCa：中央管；SuS：蛛网膜下腔；SC：脊髓；SDM：硬脊膜；VB：椎体；FT：终丝；CE：马尾

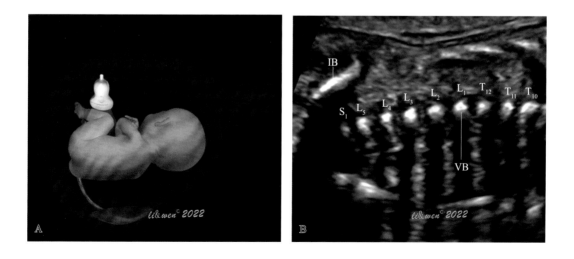

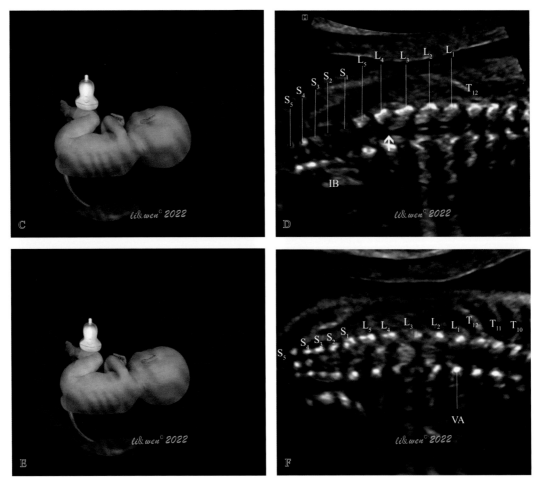

图2-4-5 胎儿脊柱冠状切面扫查示意图及相应的声像图

A、B.胎儿脊柱腰骶段经椎体冠状切面扫查示意图及标准声像图；C、D.胎儿脊柱腰骶段经椎管冠状切面扫查示意图及标准声像图；E、F.胎儿脊柱腰骶段经椎弓冠状切面扫查示意图及标准声像图

$S_1 \sim S_5$：第1～5骶椎；$L_1 \sim L_5$：第1～5腰椎；$T_{10} \sim T_{12}$：第10～12胸椎；VA：椎弓；VB：椎体；箭头：脊髓圆锥末端；IB：髂骨

2.可观察的解剖结构 椎体与椎弓骨化中心（颈椎、胸椎、腰椎、骶椎）、椎管、脊髓、马尾神经丛等。

3.重点观察的解剖结构及内容（图2-4-6～图2-4-8） 椎体、椎弓、脊髓：经椎体冠状切面主要可以观察到偏腹侧的一排椎体位于中线部位，排列整齐，无明显突然变大变小的改变。经椎弓冠状切面可以观察到偏背侧的两排椎弓平行排列，至骶尾部逐渐靠近。不同冠状切面可分别观察脊柱的3个骨化中心，表现为1条或2条或3条平行串珠样强回声线，1条代表椎体骨化中心，2条代表左右椎弓骨化中心，3条代表同时显示了椎体和椎弓骨化中心。声束平面通过椎管中央时，可观察两条排列整齐的椎弓强回声带及椎管内脊髓回声。在经椎管的腰骶尾部脊柱冠状切面上，可以直观评估脊髓圆锥末端的具体位置，该切面可以同时显示第12肋及对应的第12胸椎、腰椎、骶椎和脊髓圆锥，这样可以以第12肋下的第1个椎体为第1腰椎，逐渐向下计算腰椎数

目，圆锥末端所对应的腰椎或骶椎即为圆锥末端的具体位置。

三、脊柱横切面

脊柱横切面最能显示椎骨的解剖结构。横切面上椎骨呈3个分离的圆形或短棒状强回声团，后方两个长条形强回声为椎弓骨化中心，向后逐渐靠拢呈"∧"形排列，前方较圆者为椎体骨化中心。3个骨化中心与软骨韧带共同组成圆环形椎管，椎管内容纳脊髓及马尾神经丛。

1.扫查方法 在胎儿脊柱正中矢状切面基础上，旋转探头90°，声束垂直于胎儿躯干纵轴，水平移动探头从颈椎至骶尾椎，可以显示不同节段的脊椎横断面及椎管横断面图像（图2-4-9）。

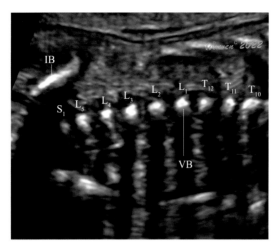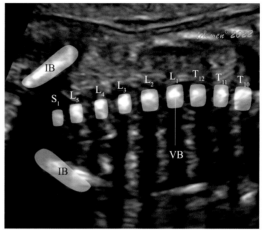

孕 23 周

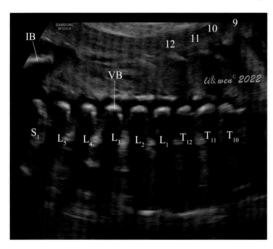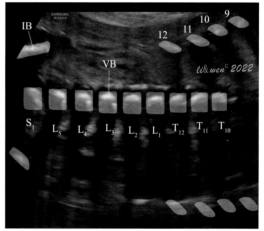

孕 28 周

图 2-4-6　**不同孕周胎儿脊柱腰骶段经椎体冠状切面声像图与模式图**

　　显示不同孕周在脊柱胸腰骶段经椎体冠状切面上各解剖结构的生长发育及形态变化，左边为超声图像，右边为模式图，这个切面主要显示椎体的冠状切面，在这个切面上椎体形态变化不大，但是在有椎体异常时，这个切面非常有意义

　　T_{10} ～ T_{12}：第 10 ～ 12 胸椎；L_1 ～ L_5：第 1 ～ 5 腰椎；S_1：第 1 骶椎；IB：髂骨；VB：椎体；9 ～ 12：第 9 ～ 12 肋骨

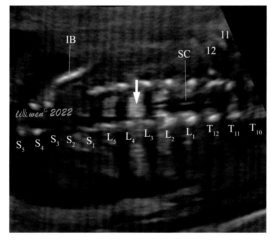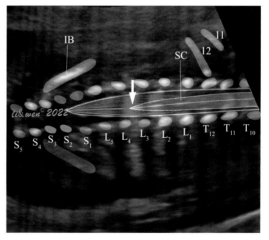

孕 22 周

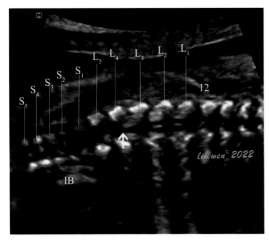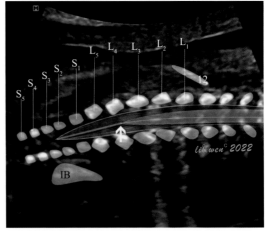

孕 23 周

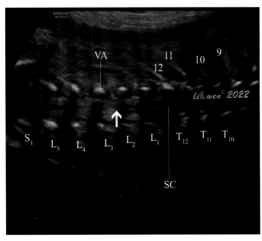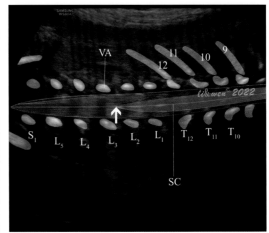

孕 28 周

图 2-4-7　不同孕周胎儿脊柱腰骶段经椎管冠状切面声像图与模式图

显示不同孕周在脊柱胸腰骶段经椎管冠状切面上各解剖结构的生长发育及形态变化，左边为声像图，右边为模式图，主要绘制在这个切面上超声观察的主要解剖结构如脊髓、椎管及椎弓随着孕周增加的变化，骨化程度增加回声更加清晰外，重点观察脊髓圆锥末端与腰椎椎弓定位关系，判断是否存在脊髓圆锥上升受限，在胎儿体位不能清楚显示腰骶尾段脊柱矢状切面时，这个切面是观察脊髓圆锥末端的良好替代切面

$T_{10} \sim T_{12}$：第 $10 \sim 12$ 胸椎；$L_1 \sim L_5$：第 $1 \sim 5$ 腰椎；$S_1 \sim S_5$：第 $1 \sim 5$ 骶椎；VA：椎弓；SC：脊髓；箭头：脊髓圆锥末端；IB：髂骨；$9 \sim 12$：第 $9 \sim 12$ 肋骨

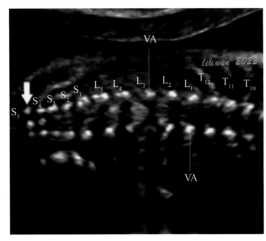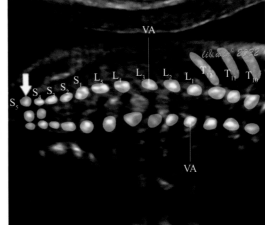

孕 23 周

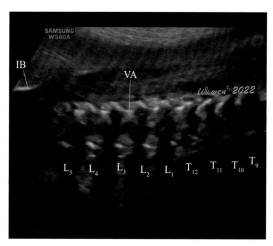 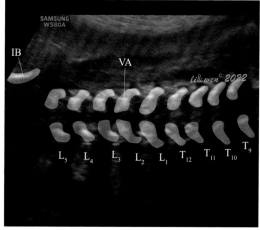

孕 28 周

图2-4-8　不同孕周胎儿脊柱胸腰段经椎弓冠状切面声像图与模式图

显示不同孕周在脊柱胸腰段经椎弓冠状切面上各解剖结构的生长发育及形态变化，左边为声像图，右边为模式图，主要绘制在这个切面上椎弓超声表现，正常情况下这个切面的椎弓形态变化不大，在有脊柱裂时可以有明显变化

$T_9 \sim T_{12}$：第 9 ~ 12 胸椎；$L_1 \sim L_5$：第 1 ~ 5 腰椎；VA：椎弓；IB：髂骨

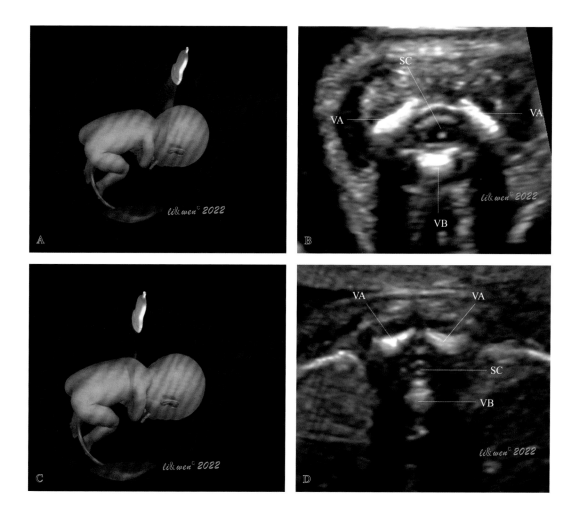

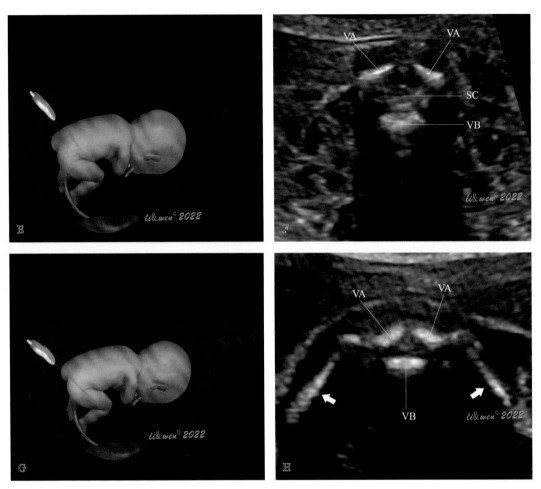

图2-4-9　胎儿脊柱横切面扫查示意图及相应的声像图

A、B.胎儿脊柱颈段横切面扫查示意图及标准声像图；C、D.胎儿脊柱胸段横切面扫查示意图及标准声像图；E、F.胎儿脊柱腰段横切面扫查示意图及标准声像图；G、H.胎儿脊柱骶段横切面扫查示意图及标准声像图

VA：椎弓；VB：椎体；SC：脊髓；箭头：双侧髂骨

2.可观察的解剖结构　表面皮肤及软组织、椎弓骨化中心、脊髓、椎体骨化中心（颈椎、胸椎、腰椎、骶尾椎）。

3.重点观察的解剖结构及内容（图2-4-10）

（1）椎体、椎弓及脊髓：从上至下各个椎体形态略有不同。胎儿第1颈椎呈四边形，胸椎和腰椎呈三角形，骶椎较扁平。后方两个椎弓骨化中心呈"∧"形排列，棘突尚未骨化，呈低回声，前方为椎体骨化中心，呈椭圆形，3个骨化中心围成的腔隙为椎管，内部容纳脊髓和马尾。

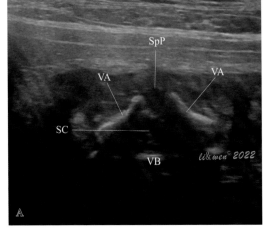

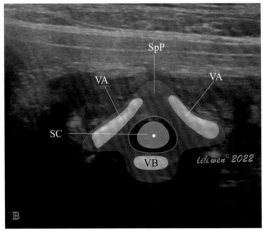

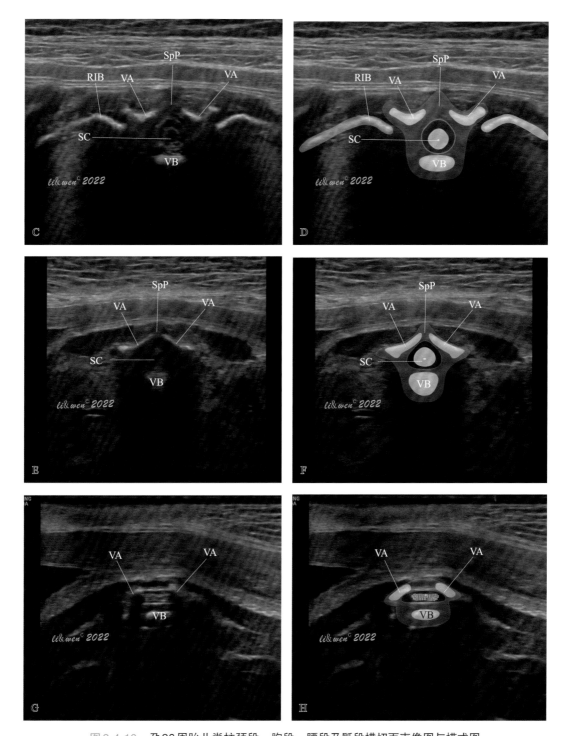

图 2-4-10　孕 26 周胎儿脊柱颈段、胸段、腰段及骶段横切面声像图与模式图

A、B.脊柱颈段横切面声像图与模式图；C、D.脊柱胸段横切面声像图与模式图；E、F.脊柱腰段横切面声像图与模式图；G、H.脊柱骶段横切面声像图与模式图

RIB.肋骨；SC.脊髓；SpP.棘突；VB.椎体；VA.椎弓

（2）脊髓与马尾：脊髓位于椎管内，周围被脑脊液环绕，漂浮于脑脊液内，横切面呈圆形低回声，表面有包膜，中央有强回声的脊髓中央管，从颈段到最末端，

有两个略微膨大的区域即颈膨大与腰膨大，末端为脊髓圆锥，向下逐渐变细。马尾神经丛横切面上表现为簇状略高回声。

参 考 文 献

谭利华，刘辉，李德泰，等，2002. 硬脊膜囊止点位置与止点上移征的MRI研究. 放射学实践，17（4）：309-311.

王建华，王金锐，杨敬英，等，2006. 高频超声在婴儿脊髓栓系综合征诊断中的应用价值. 中华超声影像学杂志，15（1）：70-71.

王瑞，张秀兰，1996. 中国人胎儿脊髓发育的观测. 内蒙古医学杂志，16（6）：327-329，330.

张春雷，刘福云，夏冰，等，2009. 胎儿终丝形态学及光镜研究. 国际外科学杂志，36（3）：179-181，封3.

朱世柱，孙理华，潘伯群，1986. 骶管的应用解剖学观察. 临床解剖学杂志，（1）：44-46.

Rose de Bruyn. 小儿超声必读. 2版. 黄品同，陈成春，游向东，译. 北京：人民军医出版社.

胎儿颅脑三维成像技术

胎儿颅脑结构主要采用横切面进行扫查显示，增加冠状切面和矢状切面，可获得更全面的颅脑图像信息。当胎位不适宜时，增加的切面通常难以直接扫查获得。可采用三维（three-dimensional，3D）成像模式获取胎儿颅脑容积数据，同时观察颅内结构及颅脑表面结构，尤其对于颅脑表面沟回、颅骨颅缝等结构，提供了更加直观的观察手段。

通常要获得理想的胎儿颅脑三维成像，容积数据采集、成像模式选择和后处理分析三者缺一不可。三维成像的基础是二维图像，在采集容积数据前应进行手动预扫描，选择最佳的初始切面并优化二维图像，力求采集过程中所有结构在二维切面均可清晰显示。根据感兴趣区域的空间范围，调节容积数据框大小、采集角度和容积成像质量，力求获取最高分辨率的容积数据。采集后的容积数据可依据目标结构的特点选择不同的成像模式并进行后处理分析，如多平面重建（multiplanar reconstruction，MPR）成像模式、容积渲染成像模式

（render）、水晶血流成像模式（crystalvue flow）、虚拟器官计算机辅助分析软件（VOCAL）、胎儿神经系统智能导航功能（5D CNS＋）等。本章将重点针对临床中胎儿颅脑常见的三维容积成像方法进行介绍。

一、多平面重建成像模式

目前容积超声的MPR成像模式主要包括正交三平面成像、智能断层成像和自由切割成像。

1.正交三平面成像　该模式可以获得a、b、c三个相互垂直的正交平面，通过正交点的移动观察同一解剖结构在不同平面的形态结构和空间关系。当想要获得矢状切面、冠状切面等依赖胎儿体位和操作者手法的切面时，可以借助这个方法重建获得，具有一定的临床应用价值（图3-0-1，图3-0-2）。

2.智能断层成像（multi slice view，MSV）　该技术基于三维容积数据，可获得任意切面的二维图像，并通

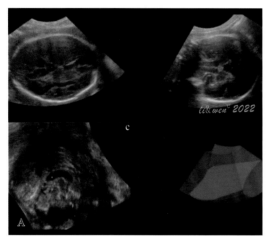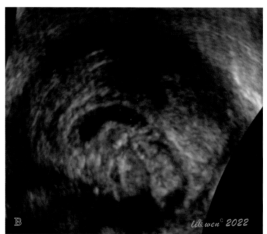

图3-0-1　正交三平面成像显示胎儿透明隔腔

以胎儿颅脑横切面为初始平面获取容积数据，利用正交三平面成像模式，正交点定位于透明隔腔，在c平面获取正中矢状切面，可清晰显示胼胝体全长、透明隔腔与韦氏腔、小脑蚓部等颅内结构。A.三维容积显示经透明隔腔的正交三平面成像图；B.图A中的c平面放大图像

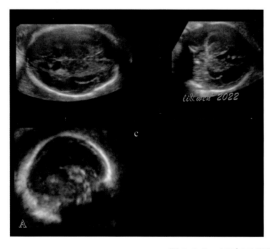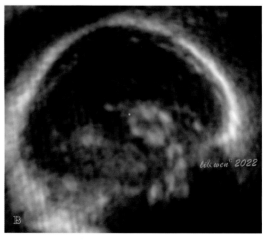

图3-0-2　正交三平面成像显示胎儿岛叶

以胎儿颅脑横切面为初始平面获取容积数据，利用正交三平面成像模式，正交点定位于岛叶平台，在c平面重建出大脑半球矢状切面，可清晰显示岛叶的轮廓。A.三维容积显示经岛叶的正交三平面成像图；B.图A中的c平面放大图像

过平移、旋转图像，调整层厚与距离，获得与计算机断层扫描（CT）或磁共振成像（MRI）图像相似的连续平行二维切面（图3-0-3）。其可对解剖结构或病变的形态、大小在相邻平面连续显示，更加直观显示颅脑解剖细节和病变，有助于对解剖细节和病变部位的理解与分析。

　　3.自由切割成像（oblique view）　可在初始平面上

通过直线、曲线、折线等方式对容积数据进行任意方向和角度划线切割，从而获得感兴趣的重建图像，是对弯曲或不规则结构进行研究的一种理想成像方法。可将这个技术应用于获取多角度的胎儿颅脑切面（图3-0-4～图3-0-6）及观察不规则颅内结构（图3-0-7）。

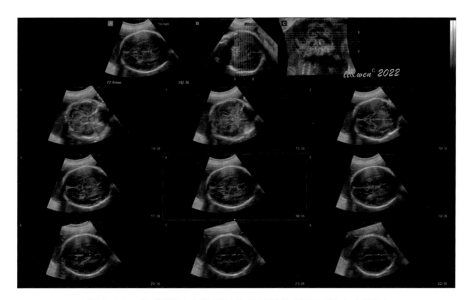

图 3-0-3　智能断层成像显示胎儿颅脑连续平行的多个切面
　　以胎儿颅脑横切面为初始平面获取容积数据，利用断层成像模式，调整层厚为2mm，选择展示一系列颅脑横切面。第一行第二幅图标注出9条超声波声束切割线，下方显示出与切割线对应的9幅连续平行的颅脑横切面图像，从颅底至颅顶完整显示颅内结构

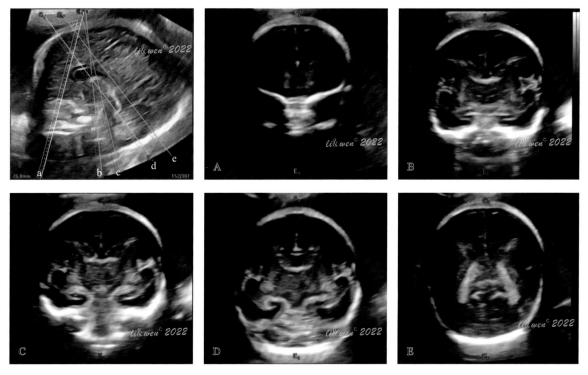

图 3-0-4　自由切割成像显示胎儿颅脑5个标准冠状切面
　　以胎儿颅脑正中矢状面为初始平面获取容积数据，斜线相当于各角度的超声波声束切割线，图A、B、C、D、E分别对应了a、b、c、d、e 5条声束切割线所通过平面。A.经额叶冠状切面；B.经侧脑室前角冠状切面；C.经侧脑室体部冠状切面；D.经小脑冠状切面；E.经侧脑室三角区和后角冠状切面

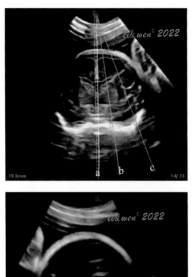
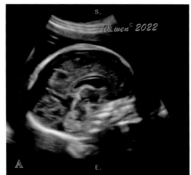
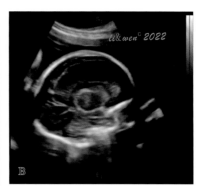
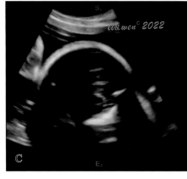

图3-0-5　自由切割成像显示胎儿颅脑3个标准矢状切面

以胎儿颅脑经侧脑室前角冠状切面为初始平面获取容积数据，斜线相当于各角度的超声声束切割线，图A、B、C分别对应了a、b、c 3条声束切割线所通过平面。A.正中矢状切面；B.旁矢状切面；C.大脑半球矢状切面

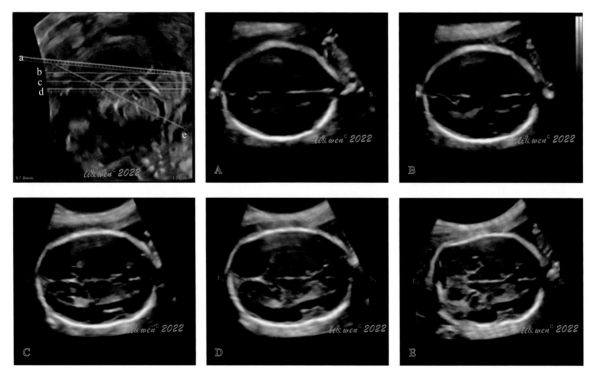

图3-0-6　自由切割成像显示胎儿颅脑5个标准横切面

以胎儿颅脑正中矢状面为初始平面获取容积数据，斜线相当于各角度的超声波声束切割线，图A、B、C、D、E分别对应了a、b、c、d、e 5条声束切割线所通过平面。A.经颅顶部横切面；B.经胼胝体膝部和压部（最大透明隔腔与韦氏腔）横切面；C.经侧脑室横切面；D.经丘脑横切面；E.经小脑横切面

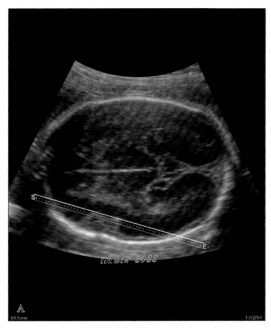
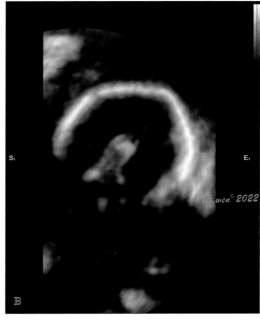

图3-0-7　自由切割成像显示胎儿岛叶
声束切割线通过经丘脑横切面的岛叶平台（A），可获取"倒三角"样形态的岛叶图像（B）

二、容积渲染成像模式

三维技术在刚面世之时，容积渲染成像模式多被用来展示胎儿肢体和颜面。而随着颅脑发育各项热点研究走入超声医师视野，不同渲染成像模式被应用于颅脑成像的重塑。对容积数据进行立体图像重建的过程称为"渲染"。图像重建过程中，三个正交切面同时划定的区域称为容积数据渲染框，简称渲染框，其高度、宽度和厚度可以任意调节。选择的渲染框即为三维成像的范围。在两个平面上各有一条框线是绿色的，其余的框线都是白色的。绿色的框线代表观察方向的"投影线"。为了便于观察，可能需将直的绿线改成弧线，以满足对感兴趣区更大范围的观察。渲染框一旦设置好，所包含

的信息即被"固定"，以供进一步操作。针对获取的三维立体图像，根据想要达到的图像效果和解剖结构特点，运用不同的渲染模式进行成像。

常见的胎儿颅脑渲染成像模式包括传统表面成像模式、仿真成像模式、水晶成像模式和反转成像模式。传统表面成像模式可用于颅脑表面结构的重建，在液体和靶结构之间的界面进行图像重建时视觉效果最好，也可用于颅内结构的显示；仿真成像模式可呈现出类似皮肤的效果；水晶成像模式可以将容积数据内部不同的回声信息凸显出来并保留组织轮廓；反转成像模式将容积数据内的回声信息反转显示，多用于脑室系统的成像。多种模式可进行叠加使用，使目标结构呈现出更优的成像效果（图3-0-8～图3-0-12）。

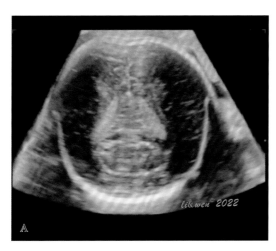
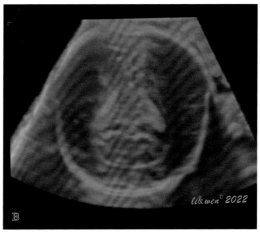

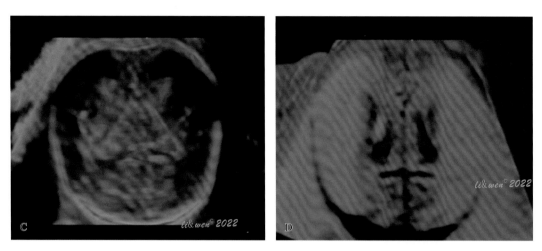

图 3-0-8　渲染成像模式显示胎儿经侧脑室三角区和后角冠状切面图像

A ～ D.使用不同的渲染技术，分别为传统表面成像模式（A）、仿真成像模式（B）、水晶仿真成像模式（C）、反转水晶仿真成像模式（D）。不同模式各有优势：水晶仿真成像技术大大提升了解剖结构边界的清晰度，反转水晶仿真成像则突出了脑沟等结构显示效果

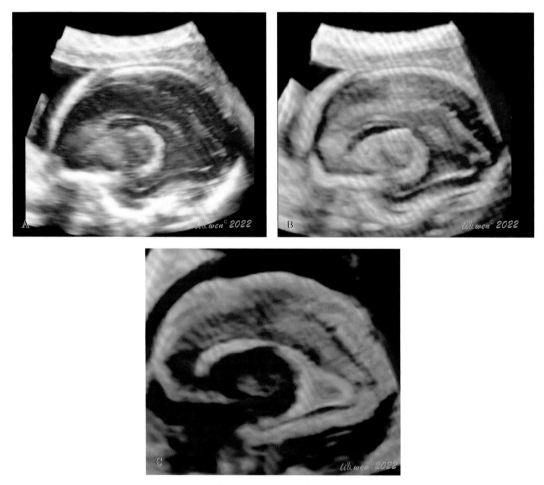

图 3-0-9　渲染成像模式显示胎儿颅脑旁矢状切面图像

A ～ C.使用的渲染成像模式分别为传统表面成像模式（A）、水晶仿真成像模式（B）、反转水晶仿真成像模（C），非常逼真地显示侧脑室在颅脑旁矢状切面上的完整轮廓

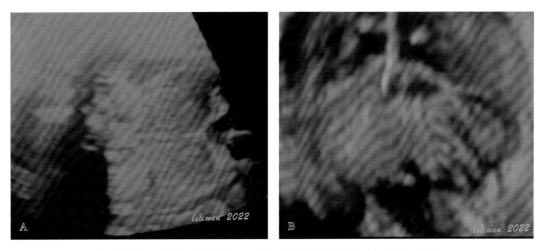

图 3-0-10　渲染成像模式——水晶仿真成像显示胎儿视交叉和小脑

A.视交叉成像，可清晰显示双侧视神经和视束边界；B.小脑成像，可清晰显示小脑轮廓边界和表面沟回

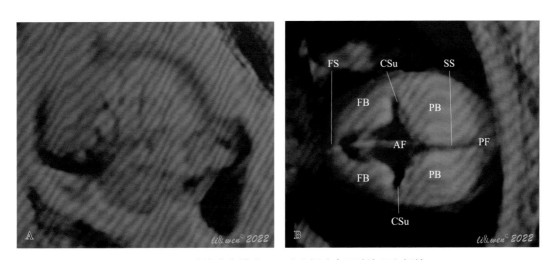

图 3-0-11　渲染成像模式显示胎儿颅脑表面脑沟回和颅缝

A.反转水晶仿真成像模式下颅脑侧面观，可清晰显示各脑叶沟回结构，这种显示模式在颅脑的沟回显示方面非常逼真；B.水晶仿真成像模式下颅骨上面观，可观察到各颅骨和颅缝结构，这种成像模式在颅缝与颅骨的显示上非常逼真。FS：额缝；CSu：冠状缝；AF：前囟；PB：顶骨；SS：矢状缝；FB：额骨；PF：后囟

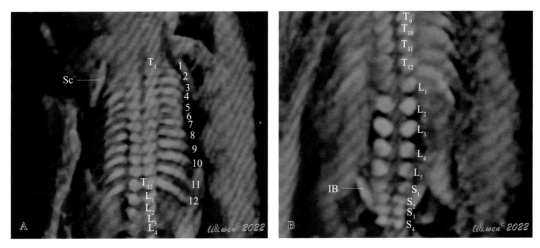

图 3-0-12　渲染成像模式——水晶仿真成像显示孕22周胎儿脊柱

A.胸腰段脊柱成像，可同时显示脊柱及双侧肋骨；B.重点显示胎儿脊柱的腰骶段。图中胎儿中线两侧蚕豆样区域为胎儿椎弓，胎儿棘突未显示。Sc：肩胛骨；IB：髂骨；1～12：第1～12肋骨；$T_1 \sim T_{12}$：第1～12胸椎；$L_1 \sim L_5$：第1～5腰椎；$S_1 \sim S_4$：第1～4骶椎

三、水晶血流成像模式

水晶血流成像模式是在三维成像模式下叠加各种多普勒彩色血流模式，可用于显示颅内血管在组织中的位置、走行及分布密度。这种模式既可以将血流单独显示为三维彩色血流图像，也可以与周围的结构同时显示（图3-0-13）。

四、虚拟器官计算机辅助分析软件

VOCAL软件是计算体积最常用的工具。完成静态

三维容积数据采集后，图像会以互交多平面模式显示，将待测结构放大后放置于图像中心。激活VOCAL软件，A平面会出现一条垂直线，这条线的两端各有一箭头样图标。操作者可以手动移动每个三角形至待测量区域的两端。下一步是勾画轮廓，对于颅脑结构的容积测量，一般建议使用手动勾画，选择旋转角度后，根据目标结构的边界进行勾画。完成一次轮廓勾画并确认后，容积数据将沿着长轴旋转设定好的角度，自动转换到下一幅图像。每幅图像都采用相同的勾画方法并确认，直到完成180°旋转为止（图3-0-14，图3-0-15）。旋转的步骤次数越多（旋转角度越小），体积计算就越精确。

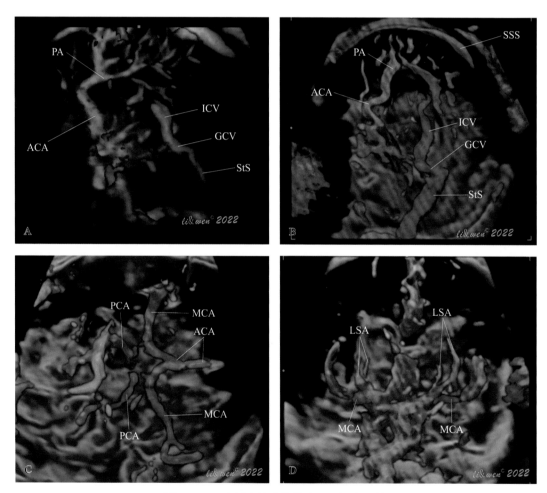

图3-0-13　水晶血流成像模式显示颅内血管

A.单纯血管三维血流成像，显示大脑前动脉（ACA）发出胼周动脉（PA），大脑内静脉（ICV）汇合成大脑大静脉（GCV）并汇入直窦（StS）；B.与颅内结构一起显示的三维血流成像；C.基底动脉环三维血流成像；D.三维血流成像显示双侧大脑中动脉（MCA）发出多条豆纹动脉（LSA）；B～D.血管结构与周围颅内结构同时以玻璃体模式成像，可直观显示两者的位置关系和血流走行方向。SSS：上矢状窦；PCA：大脑后动脉

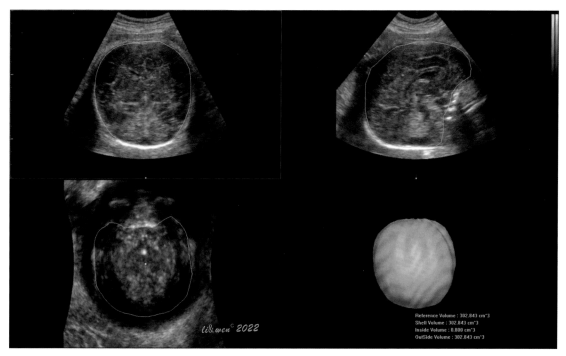

图3-0-14 VOCAL软件计算孕33周胎儿颅脑容积，右下角可获得颅脑三维轮廓和体积计算结果

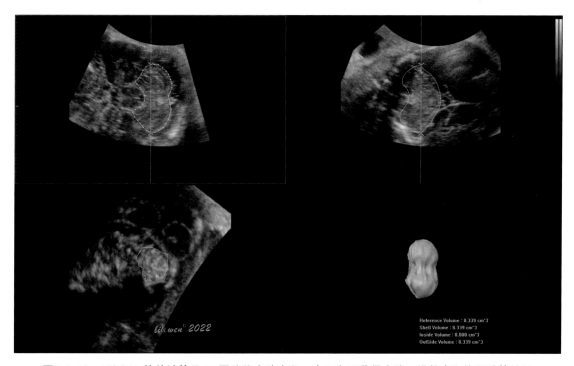

图3-0-15 VOCAL软件计算孕28周胎儿小脑容积，右下角可获得小脑三维轮廓和体积计算结果

五、胎儿神经系统智能导航功能

在5D CNS＋模式下完成初始平面为经丘脑横切面的三维容积数据采集，在初始平面上以第三脑室和透明隔腔为定位点进行手动定位后，便可获得国际妇产科超声学会（ISUOG）胎儿中枢神经系统检查的9个颅脑标准切面，包括经丘脑横切面、经侧脑室横切面、经小脑横切面、经侧脑室前角冠状切面、经小脑冠状切面、正中矢状切面、旁矢状切面等，并可在各标准切面上自动测量生物学参数，如双顶径、头围、侧脑室后角宽度、小脑横径等（图3-0-16）。

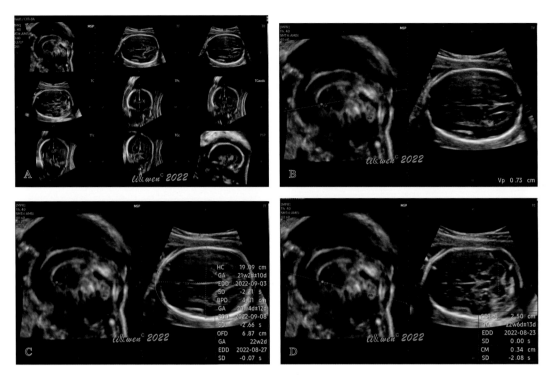

图 3-0-16　胎儿神经系统智能导航功能（5D CNS＋）显示颅脑切面

　　利用 5D CNS＋获取颅脑容积数据后，经过第三脑室和透明隔腔两点定位，可得到 9 个颅脑标准切面，如图 A 所示；B ～ D 依次为自动获取的经侧脑室横切面、经丘脑横切面和经小脑横切面，并可在相应切面上自动完成侧脑室后角宽度（Vp）、双顶径（BPD）、头围（HC）、小脑横径（CEREB）、小脑延髓池（CM）等测量

参　考　文　献

陈肖侠，2021. 产前三维超声在胎儿颅内病变诊断中的应用. 中国医疗器械信息，27（24）：69-71.

焦阳，吴瑛，王慧芳，等，2011. 三维超声观察正常胎儿额骨和额缝的变化规律. 中国超声医学杂志，27（3）：259-262.

梁美玲，蔡爱露，王以妮，等，2017. 三维超声容积对比成像和断层超声成像技术观察胎儿脊髓栓系. 中国医学影像技术，33（7）：1024-1028.

刘朵，2020. 超声断层显像技术联合四维超声成像在产前筛查孕妇胎儿颜面部畸形中的应用研究. 实用医学影像杂志，21（3）：284-286.

吕春菊，王晶，时倩，等，2019. 实时三维超声表面成像及透明成像技术在诊断胎儿唇腭裂中的应用. 中国中西医结合影像学杂志，17（3）：280-283.

彭芳华，王冬梅，2012. 经阴道超声结合 VCI-C 平面及 3D-Glassbody 成像模式在诊断异位妊娠中的应用. 国际妇产科学杂志，39（3）：306-307.

姚彩，王继伟，刘燕娜，2018. 自由解剖平面联合容积对比成像的概述及应用. 中华医学超声杂志（电子版），15（9）：644-648.

曾雪玲，黄凤娟，康丽华，等，2022. 三维超声容积对比成像联合断层超声成像技术评估胎儿胼胝体发育的研究. 实用医技杂志，29（2）：164-167，229.

张剑，夏泽，夏炳兰，2010. 二维及三维超声检测正常胎儿颅缝及前囟. 中国医学影像技术，26（1）：110-112.

周毓青，严英榴，2020. 三维超声在胎儿畸形诊断中的应用进展. 诊断学理论与实践，19（6）：630-637.

Rutten M J, Pistorius L R, Mulder E J, et al, 2009. Fetal cerebellar volume and symmetry on 3-d ultrasound: volume measurement with multiplanar and vocal techniques. Ultrasound Med Biol，35（8）：1284-1289.

三维水晶仿真成像在胎儿颅脑中的应用

第 4 章

第一节　三维反转水晶仿真成像评估胎儿脑叶和沟回

胎儿大脑皮质发育在妊娠期有非常显著的变化，脑沟回的形成及发育是颅脑表面变化的主要特征，从脑表面观察，由孕15周时完全光滑的表面，到妊娠结束时，发育成具有一系列复杂的沟和回的实体，类似于成人的大脑。在宫内时期，胎儿脑沟与脑回出现的时间非常规律，脑沟回在相同孕周的不同个体中所展现的形态发育模式也是相似的，因此神经病理学家认为胎儿脑沟回化程度是胎龄的可靠估计，也是胎儿大脑成熟的良好标志。

三维反转水晶仿真（three-dimensional invert crystalvue and realisticvue，3D-ICRV）成像是一种观察胎儿大脑半球表面沟回的全新方法，可通过三维超声重建图像展示正常胎儿脑沟回与孕周相关的变化规律。这种成像方式能够立体、直观地展现脑沟回形态，是目前最接近大体解剖的一种超声影像学检查方法。其不仅可用于观察正常胎儿脑沟回的发育规律，也可以用于胎儿脑沟回发育迟缓或脑皮质发育畸形的评估和诊断。本节重点介绍3D-ICRV模式下正常胎儿脑沟回随孕周改变的发育规律。

一、获取三维反转水晶仿真模式渲染成像的操作步骤

1.预扫描及调整取样容积大小　根据孕周的大小选择最佳扫描深度，先在二维超声上动态扫查胎儿颅脑，仔细观察远场大脑半球沟回显示是否清晰。然后启用三维容积扫查模式，调整扇形感兴趣区域位于胎儿颅脑并且至少包括颅脑一侧半球及该侧半球外的颅骨。

2.获取容积　如在二维动态扫查过程中能够清楚显示脑沟回，此时将扫查平面（即容积中的A平面）定位在经侧脑室横切面、经丘脑横切面或经小脑横切面均可，在触屏上选择"Brain"模式，扫描质量（scan quality）设置为"Extreme"，扫描角度（scan angle）需依据孕周大小调整，妊娠后期设置为80°，探头紧贴孕妇腹壁，在胎儿处于静止时获取容积。容积获取时间约为5秒。

3.通过渲染设置（render setup）选择渲染平面　由于在二维图像上沟回较清晰的位置在A平面图像的下方，此处相当于声束的远场，即扇形容积中底面，从而选择渲染容积中从远场侧脑表面观察，即渲染设置选择从下向上观察的方向。渲染模式选择为"Surface"模式。

4.仿真渲染模式　在触控屏上选择仿真渲染。选择手动调整光源角度（manual light movement）。

5.水晶渲染模式　在触控屏上进入水晶渲染模式设置，此时容积自动被后处理为水晶渲染，选择反转模式（Inversion），然后选择"User 1"。在获取容积前提前设置水晶成像模式的相关参数：复杂度300、强度95、透明度100、高清容积成像3。

6.优化容积图像　调整方形感兴趣区（region of interest，ROI）的大小，ROI包括2/3的颅脑。①大脑表面沟回成像：调整A平面下方ROI裁剪线位于颅骨与脑实质表面之间，与脑中线平行，使得颅脑表面的沟回恰好呈现于观察的表面。调整B平面的ROI裁剪线与脑中线平行。②岛叶沟回成像：调整A平面下方ROI裁剪线位于岛叶平台外侧缘，弧度和方向与岛叶平台一致，使得岛叶轮廓和其内沟回恰好呈现于观察的表面。主要视图选择D平面，旋转X、Y、Z轴调整至最佳观察各脑沟回的视角（图4-1-1），切换到光源移动（movement light），移动轨迹球，调整适当的光源照射角度增加皮质折叠处的阴影。

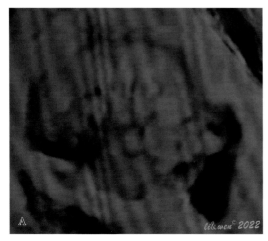
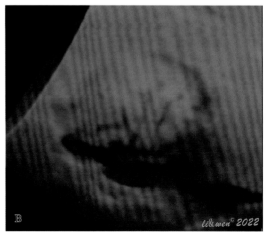

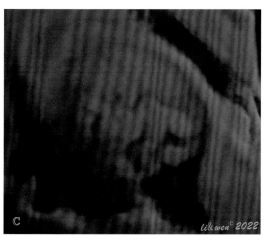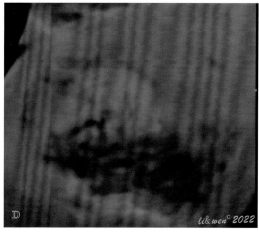

图 4-1-1　孕 32 周正常胎儿脑表面不同视角的 3D-ICRV 成像
A. 大脑外侧观；B. 大脑上面观；C. 大脑后外侧观；D. 大脑前外侧观

二、大脑半球解剖学分叶

解剖学上大脑半球分为额叶、顶叶、颞叶、枕叶、边缘叶、岛叶 6 个叶。在外侧面，中央沟和外侧裂将额叶与顶叶、颞叶分隔开。在后面，外侧顶颞线（从顶枕沟上端到枕前切迹的连线）将枕叶与顶叶、颞叶分隔开。顶叶与颞叶的分界为外侧裂后支和颞枕线（从外侧裂后支的后端到外侧顶颞线中点的连线）（图 4-1-2）。

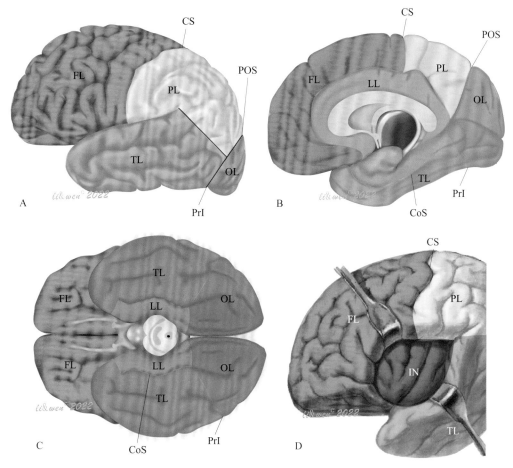

图 4-1-2　大脑半球的解剖分叶
大脑半球解剖分为 6 叶，包括额叶（FL）、顶叶（PL）、颞叶（TL）、枕叶（OL）、岛叶（IN）、边缘叶（LL），并以不同颜色区分。A. 大脑外侧面观；B. 大脑内侧面观；C. 大脑颅底面观；D. 岛叶外侧面观。CS：中央沟；POS：顶枕沟；CoS：侧副沟；PrI：枕前切迹；蓝色直线：外侧顶颞线；红色直线：颞枕线

（一）额叶

额叶位于大脑半球的前部，与顶叶相邻，以中央沟为界。额叶外侧面主要有3条沟，即额上沟、额下沟和中央前沟，额上沟和额下沟从中央前沟至额极前后走行，这两条沟的后端与中央前沟垂直相交，后者走向与中央沟类似。中央前沟构成中央前回的前界。额上沟和额下沟将额叶的外侧面分为3个回，即额上回、额中回和额下回（图4-1-3A）。额下回被外侧裂的前水平支、前升支和后支分为3个部分，即眶部、三角部和岛盖部（图4-1-3B）。额叶前端为额极。额叶底面以嗅沟为界分为内侧的直回和外侧的眶回，嗅沟内可容纳嗅束和嗅球。嗅束向后分为内侧和外侧嗅纹，其分叉包绕的三角区称为嗅三角，也称前穿质，前部基底动脉环的许多穿支血管由此入脑（图4-1-3C）。在额叶的内侧面，中央前、后回延续的部分称为中央旁小叶前部（图4-1-3D）。额叶主要的功能区包括运动中枢（位于中央前回）、书写中枢（位于额中回后部）、运动性语言中枢（位于额下回的三角区，也称Broca区）（图4-1-4）。

（二）顶叶

顶叶前界是中央沟，内侧界是大脑纵裂，下外侧界是外侧裂和颞枕线，后界是外侧顶颞线。两个主要的沟是中央后沟和顶内沟。中央后沟与中央沟平行，但形态易变，是中央后回的后界。顶内沟常始自中央后沟上段，向后下朝枕极走行，走行通常与中线平行，至顶枕沟上端下方转向下形成枕横沟。顶内沟将顶叶的外侧面分为两部分，即顶上小叶和顶下小叶。顶下小叶的前部围绕外侧裂后支末端的部分，称为缘上回；顶下小叶的后部围绕颞上沟末端的部分，称为角回（图4-1-5A）。顶叶内侧面由扣带沟的缘支分为前后两部分。前部较小，是中央后回的延续，并形成中央旁小叶后部；后部较大，称为楔前叶，此叶的前界是扣带沟缘支，后界是顶枕沟，下界是顶下沟（图4-1-5B）。

（三）颞叶

颞叶上界是外侧裂，后界是颞枕线和外侧顶颞线。2个主要的沟是颞上沟和颞下沟，将颞叶的外侧面分为3个回，即颞上回、颞中回、颞下回。颞下回不仅位于颞

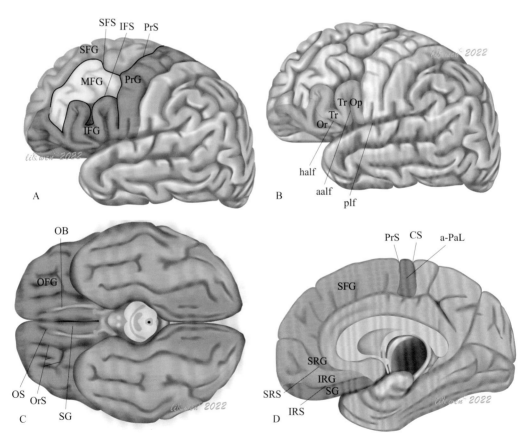

图4-1-3　额叶脑沟回解剖示意图

A.大脑外侧面观，突出显示额叶外侧表面沟回；B.大脑外侧面观，突出显示Broca区；C.大脑颅底面观，突出显示额叶颅底表面沟回；D.大脑内侧面观，突出显示额叶内侧面沟回。

SFG：额上回；MFG：额中回；IFG：额下回；PrG：中央前回；SFS：额上沟；IFS：额下沟；PrS：中央前沟；Or：额下回眶部；Tr：额下回三角部；Op：额下回岛盖部；half：外侧裂前水平支；aalf：外侧裂前升支；plf：外侧裂后支；OFG：眶回；OB：嗅束；OS：嗅沟；OrS：眶沟；SG：直回；IRS：嘴下沟；IRG：嘴下回；SRS：嘴上沟；SRG：嘴上回；CS：中央沟；a-PaL：中央旁小叶前部

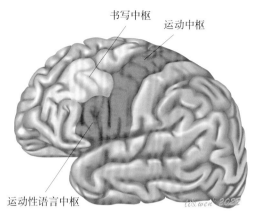

图4-1-4　额叶主要功能区

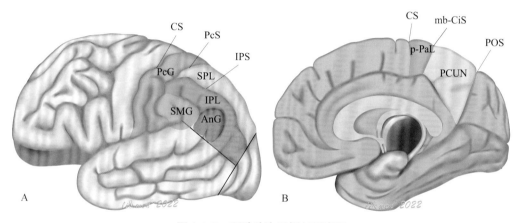

图4-1-5　顶叶脑沟回解剖示意图

A.大脑外侧面观，突出显示顶叶外侧表面沟回；B.大脑内侧面观，突出显示顶叶内侧面沟回。CS：中央沟；PcG：中央后回；PcS：中央后沟；SPL：顶上小叶；IPS：顶内沟；IPL：顶小叶；SMG：缘上回；AnG：角回；POS：顶枕沟；p-PaL：中央旁小叶后部；PCUN：楔前叶；mb-CiS：扣带沟缘支

叶的外侧面，而且是颞叶底面最外侧的脑回。颞上回的尾端斜行卷入外侧裂为颞横回（图4-1-6A）。颞叶底面的颞下沟与侧副沟之间可见枕颞沟，侧副沟与枕颞沟间为枕颞内侧回，枕颞沟外侧为枕颞外侧回（图4-1-6B，图4-1-6C）。

（四）枕叶

枕叶比较小，是大脑半球后端的部分，枕叶外侧面前界不明显，可将顶枕沟上端至枕前切迹的连线作为与枕叶和颞叶的分界。枕叶的沟回不规则，常见的有枕横沟，它是顶内沟向下的延续。在枕极的前方有月状沟，此沟的后方有时可见距状沟的后端延伸到背外侧面。枕外侧沟是一短而平行的沟，稍斜向背内侧缘，有时分隔为数段。枕外侧沟将枕叶分为两部分：沟上的部分称枕上回，沟下的部分称枕外侧回（图4-1-7A）。枕叶内侧面由楔叶和舌回组成，位于距状沟后段与顶枕沟之间的楔状部，称楔叶；距状沟以下的部分则为舌回。枕叶底面的前界不明显，可将自枕前切迹到胼胝体压部下方的连线作为前界。底面的沟回与颞叶底面者相移行。距状

沟与侧副沟之间为舌回（图4-1-7B）。

（五）边缘叶

边缘叶位于大脑半球的内侧面，呈环形包绕大脑半球颈的周围。其外界是扣带沟、顶下沟、距状沟的前部和侧副沟；内界是胼胝体的上面和脉络膜裂。边缘叶又以胼胝体沟和海马沟分为内、外带形区。边缘叶外带又称穹窿回，此回分3个部分：扣带回，位于胼胝体沟和扣带沟之间；穹窿回峡（扣带峡），位于胼胝体沟与距状沟前部之间；海马回，位于侧副沟和海马沟之间，也称海马旁回，此回的前端绕过海马沟的前端，形成海马回钩。边缘叶内带也由数部组成，在胼胝体背面盖有薄层灰质，在胼胝体沟底则移行于扣带回，称其为胼胝体上回；胼胝体上回向前绕到胼胝体嘴的下方，移行于终板前方的胼胝体下回；胼胝体下回的前界为后旁嗅沟，此沟的前方有一并行的短沟，称前旁嗅沟。两沟之间的部分，称旁嗅区。胼胝体下回向下移行于斜角回，此回位于视束的前方，向外后方连于海马回钩。胼胝体上回向后，绕过胼胝体压部，移行于束状回，此回位于胼胝

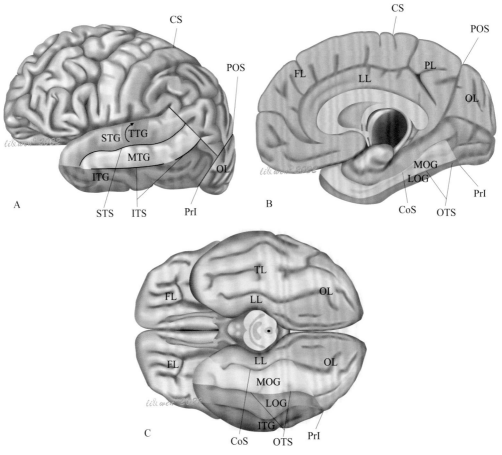

图 4-1-6　颞叶脑沟回解剖示意图

A.大脑外侧面观，突出显示颞叶外侧表面沟回；B.大脑内侧面观，突出显示颞叶内侧面沟回；C.大脑颅底面观，突出显示颞叶颅底表面沟回。CS：中央沟；STG：颞上回；MTG：颞中回；ITG：颞下回；TTG：颞横回；STS：颞上沟；ITS：颞下沟；PrI：枕前切迹；POS：顶枕沟；MOG：枕颞内侧回；LOG：枕颞外侧回；CoS：侧副沟；OTS：枕颞沟；FL：额叶；PL：顶叶；TL：颞叶；OL：枕叶；LL：边缘叶

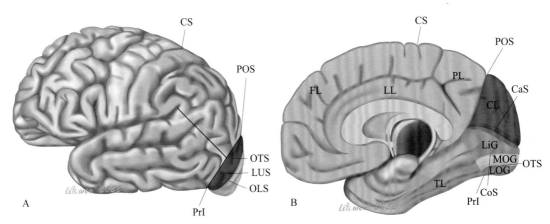

图 4-1-7　枕叶脑沟回解剖示意图

A.大脑外侧面观，突出显示枕叶外侧表面沟回；B.大脑内侧面观，突出显示枕叶内侧面沟回。CS：中央沟；PrI：枕前切迹；POS：顶枕沟；OTS：枕颞沟；LUS：月状沟；OLS：枕外侧沟；CaS：距状沟；LiG：舌回；MOG：枕颞内侧回；LOG：枕颞外侧回；CoS：侧副沟；FL：额叶；PL：顶叶；TL：颞叶；LL：边缘叶

体沟和胼胝体压部之间。而束状回再向前下方则移行于海马及齿状回（图4-1-8）。

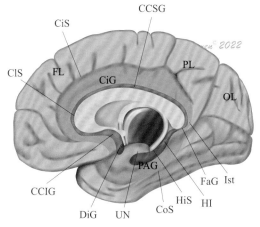

图 4-1-8　边缘叶脑沟回解剖示意图

大脑内侧面观，突出显示边缘叶沟回。FL：额叶；PL：顶叶；OL：枕叶；CIS：胼胝体沟；CiS：扣带沟；CiG：扣带回；CCSG：胼胝体上回；CCIG：胼胝体下回；DiG：斜角回；UN：钩；CoS：侧副沟；HiS：海马沟；HI：海马；FaG：束状回；Ist：扣带峡；PAG：海马旁回

（六）岛叶

岛叶位于大脑外侧裂深部，被顶叶、额叶、颞叶所覆盖，借其周围的环状沟与额叶、颞叶、顶叶分隔。岛叶的尖部称岛阈，余部被斜行的岛中央沟分为前部的岛短回和后部的岛长回。岛叶前部可分为前、中、后3个岛短回，另有较小的岛横回和副岛回，少部分人可有4～5个岛短回，各岛短回向前下辐辏于岛尖；岛叶后部由岛中央后沟分为前、后两个长回，少部分人可只有1个长回（图4-1-9）。

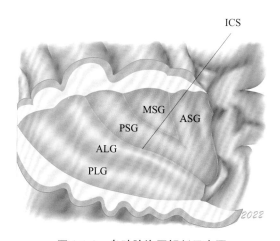

图 4-1-9　岛叶脑沟回解剖示意图

岛叶外侧面观，突出显示岛叶外侧面沟回。PLG：后岛长回；ALG：前岛长回；ICS：岛中央沟；PSG：后岛短回；MSG：中岛短回；ASG：前岛短回

三、三维反转水晶仿真成像中大脑半球分叶

（一）侧面观

在胎儿颅脑3D-ICRV成像侧面观中，大脑半球分叶和解剖分叶相似，主要也是依据脑表面脑沟定位。在大脑半球3D-ICRV成像侧面观中，孕26周前，大脑表面光滑，除大脑外侧裂外，几乎没有其他脑沟回出现，即使有，也非常少，因此在这个时间段仅可依据外侧裂边界和各脑叶位置粗略分叶；孕26周后，随着大脑外侧裂的边界加深，岛叶轮廓清晰显示，同时中央沟及颞上沟开始出现，大脑分叶初见端倪；孕30周后，脑表面各初级沟回已基本可以辨认，外侧裂边界、中央沟、顶枕沟等定位脑沟清晰显示，更有助于大脑精准分叶，重建图像上的脑表面分叶更加贴近解剖学分叶，但由于岛盖持续发育，外侧裂逐渐缩小，岛叶显示率在3D-ICRV侧面观中也随之降低（图4-1-10）。

（二）内侧观

在胎儿颅脑3D-ICRV成像内侧面观中，孕20周前大脑内侧面表面光滑，只能依据各脑叶位置大致分叶。部分胎儿可于孕20周左右显示顶枕沟，因裂隙较宽，在3D-ICRV成像中其显示为有回声的结构，随着孕周增加逐渐变窄并迂曲；孕23～24周时距状沟可显示，此时枕叶的位置基本可以辨认。距状沟与顶枕沟在胼胝体压部后方交汇，开始时较宽、较短，随着孕周增加逐渐变窄变长并迂曲。孕24周时，扣带沟开始显示，边缘叶的轮廓开始出现。孕26周后，随着中央沟开始出现，额叶和顶叶出现大致轮廓。孕30周后，中央沟更加清晰，扣带沟呈一条连续线状回声，缘支可清晰显示，此时的大脑分叶趋于精准，额叶、顶叶、枕叶和边缘叶可准确划分（图4-1-11）。

（三）上面观

在胎儿颅脑3D-ICRV成像上面观中，可选取不同角度对颅脑顶部表面进行观察，其主要用于显示额叶和顶叶，由于观察角度的原因，颞叶与枕叶可显示，但大多不完整。与侧面观类似，孕26周前，大脑表面较光滑，除大脑外侧裂外，多无其他定位脑沟，大脑的分叶主要依靠各脑叶的大致位置；中央沟在孕26周出现，实现了额叶与顶叶的准确划分；孕30周后，脑表面各初级沟回已基本可以辨认，外侧裂边界、中央沟、顶枕沟等定位脑沟清晰显示，共同助力大脑精准分叶（图4-1-12）。

（四）下面观

在胎儿颅脑3D-ICRV成像下面观中，因外侧裂的缘故，图像上额叶比较容易辨认。孕26～28周可在该成

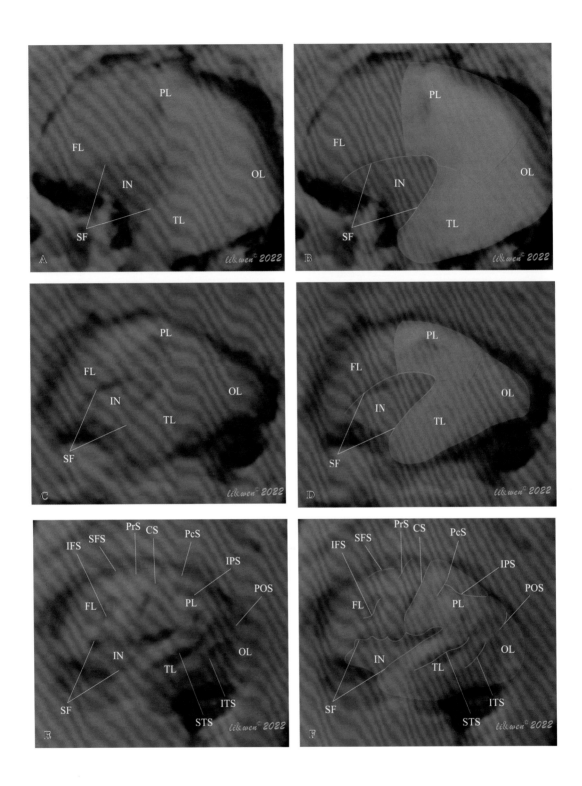

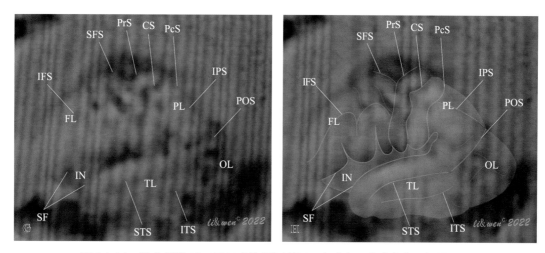

图 4-1-10 胎儿颅脑 3D-ICRV 成像侧面观显示大脑表面分叶声像图与模式图

A ～ D. 孕 18 周和孕 23 周胎儿大脑表面除大脑外侧裂外，几乎没有其他脑沟回出现，只能依据各脑叶的解剖位置大致分叶；E、F. 孕 28 周胎儿大脑表面初级脑沟陆续出现，可依据已出现的定位脑沟对大脑进行较准确的分叶；G、H. 孕 35 周胎儿大脑表面各初级沟回已可以辨认，可对大脑进行精准分叶，堪比解剖学分叶。FL：额叶；PL：顶叶；OL：枕叶；TL：颞叶；IN：岛叶；SF：外侧裂；SFS：额上沟；IFS：额下沟；CS：中央沟；PrS：中央前沟；PcS：中央后沟；IPS：顶内沟；POS：顶枕沟；STS：颞上沟；ITS：颞下沟

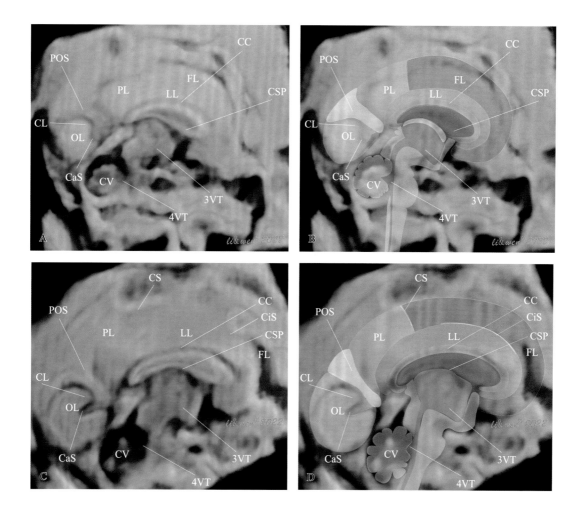

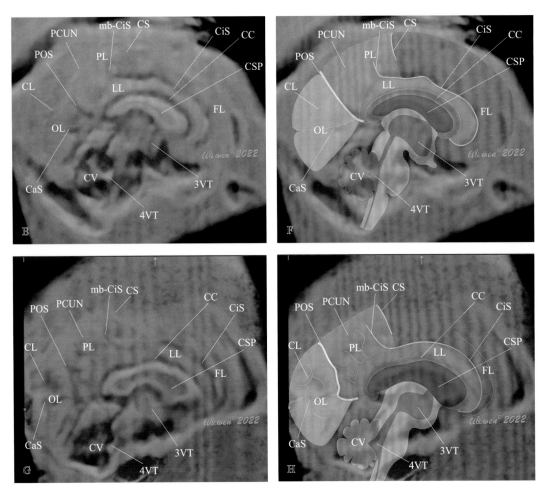

图 4-1-11　胎儿颅脑 3D-ICRV 成像内侧观显示大脑分叶声像图与模式图

　　A、B.孕 23 周胎儿颅脑内侧面观可显示宽大的顶枕沟和距状沟，两者在胼胝体压部后方交汇，枕叶位置大致可辨认，其他定位沟回暂未显示，只能依据解剖位置大致分叶；C、D.孕 26 周胎儿颅脑内侧面观可显示短小的中央沟，扣带沟出现，呈短带样，额叶、顶叶和边缘叶出现大致轮廓；E~H.孕 30 周（E、F）和孕 34 周（G、H）胎儿颅脑内侧面观，中央沟更加清晰，顶枕沟和距状沟变窄呈线状，并呈"人"字形交汇，随孕周增加逐渐迂曲，扣带沟呈一条连续线状回声，缘支出现并逐渐变长且清晰，此时大脑半球内侧面分叶趋于精准。FL：额叶；PL：顶叶；OL：枕叶；LL：边缘叶；CL：楔叶；POS：顶枕沟；CaS：距状沟；PCUN：楔前叶；mb-CiS：扣带沟缘支；CS：中央沟；CC：胼胝体；CiS：扣带沟；CSP：透明隔腔；3VT：第三脑室；CV：小脑蚓部；4VT：第四脑室

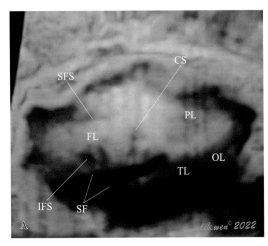

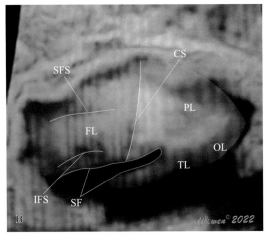

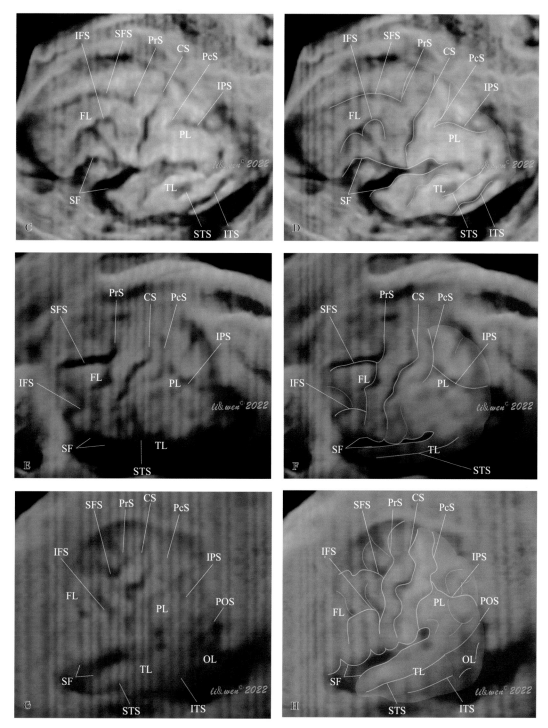

图 4-1-12　胎儿颅脑 3D-ICRV 成像上面观显示大脑分叶声像图与模式图

　　A、B.孕 26 周胎儿大脑顶部中央沟出现，通过外侧裂和中央沟，大脑分叶初见端倪；C、D.孕 29 周胎儿大脑表面初级脑沟陆续出现，可依据出现的定位脑沟对大脑进行较准确分叶；E～H.孕 32 周和孕 35 周胎儿颅顶各初级沟回清晰辨认，可对大脑表面进行准确分叶。FL：额叶；PL：顶叶；OL：枕叶；TL：颞叶；SF：外侧裂；SFS：额上沟；IFS：额下沟；CS：中央沟；PrS：中央前沟；PcS：中央后沟；IPS：顶内沟；POS：顶枕沟；STS：颞上沟；ITS：颞下沟

像中观察到嗅沟，从后向前发育，随着孕周增加嗅沟逐渐变长，将额叶底面分为直回和眶回。随着孕周增加，"H"形眶沟逐渐出现，可将眶回细分为眶内侧回、眶外侧回、眶前回、眶后回。二维切面上，一般于孕24周左右可显示表浅的侧副沟，但三维成像中，侧副沟须达到

一定深度才可明确显示，所以孕30周前颞叶与边缘叶在颅脑下面观图像中无法准确划分。孕30周后，侧副沟开始出现，并随孕周从后向前逐渐变长，实现对颞叶与边缘叶的精准分叶（图4-1-13）。

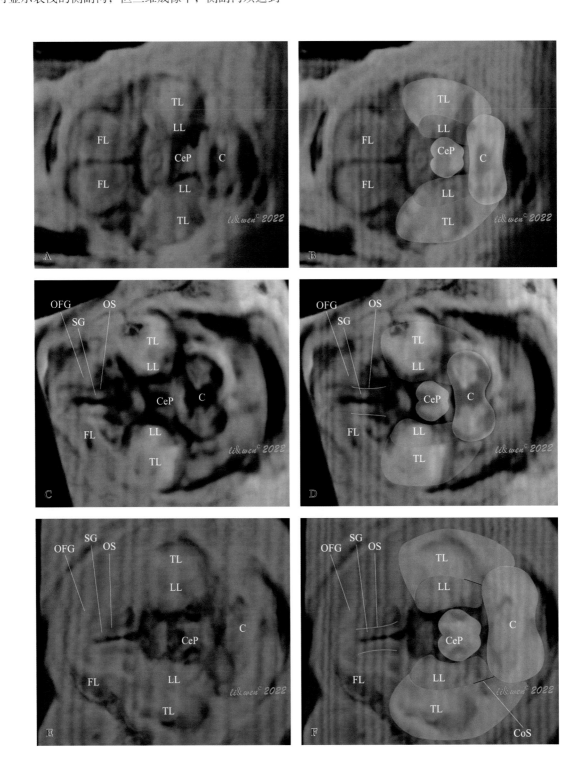

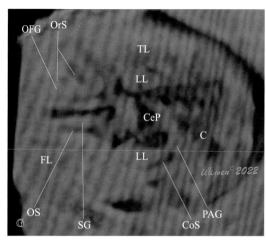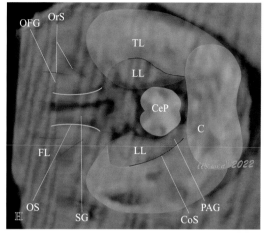

图4-1-13　胎儿颅脑3D-ICRV成像下面观显示大脑分叶声像图与模式图

A、B.孕22周胎儿颅脑下面观除外侧裂外无其他定位脑沟，额叶可辨认，其他脑叶仅可依据大致位置进行划分；C、D.孕28周胎儿颅脑下面观可显示嗅沟；E、F.孕30周胎儿颅脑下面观出现侧副沟，颞叶和边缘叶显示出大致轮廓；G、H.孕33周胎儿的嗅沟和侧副沟更加清晰，颞叶与边缘叶可准确划分，此时，额叶的眶沟也可显示。FL：额叶；TL：颞叶；LL：边缘叶；OFG：眶回；OrS：眶沟；OS：嗅沟；SG：直回；CeP：大脑脚；C：小脑；PAG：海马旁回；CoS：侧副沟

四、三维反转水晶仿真成像中大脑沟回发育规律

（一）三维反转水晶仿真成像中脑表面沟回发育规律

　　大脑表面沟回发育的整个过程始于大脑外侧裂的出现，紧随其后的是各个脑叶的沟回出现，到了妊娠晚期，这些脑叶上的沟回又形成各自的次级沟。在3D-ICRV成像中，脑沟均表现为短线或曲线样阴影，而脑回表现为脑沟之间不断增宽扩大的凸起面。随着孕周增加，脑沟向内加深及迂曲走行程度更大，并在周围形成次级沟，表现为较深的线性阴影分出的小逗号样阴影，脑回的轮廓变得更加明显，已经成形的沟和回分辨更加容易。所有能观察到的脑沟回均能显示它们的长度、深度、走行方向及位置。因此，笔者认为3D-ICRV成像是目前最能直观评价、最接近解剖观察脑沟回的超声学方法。

　　孕15～16周时，整个脑表面均光滑，胎儿的外侧裂平坦呈浅凹状。

　　孕17～18周时，呈浅凹状的外侧裂略有加深，此为脑岛皮质上的环岛沟逐渐形成的表现。

　　孕19～22周时，各脑叶表面仍光滑，大脑外侧裂是此时期变化最明显的结构，外侧裂由浅凹状形态变为有一定凹陷深度的底边开放的三角形，三角形顶角圆钝，两腰边形成的线性阴影随孕周增加逐渐加深而清晰。深面的脑岛皮质区域未被覆盖而清楚显示，并随着大脑表面积增大而增大。

　　孕23～26周时，外侧裂顶角由圆钝变为尖锐，腰边阴影更深，更清晰。随着岛盖化进程，脑岛区域（未被周围皮质覆盖区域）在孕24周后随孕周增加逐渐减小，外侧裂逐渐变窄，孕26周时，中央沟及颞上沟开始出现，其余脑沟不能显示。

　　孕27～30周时，由于岛盖化继续发育，外侧裂的变化主要表现在从顶角开始三角形的两边逐渐向中央靠拢并逐渐闭合，越靠近顶角，闭合越早，逐渐向外侧裂底边发展，脑岛未覆盖区域进一步减小，外侧裂闭合部的脑岛不再显示。大多数初级沟从孕27～28周开始出现，如中央前沟、中央后沟、额上沟、额下沟、颞下沟，孕29～30周时各初级沟回已基本可以辨认。

　　孕31～34周时，岛盖进一步发育，外侧裂进一步缩小，只有底边小部分仍保持开放。各个脑叶的初级沟基本形成，每进展一个孕周，脑沟向脑实质内加深及迂曲的程度变得更大，脑回的轮廓变得更加明显，次级沟也逐渐形成。

　　孕35周以后，大脑表面沟回逐渐接近新生儿，岛盖发育逐渐成熟，此时可以清楚辨认运动性语言中枢（Broca区）。由于额下沟走行迂曲，外侧裂前水平支及前升支形成，额下回两端逐渐向中间折叠，额下回从前至后依次形成眶部、三角部和岛盖部，其中三角部及岛盖部组成Broca区（图4-1-14）。

（二）三维反转水晶仿真成像中岛叶沟回的发育规律

　　胎儿大脑发育过程中，岛叶是第一个发育的皮质结构，从孕6周开始在旧皮质区形成岛阈。岛叶的发育主要分为5个阶段。

　　第一阶段（孕13～17周）：从孕13周开始，后下环岛沟起源于大脑半球侧面的早期线性沟回。随着端脑的新皮质不成比例地发育，在孕14～16周大脑半球向后下

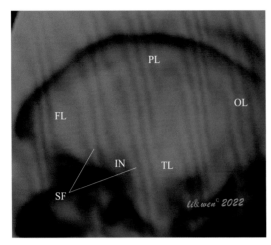 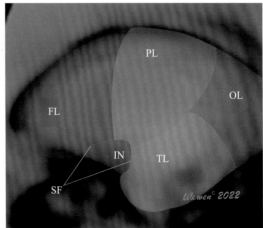

孕 15 周

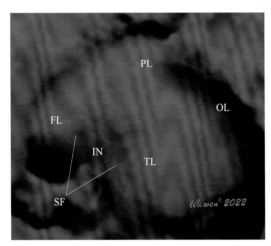 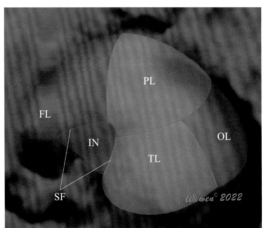

孕 16 周

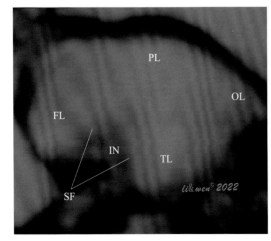 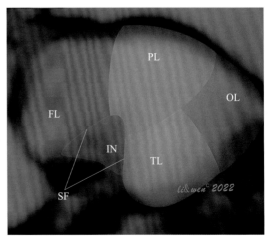

孕 17 周

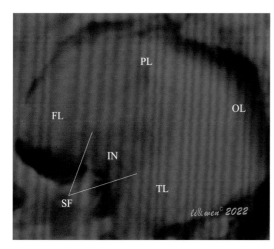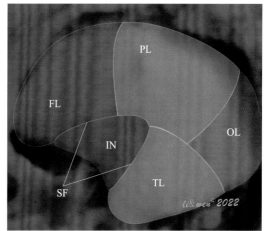

孕 18 周

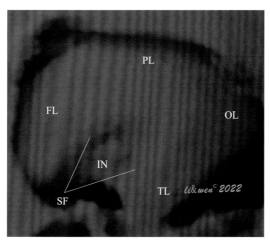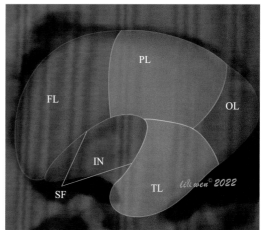

孕 19 周

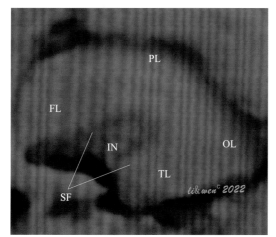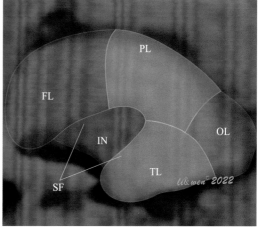

孕 20 周

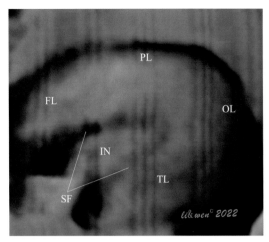 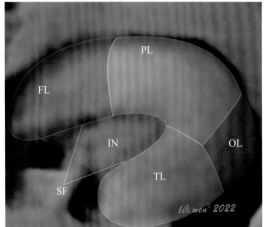

孕 21 周

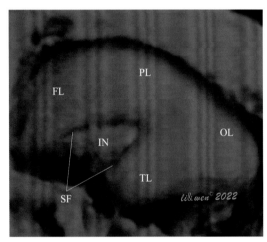 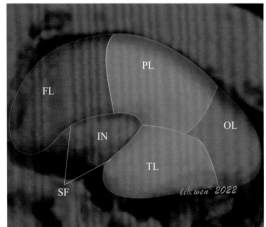

孕 22 周

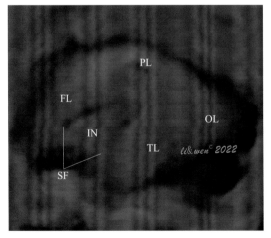 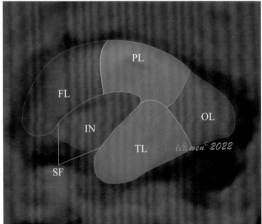

孕 23 周

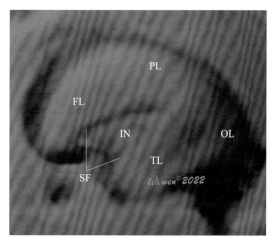
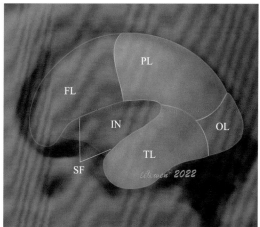

孕 24 周

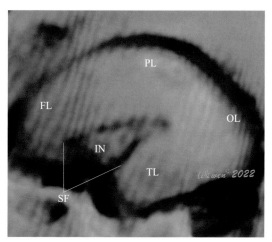
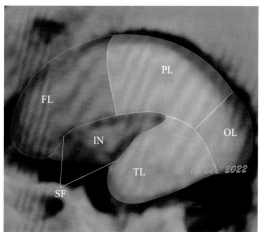

孕 25 周

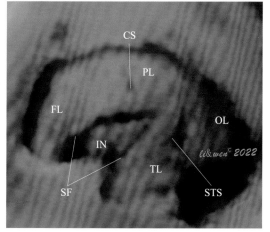
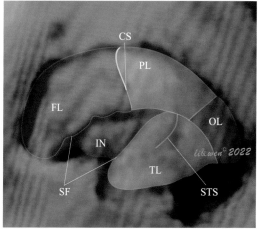

孕 26 周

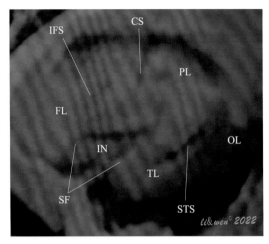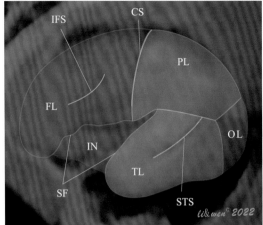

孕 27 周

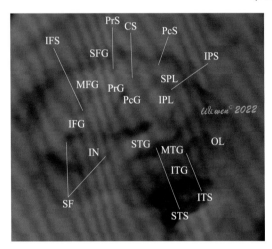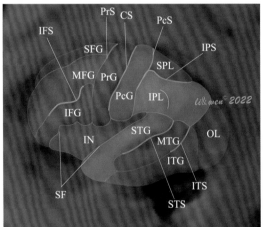

孕 28 周

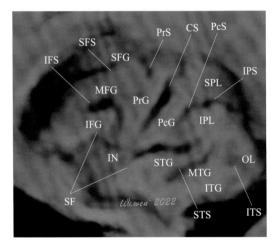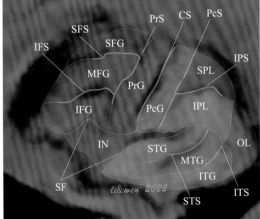

孕 29 周

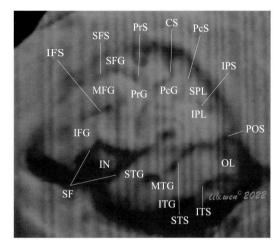
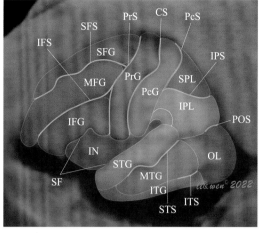

孕 30 周

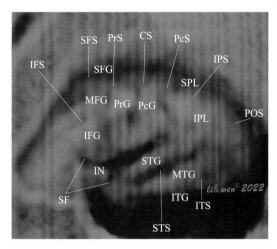
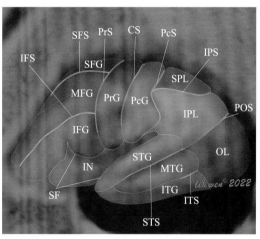

孕 31 周

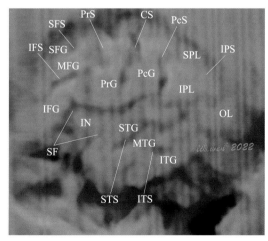
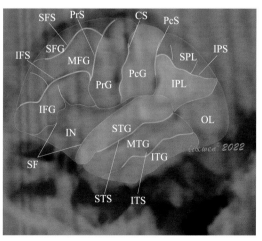

孕 32 周

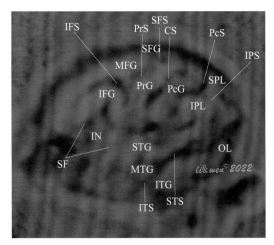 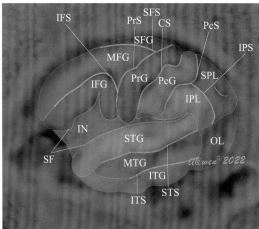

孕 33 周

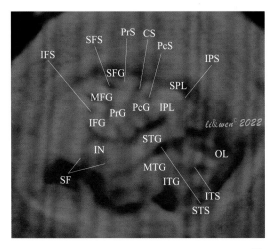 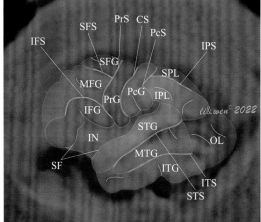

孕 34 周

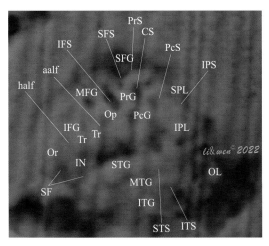 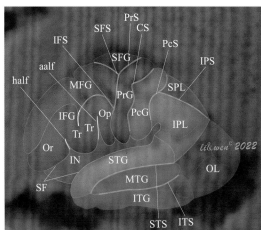

孕 35 周

图 4-1-14　孕 15 ～ 35 周胎儿颅脑 3D-ICRV 成像侧面观显示脑表面沟回声像图与模式图

FL：额叶；PL：顶叶；OL：枕叶；TL：颞叶；IN：岛叶；SF：外侧裂；SFS：额上沟；IFS：额下沟；SFG：额上回；MFG：额中回；IFG：额下回；CS：中央沟；PrS：中央前沟；PcS：中央后沟；PrG：中央前回；PcG：中央后回；IPS：顶内沟；POS：顶枕沟；SPL：顶上小叶；IPL：顶下小叶；STS：颞上沟；ITS：颞下沟；STG：颞上回；MTG：颞中回；ITG：颞下回；Or：眶部；Tr：三角部；Op：岛盖部；half：外侧裂前水平支；aalf：外侧裂前升支

方和外侧移动扩张,并形成了颞叶和外侧裂。孕16周时,岛叶的皮质板形成。孕16～17周,后下环岛沟形成。

第二阶段(孕18～19周):孕18周时,因前环岛沟、上环岛沟、后下环岛沟均出现,岛叶结构和外侧裂在宏观上可识别。与此同时,在这个阶段,岛叶的前、后区域被表面一条切迹分开,这条切迹将发育为岛中央沟。

第三阶段(孕20～22周):此阶段岛盖开始出现。与额叶岛盖相比,颞叶和顶叶岛盖发育更快。后下环岛沟和岛叶后部部分区域在这个阶段被岛盖覆盖。前环岛沟下段在宏观上仍可以辨认。与此同时,在这一发育阶段,岛中央沟更加明显,显示为从上环岛沟延伸至岛极的"浅沟"。孕20周时可以识别岛中央前沟的切迹,孕22周时可以识别岛中央后沟的切迹。

第四阶段(孕24～26周):在这个阶段,随着外侧裂后部区域的皮质折叠,上环岛沟也逐渐被额叶岛盖覆盖。同时,可以观察到岛中央后沟,并且在宏观上可以识别岛中央前、后回。

第五阶段(孕27～28周):在这个阶段,岛叶的所有沟回均已形成,侧面呈类似于成年人的"倒金字塔"形。

在岛叶结构的超声显示方面,超声成像与大体标本相比存在滞后性。3D-ICRV成像除了可显示岛叶、岛中央沟、岛短回、岛长回,还可以显示大脑中央沟、中央前沟和中央后沟,大脑中央沟对定位岛中央沟有重要作用。重建图像中岛叶呈倒置的三角形,孕23～25周,岛叶的三角形顶角较圆钝;随着孕周增加,外侧裂开始闭合,岛叶被岛盖逐渐覆盖,孕26周后,从超声图像上可显示出颞叶和额叶边缘所形成的外侧裂顶角逐渐变小。孕28～32周,外侧裂从后上部开始闭合,呈窄缝状,并逐渐变长向前下方延伸,岛叶基本被岛盖覆盖;随孕周增加,岛叶形态无明显变化,但面积、周长逐渐增加。

岛中央沟是从上环岛沟延伸至岛极的脑沟,从后上方向前下方走行。3D-ICRV成像中,孕26周前岛叶表面较光滑,岛中央沟不显示;孕27～29周,岛中央沟从上环岛沟出现并逐渐向岛极延伸,走行方向与大脑中央沟一致;孕30周后,已可观察到完整的岛中央沟,将岛叶分为前部的岛短回和后部的岛长回,并随着孕周增加,逐渐迂曲加深。孕28～34周可见岛叶的次级沟回;孕34周后,岛叶表面出生后可见的沟回均已形成(图4-1-15)。

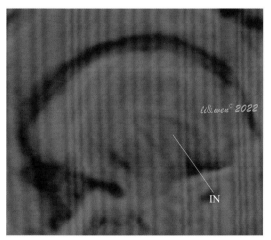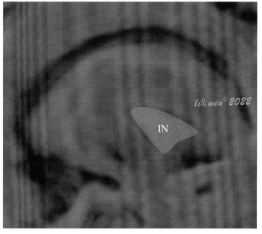

孕 23 周

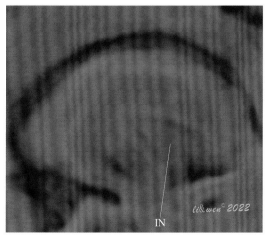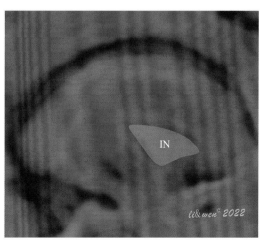

孕 24 周

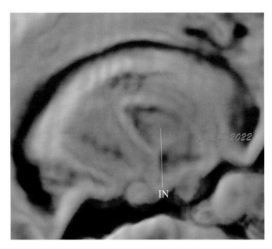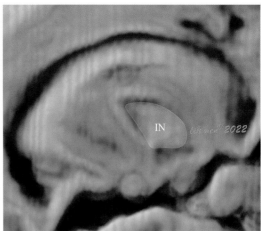

孕 25 周

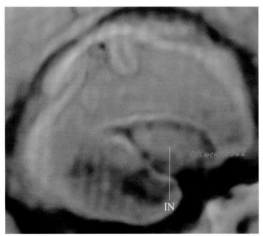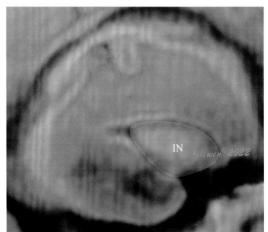

孕 26 周

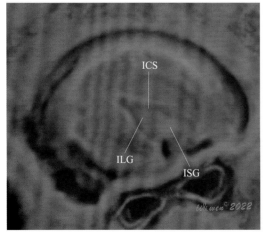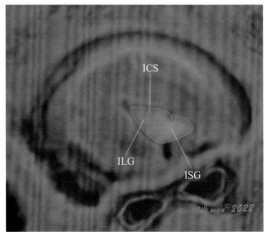

孕 27 周

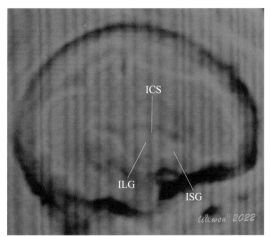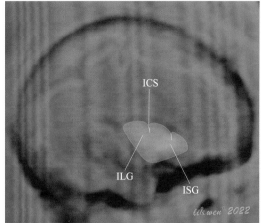

孕 28 周

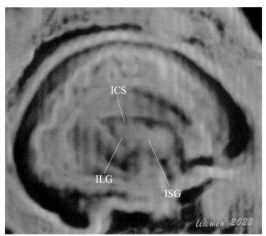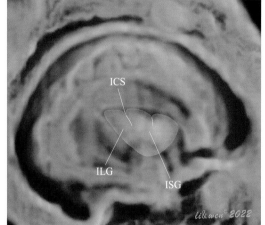

孕 29 周

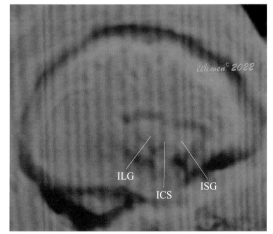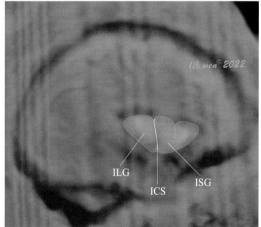

孕 30 周

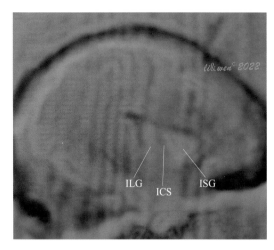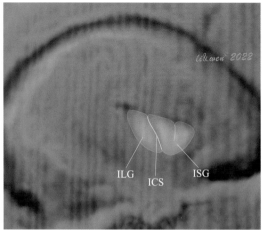

孕 31 周

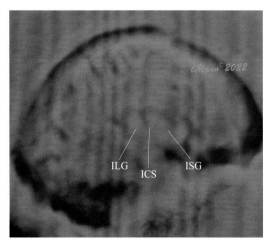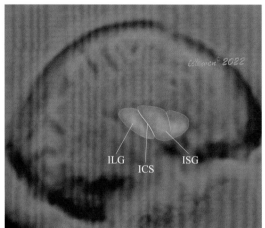

孕 32 周

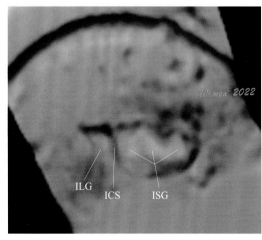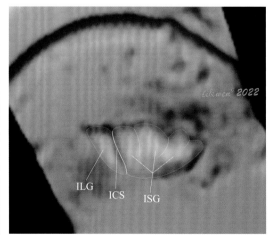

孕 33 周

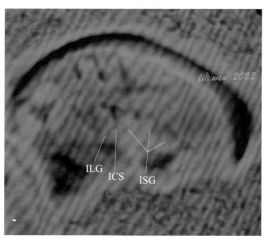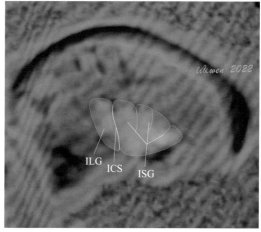

孕 34 周

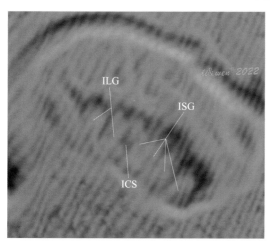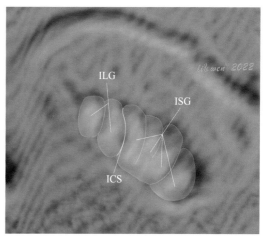

孕 35 周

图 4-1-15　孕 23 ～ 35 周胎儿颅脑 3D-ICRV 成像显示岛叶沟回声像图与模式图

ILG：岛长回；ICS：岛中央沟；ISG：岛短回；IN：岛叶

第二节　三维水晶仿真成像评估胎儿颅骨及颅缝

正常胎儿头颅由 9 块颅骨构成，分别为 2 块颞骨、2 块顶骨、2 块额骨、1 块枕骨、1 块蝶骨和 1 块筛骨。胎儿颅缝及囟门是相邻颅骨间的缝隙，颅缝是两块颅骨之间的缝隙，囟门是三块或以上颅盖骨交界处形成的缝隙，在胎儿时期较明显，在出生后逐渐闭合，可为胎儿脑实质发育提供充足的空间。正常胎儿颅缝包括额缝、矢状缝、冠状缝、颞缝及人字缝，囟门包括前囟、后囟、蝶囟和乳突囟。额缝、矢状缝各 1 条，位于头颅前方和顶部；冠状缝、颞缝及人字缝各 2 条，位于头颅两侧；前囟、后囟分别位于顶前和顶后；蝶囟和乳突囟各 2 个，分别位于头颅前、后两侧（图 4-2-1）。由于胎头呈球状，颅缝和囟门分布在各个方向，利用三维超声水晶仿真（three-dimensional crystalvue and realisticvue，3D-CRV）成像可以多方位、多角度地获取胎儿颅骨和颅缝的立体图像，直观地显示出各骨骼的位置、形状、大小、边界及相互毗邻关系等，对颅缝和囟门的位置、大小、形态变化和走行方向也可完美地立体展示。

3D-CRV 成像可从前面、后面、侧面、上面多方位显示胎儿颅骨和颅缝的发育情况，上面观可显示双侧额骨、双侧顶骨、前囟、后囟、额缝、冠状缝和矢状缝；前面观可显示双侧额骨、额缝、双侧顶骨、前囟、上颌骨、鼻骨和下颌骨；侧面观可显示冠状缝、蝶囟、颞缝、额骨、顶骨、前囟、上颌骨、鼻骨、下颌骨、蝶骨、颧骨、乳突囟和枕骨；后面观可显示双侧顶骨、枕骨、后囟、矢状缝和人字缝。正常情况下，随着孕周增加，各颅骨逐渐增大，而颅缝和囟门逐渐缩小，但出生前颅缝和囟门均未闭合。本节重点展示3D-CRV成像下正常胎儿各颅骨和颅缝随孕周变化的发育情况（图4-2-2）。

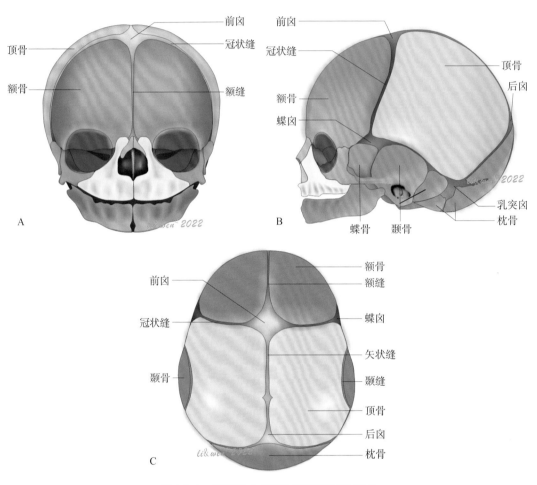

图 4-2-1　正常胎儿颅骨和颅缝解剖示意图

A.前面观；B.侧面观；C.上面观

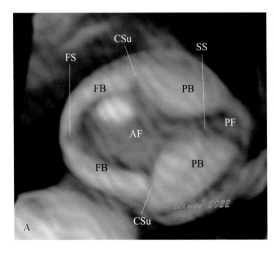

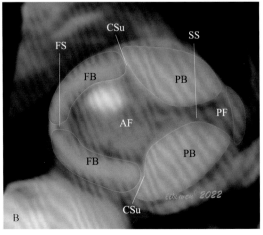

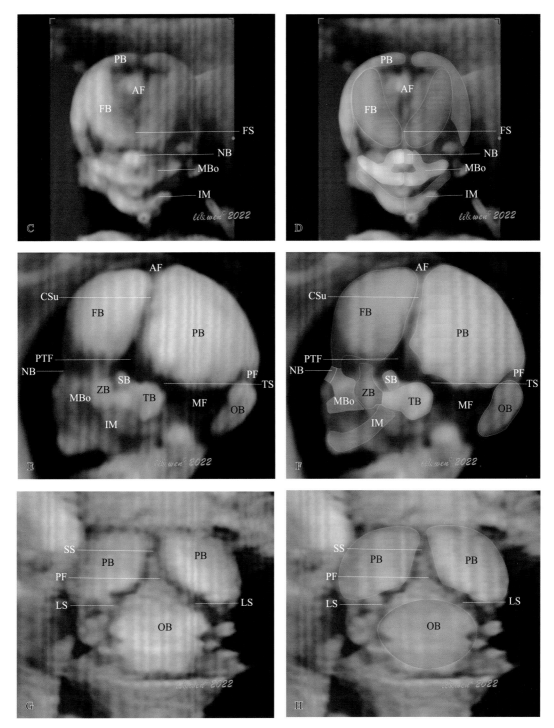

孕14周：A、B.上面观；C、D.前面观；E、F.侧面观；G、H.后面观

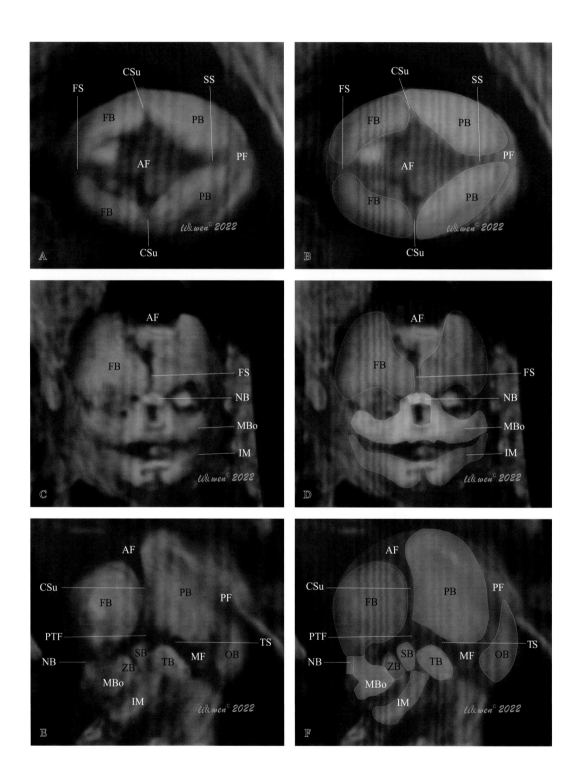

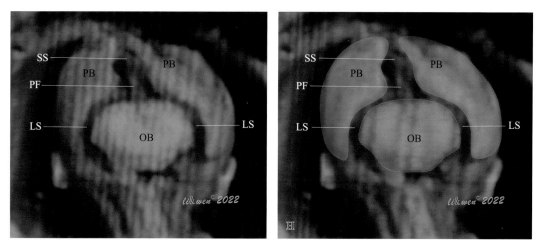

孕 15 周：A、B. 上面观；C、D. 前面观；E、F. 侧面观；G、H. 后面观

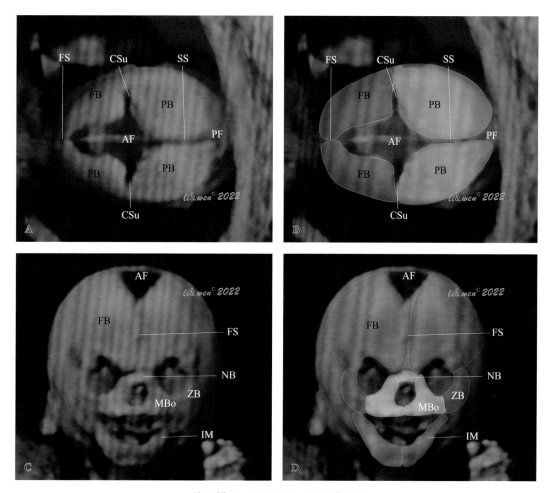

孕 17 周：A、B. 上面观；C、D. 前面观

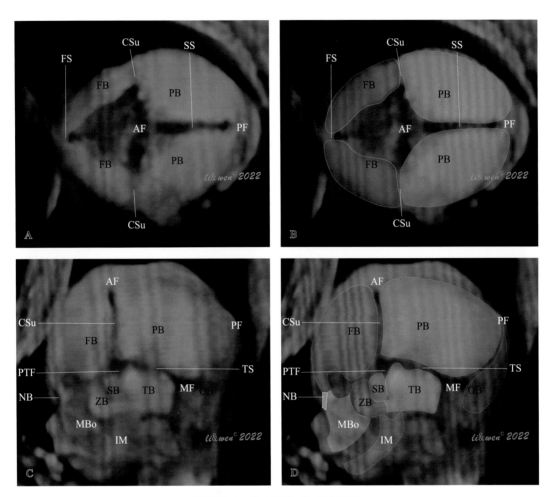

孕18周：A、B.上面观；C、D.侧面观

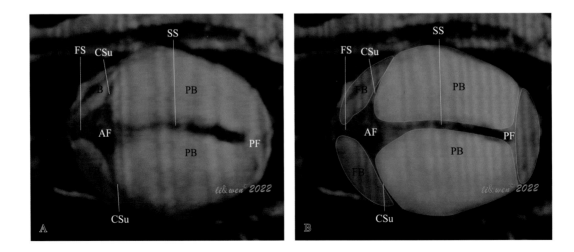

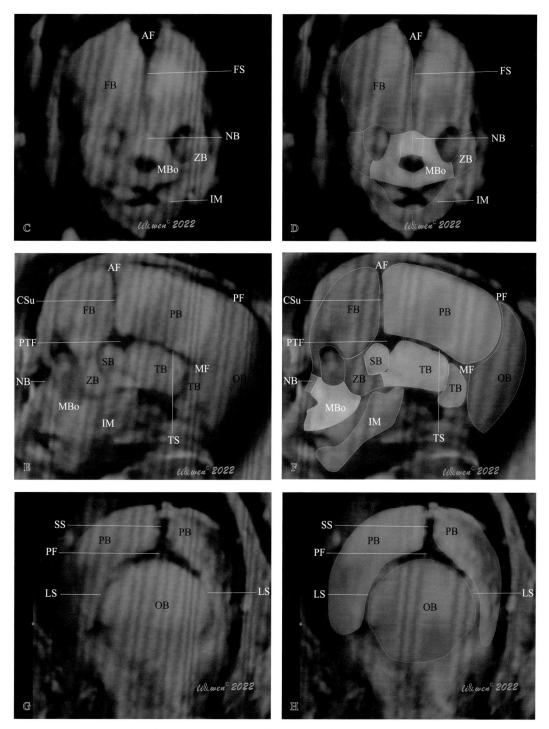

孕20周：A、B.上面观；C、D.前面观；E、F.侧面观；G、H.后面观

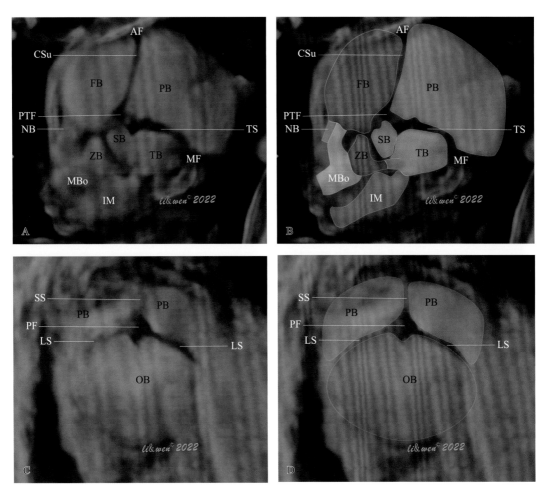

孕21周：A、B.侧面观；C、D.后面观

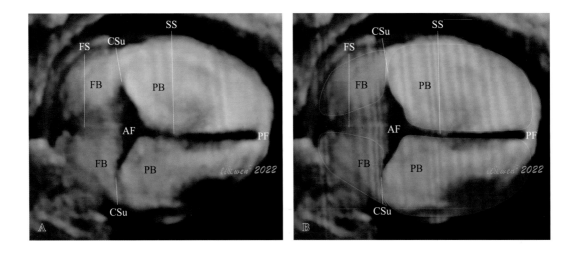

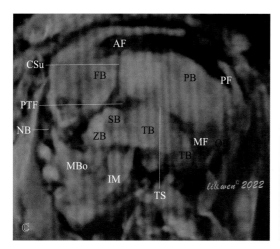
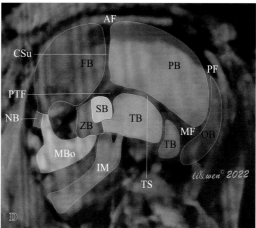

孕22周：A、B.上面观；C、D.侧面观

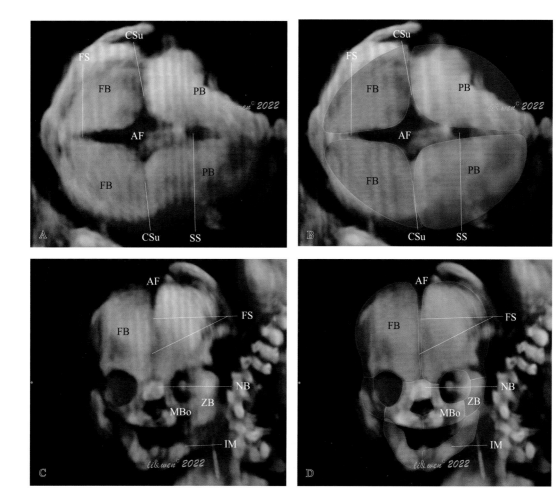

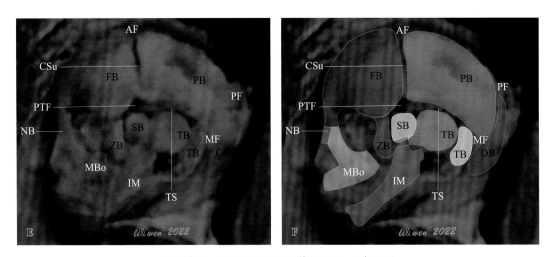

孕23周：A、B.上面观；C、D.前面观；E、F.侧面观

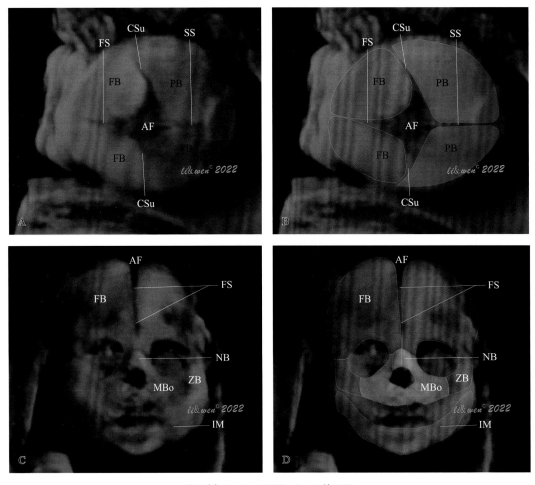

孕25周：A、B.上面观；C、D.前面观

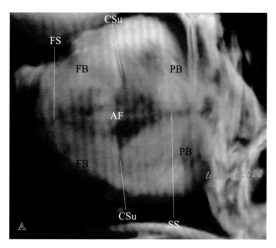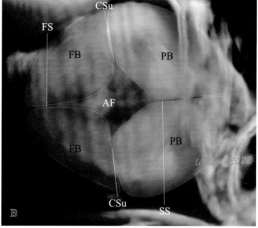

孕27周：A、B.上面观

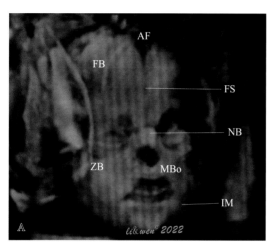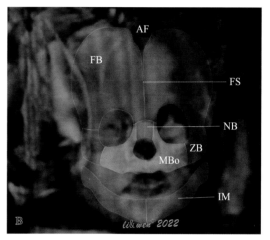

孕29周：A、B.前面观

图4-2-2　孕14～29周胎儿颅骨和颅缝3D-CRV成像声像图与模式图

FB：额骨；PB：顶骨；AF：前囟；FS：额缝；CSu：冠状缝；SS：矢状缝；MBo：上颌骨；NB：鼻骨；IM：下颌骨；PTF：蝶囟；TB：颞骨；TS：颞缝（也称鳞状缝）；SB：蝶骨；ZB：颧骨；MF：乳突囟；OB：枕骨；PF：后囟；LS：人字缝

参 考 文 献

张剑，夏炳兰，夏泽，2010. 三维超声观察正常胎儿颅缝及囟门结构. 中国医学影像技术，26（4）：727-729.

Afif A, Bouvier R, Buenerd A, et al, 2007. Development of the human fetal insular cortex: study of the gyration from 13 to 28 gestational weeks. Brain Struct Funct, 212 (3-4): 335-346.

Augustine J R, 1985. The insular lobe in primates including humans. Neurol Res, 7 (1): 2-10.

Cohen-Sacher B, Lerman-Sagie T, Lev D, et al, 2006. Sonographic developmental milestones of the fetal cerebral cortex: a longitudinal study. Ultrasound Obstet Gynecol, 27 (5): 494-502.

Garel C, Chantrel E, Brisse H, et al, 2001. Fetal cerebral cortex: normal gestational landmarks identified using prenatal MR imaging. AJNR Am J Neuroradiol, 22 (1): 184-189.

Govaert P, Swarte R, De Vos A, et al, 2004. Sonographic appearance of the normal and abnormal insula of Reil. Dev Med Child Neurol, 46 (9): 610-616.

Ruoss K, Lövblad K, Schroth G, et al, 2001. Brain development (sulci and gyri) as assessed by early postnatal MR imaging in preterm and term newborn infants. Neuropediatrics, 32 (2): 69-74.

胎儿神经系统的超声测量及正常参考值

第 5 章

第一节　常用胎儿生长参数测量方法及正常参考值

一、双顶径

【测量切面】　经丘脑横切面（图5-1-1）。

【测量方法】　①外-内测量：测量近侧颅骨骨板外缘至远侧颅骨骨板内缘间的距离；②外-外测量：测量近侧颅骨骨板外缘至远侧颅骨外缘间的距离；③中点-中点测量：测量远近两侧颅骨骨板强回声中点之间的距离。各方法见图5-1-1。

【临床意义】　双顶径（biparietal diameter，BPD）是胎儿颅脑发育的一个重要指标，是孕周估测的指标之一，随孕周增加而增长。孕12～28周，其测量值对估测孕周误差小，其他孕周测量值对孕周估测误差明显增大。孕31周前，双顶径平均每周增长3mm，孕31～36周平均每周增长1.5mm，孕36周后平均每周增长1mm。

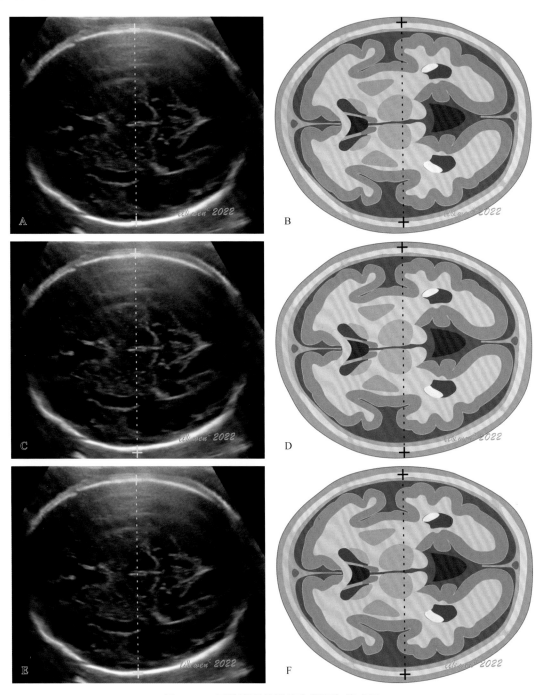

图5-1-1　三种双顶径测量声像图和模式图

A、B.测量近侧颅骨骨板外缘至远侧颅骨骨板内缘间的距离声像图和模式图；C、D.测量近侧颅骨骨板外缘至远侧颅骨外缘间的距离声像图和模式图；E、F.测量远近两侧颅骨骨板强回声中点之间的距离声像图和模式图

【正常参考值】　美国国立儿童健康与人类发展研究所（National Institute of Child Health and Human Development，NICHD）于2015年统计了在亚裔人群中，使用外 – 内测量方法测量胎儿双顶径的正常参考值范围（表5-1-1）。

二十一世纪国际胎儿、新生儿生长发育项目（INTERGROWTH-21st Project）建立了外 – 外测量双顶径的正常参考值，见图5-1-2。

表 5-1-1　外 – 内测量胎儿双顶径正常参考值范围表（NICHD，2015）

孕周（周）	3th（mm）	5th（mm）	10th（mm）	50th（mm）	90th（mm）	95th（mm）	97th（mm）
10	10.0	10.2	10.5	11.8	13.3	13.8	14.1
11	12.9	13.2	13.6	15.2	17.0	17.6	17.9
12	16.1	16.4	16.9	18.9	21.0	21.7	22.1
13	19.4	19.8	20.4	22.6	21.0	21.7	22.1
14	22.8	23.2	23.9	26.4	29.2	30.1	30.6
15	26.1	26.6	27.3	30.1	33.1	34.4	34.7
16	29.3	29.8	30.6	33.6	36.9	37.8	38.5
17	32.4	32.9	33.7	36.9	40.3	41.4	42.1
18	35.3	35.8	36.7	40.0	43.6	44.7	45.4
19	38.1	38.7	39.6	43.1	46.8	47.9	48.6
20	41.0	41.6	42.6	46.1	49.9	51.1	51.8
21	44.0	44.6	45.6	49.2	53.1	54.3	55.1
22	47.0	47.6	48.6	52.3	56.4	57.6	58.4
23	49.9	50.6	51.6	55.5	59.6	60.8	61.6
24	52.9	53.6	54.7	58.6	62.8	64.1	64.9
25	55.9	56.6	57.7	61.7	66.0	67.3	68.1
26	58.8	59.5	60.6	64.7	69.1	70.4	71.3
27	61.6	62.4	63.5	67.7	72.2	73.5	74.3
28	64.4	65.1	66.3	70.6	75.1	76.5	77.3
29	67.0	67.8	69.0	73.3	78.0	79.3	80.2
30	69.5	70.3	71.5	76.0	80.7	82.1	83.0
31	71.9	72.7	73.9	78.5	83.3	84.7	85.6
32	74.1	74.9	76.2	80.8	85.7	87.2	88.1
33	76.2	77.0	78.3	83.0	88.0	89.5	90.4
34	78.0	78.9	80.2	85.0	90.1	91.6	92.6
35	79.7	80.6	81.9	86.8	92.0	93.5	94.5
36	81.2	82.1	83.5	88.5	93.7	95.3	96.3
37	82.6	83.5	84.8	89.9	95.3	96.8	97.9
38	83.7	84.6	86.0	91.1	96.6	98.2	99.2
39	84.6	85.5	87.0	92.1	97.7	99.3	100.3
40	85.3	86.2	87.7	93.0	98.6	100.2	101.3

3th、5th、10th、50th、90th、95th和97th分别代表第3百分位数、第5百分位数、第10百分位数、第50百分位数、第90百分位数、第95百分位数和第97百分位数

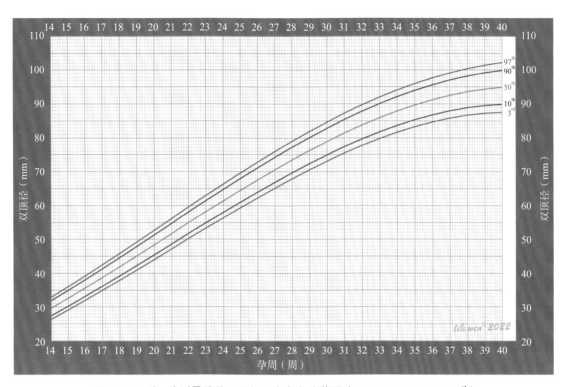

图 5-1-2　外 - 外测量胎儿双顶径正常参考值范围（INTERGROWTH-21st）

3th、10th、50th、90th和97th分别代表第3百分位数、第10百分位数、第50百分位数、第90百分位数和第97百分位数

二、头围

【测量切面】　经丘脑横切面（图5-1-3）。

【测量方法】　①临床上常用电子求积仪（椭圆功能键）沿胎儿颅骨骨板外缘直接测出头围（head circumference，HC）（图5-1-3）；②公式法测量头围：分别测量头颅长轴和短轴的颅骨外缘到外缘间的距离，即枕额径（OFD）和双顶径（BPD）。HC ＝（BPD ＋ OFD）×1.6。

【临床意义】　不论胎头是圆形或椭圆形，头围测量是评估胎头大小的最好指标，尤其在妊娠晚期，当BPD小于或大于预测值时，头围测量是最准确的方法。

【正常参考值】　NICHD于2015年统计了亚裔人群胎儿头围的正常参考值范围（表5-1-2）。INTERGROWTH-21st Project也建立了头围的正常参考值（图5-1-4）。

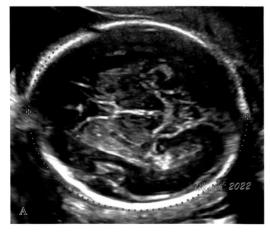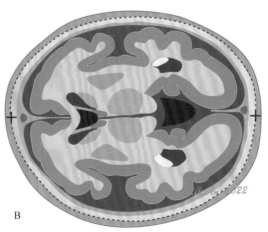

图 5-1-3　头围超声测量声像图和模式图

A.经丘脑横切面测量声像图，用"椭圆功能键"直接测量头围；B.头围测量模式图

表 5-1-2　胎儿头围正常参考值范围表（NICHD，2015）

孕周（周）	3th（mm）	5th（mm）	10th（mm）	50th（mm）	90th（mm）	95th（mm）	97th（mm）
10	39.9	40.6	41.7	45.9	50.4	51.8	52.7
11	50.6	51.5	52.8	57.8	63.3	64.9	66.0
12	62.2	63.2	64.8	70.6	77.0	78.9	80.2
13	74.3	75.4	77.2	83.9	91.1	93.3	94.7
14	86.6	87.9	89.9	97.3	105.3	107.7	109.3
15	98.9	100.3	102.5	110.5	119.2	121.8	123.5
16	110.9	112.4	114.7	123.3	132.6	135.3	137.1
17	122.6	124.2	126.6	135.6	145.3	148.1	150.0
18	133.9	135.6	138.1	147.5	157.4	160.4	162.3
19	145.1	146.8	149.4	159.0	169.3	172.3	174.3
20	156.4	158.1	160.8	170.7	181.1	184.2	186.2
21	167.8	169.6	172.3	182.4	193.0	196.1	198.1
22	179.3	181.1	183.9	194.0	204.8	208.0	210.0
23	190.7	192.5	195.3	205.7	216.6	219.7	221.8
24	201.9	203.8	206.6	217.1	228.1	231.3	233.5
25	212.9	214.8	217.7	228.3	239.5	242.7	244.9
26	223.6	225.5	228.4	239.2	250.5	253.8	256.0
27	233.8	235.8	238.8	249.7	261.2	264.5	266.7
28	243.6	245.6	248.6	259.8	271.5	274.9	277.1
29	252.8	254.8	257.9	269.3	281.3	284.7	287.0
30	261.3	263.4	266.6	278.3	290.6	294.1	296.5
31	269.2	271.3	274.7	286.7	299.3	303.0	305.4
32	276.4	278.6	282.1	294.5	307.5	311.3	313.8
33	282.9	285.2	288.8	301.7	315.2	319.1	321.7
34	288.8	291.2	294.9	308.3	322.3	326.4	329.0
35	294.0	296.5	300.3	314.2	328.8	333.0	335.8
36	298.5	301.1	305.0	319.5	334.7	339.1	342.0
37	302.3	304.9	309.0	324.1	339.8	344.4	347.5
38	305.2	308.0	312.2	327.8	344.2	349.0	352.1
39	307.3	310.1	314.5	330.7	347.7	352.7	355.9
40	308.3	311.3	315.9	332.6	350.3	355.4	358.8

3th、5th、10th、50th、90th、95th和97th分别代表第 3 百分位数、第 5 百分位数、第 10 百分位数、第 50 百分位数、第 90 百分位数、第 95 百分位数和第 97 百分位数

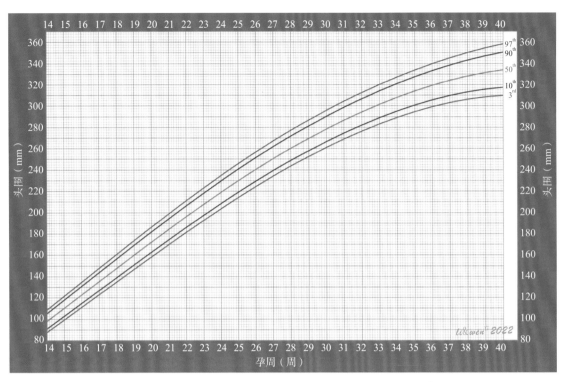

图 5-1-4　胎儿头围正常参考值范围（INTERGROWTH-21st）

3th、10th、50th、90th、和97th分别代表第3百分位数、第10百分位数、第50百分位数、第90百分位数和第97百分位数

三、头径指数（额径指数）

【测量切面】　经丘脑横切面。

【测量方法】　头径指数指胎头短轴（BPD）与长轴（枕额径）之比（图5-1-5）。头径指数（CI）＝双顶径（BPD）/枕额径（OFD）×100%，在同一平面上测量枕额径和双顶径。

【临床意义】　头径指数＞85%，可诊断为短头；头径指数在正常范围时，双顶径适于评估孕周；头径指数＜70%或＞86%，应改用头围评估孕周。

【正常参考值】　头径指数的正常范围（M±2SD）为70%～86%（注：M为中位数；SD为标准差）。

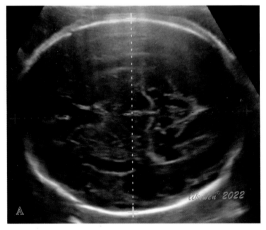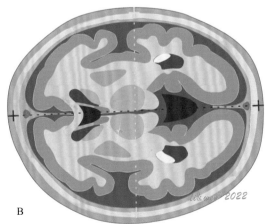

图 5-1-5　头径指数超声测量声像图与模式图

黄色测量为双顶径；红色测量为枕额径

中线到颅骨内缘的距离（hemispheric width，HW）。用 LVW 与 HW 的比值来判断有无侧脑室扩张，孕23周后该比值较恒定，应＜1/3，目前临床已不常用。

【正常参考值】 正常胎儿在任何孕周，侧脑室后角内径测值均＜10mm。

第二节 胎儿颅脑腔室测量方法及正常参考值

一、侧脑室后角内径

【测量切面】 经侧脑室横切面。

【测量方法】 侧脑室后角的最大内径即为侧脑室后角内径（图5-2-1）。

【临床意义】 临床常用测量侧脑室后角内径来判断侧脑室是否增宽，注意不要将低回声的大脑实质误认为侧脑室。测值为 10～15mm 提示脑室扩张，＞15mm 提示脑积水。有学者用脑室率来判断侧脑室有无扩张，即在胎头横切的侧脑室顶部平面上，测量脑中线至侧脑室外侧壁的距离（lateral ventricular width，LVW）和脑

二、透明隔腔

【测量切面】 经丘脑横切面。

【测量方法】 测量一侧透明隔内侧缘至另一侧透明隔内侧缘，选取最宽处，垂直于脑中线，适当放大图像，减少测量误差（图5-2-2）。

【临床意义】 透明隔腔在胎儿中枢神经系统疾病的诊断中具有重要的临床意义，越来越引起临床的关注与重视。透明隔腔小或缺失，要排除胼胝体发育不良或缺如。如果胼胝体发育正常，目前相关研究表明单纯透明隔腔小没有确切的临床意义，一项研究表明孤立性透明

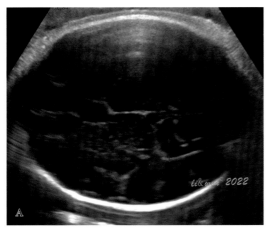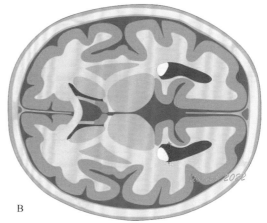

图 5-2-1 侧脑室后角内径超声测量声像图和模式图

A.经侧脑室横切面声像图，测量游标置于脉络丛后缘侧脑室最宽处，垂直于侧脑室长轴，测量其最大宽度；B.侧脑室后角内径测量模式图

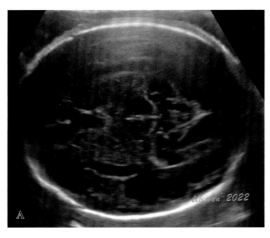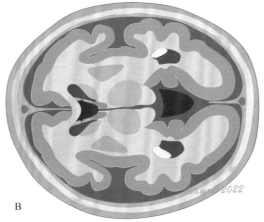

图 5-2-2 透明隔腔超声测量声像图和模式图

A.经丘脑横切面声像图，测量游标置于两侧透明隔内缘，垂直于脑中线，测量最大宽度；B.经丘脑横切面透明隔腔测量模式图

隔腔小（小于相应孕周平均值的2倍标准差）的胎儿出生后（随访至中位年龄为26.5个月）神经系统发育无异常。透明隔腔宽度大于10mm通常认为透明隔腔增大，不合并其他异常时，考虑孤立性透明隔腔增宽或透明隔腔囊肿，后者较罕见，但要注意与蛛网膜囊肿、大脑大静脉等鉴别。孤立性透明隔腔增宽预后良好，有文献研究表明48例透明隔腔增宽的胎儿中有13例孤立性透明隔腔增宽，其出生后随访3～46个月未见明显神经精神症状或其他明显异常。

【正常参考值】 李洁等学者对孕17～37周的胎儿透明隔腔进行了测量，建立了透明隔腔的正常参考值（表5-2-1）。

表5-2-1 1546例胎儿各孕周透明隔腔宽度

孕周（周）	平均值（mm）	−2SD（mm）	−SD（mm）	+SD（mm）	+2SD（mm）	例数（n）
17	2.38	1.36	1.87	2.89	3.40	50
18	2.13	1.07	1.60	2.66	3.19	35
19	2.84	1.74	2.29	3.39	3.94	55
20	3.26	1.86	2.56	3.96	4.66	66
21	4.17	2.67	3.42	4.92	5.67	67
22	4.42	2.58	3.50	5.34	6.26	103
23	4.65	2.93	3.79	5.51	6.37	184
24	4.96	3.10	4.03	5.89	6.82	217
25	5.15	3.19	4.17	6.13	7.11	146
26	5.26	2.86	4.06	6.46	7.66	90
27	5.31	3.29	4.30	6.32	7.33	69
28	5.34	3.20	4.27	6.41	7.48	60
29	5.40	2.88	4.14	6.66	7.92	60
30	5.66	2.66	4.16	7.16	8.66	55
31	5.26	2.94	4.10	6.42	7.58	44
32	5.26	2.42	3.84	6.68	8.10	42
33	5.02	2.14	3.58	6.46	7.90	45
34	4.56	1.56	3.06	6.06	7.56	47
35	4.83	2.47	3.65	6.01	7.19	44
36	4.38	2.48	3.43	5.33	6.28	38
37	4.24	1.92	3.08	5.40	6.56	29

SD：标准差。引自李洁等，2020

三、小脑延髓池

【测量切面】 经小脑横切面。
【测量方法】 小脑蚓部后缘到枕骨内侧壁之间的距离为小脑延髓池宽度（图5-4-1）。

【临床意义】 小脑延髓池宽度＞10mm可考虑小脑延髓池增大，但应仔细检查小脑蚓部及其与第四脑室的关系，并注意排查Dandy-Walker畸形。如小脑延髓池消失，要注意排查开放性脊柱裂。

【正常参考值】 正常时小脑延髓池宽度应小于10mm。Filly等认为在妊娠中晚期小脑延髓池宽度一般保持稳定，其宽度为2～10mm。

四、第三脑室

【测量切面】 经丘脑横切面。
【测量方法】 两侧丘脑之间狭长的无回声窄带即为第三脑室，测量第三脑室最大左右径即为第三脑室内径（图5-2-3）。

【临床意义】 脑室扩张时，可能存在第三脑室扩张。胼胝体缺失时，可能有第三脑室上抬。

【正常参考值】 在妊娠晚期第三脑室内径不超过2mm。

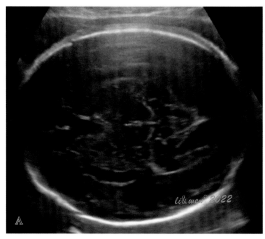

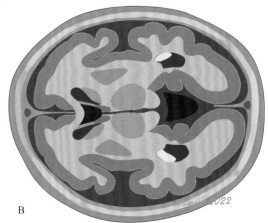

图5-2-3 第三脑室内径超声测量声像图和模式图

A.经丘脑横切面第三脑室测量声像图；B.经丘脑横切面第三脑室测量模式图

第三节　胎儿大脑沟回测量方法及正常参考值

一、外侧裂

近年越来越多的研究认为，胎儿颅脑超声可用来评价胎儿大脑皮质发育。外侧裂（sylvian fissure，SF）是胎儿大脑表面的重要解剖标志和大脑皮质发育成熟的重要标志，许多学者采用不同的切面和方法观察外侧裂。

（一）三维容积超声经前角冠状切面测量左侧、右侧外侧裂角度

【测量切面】　经前角冠状切面：经阴道超声扫查，以胎儿颅脑冠状切面为基准，获取胎儿颅脑容积，三个正交切面（A、B、C）分别对应于冠状切面、矢状切面和横切面。首先，在切面B（矢状切面）上，通过手动旋转，确保额叶位于图像的左侧，并且胼胝体膝部和压部之间的连线位于水平位置。其次，在切面C（横切面）上，通过手动旋转，使额叶位于图像下方，胎儿大脑中线正好位于垂直线上。在这些操作之后，切面A（冠状切面）左侧代表右侧大脑，右侧代表左侧大脑。最后，将切面B上的3D"点"移动到第三脉络丛膜的前缘处。此时切面A为经前角冠状切面。

【测量方法】　容积图像调整好以后，在切面A（经前角冠状切面）上进行外侧裂角度测量。首先画一条水平线，不需要放在特定的大脑结构上。再沿着左、右侧外侧裂的上缘画第2条线、第3条线。以水平线为基准，测量由这三条线形成的左、右侧外侧裂角度。以水平线为参考（0°），水平线以上的角度视为正，水平线以下的角度视为负。

【临床意义】　评估胎儿的脑皮质和外侧裂发育。

【正常参考值】　Poon等测量了孕18～30周胎儿的外侧裂角度，建立了妊娠期左右外侧裂角度测量的参考范围（表5-3-1，表5-3-2）。

表5-3-1　孕18～30周胎儿左、右侧外侧裂角度百分位数

孕周（周）	左侧（°）			右侧（°）		
	10th	50th	90th	10th	50th	90th
18	51.32	58.61	65.96	49.49	58.19	66.87
19	48.08	53.55	59.06	47.55	53.25	58.95
20	43.58	49.34	55.13	43.77	49.47	55.16
21	36.49	43.86	51.28	37.17	44.44	51.69
22	25.64	35.87	46.21	26.48	36.72	46.93
23	10.95	25.00	39.26	11.57	25.86	40.05
24	-6.18	11.66	29.87	-5.94	12.30	30.36
25	-23.17	-3.09	17.47	-23.17	-2.78	17.33
26	-37.51	-17.85	2.26	-37.54	-17.82	1.56
27	-47.94	-31.15	-14.02	-48.00	-31.16	-14.62
28	-54.40	-41.52	-28.45	-54.61	-41.17	-27.96
29	-56.85	-47.52	-38.08	-57.14	-46.18	-35.39
30	-54.24	-47.33	-40.37	-54.34	-44.01	-33.83

引自Poon et al，2019

表5-3-2　头围14～28cm胎儿左、右侧外侧裂角度百分位数

头围（cm）	左侧（°）			右侧（°）		
	10th	50th	90th	10th	50th	90th
14	55.57	59.95	64.49	55.20	60.52	65.89
15	49.84	55.64	61.71	48.82	55.45	62.17
16	45.50	52.99	60.95	44.41	52.60	60.92
17	40.64	50.00	60.13	39.86	49.77	59.88
18	34.03	45.26	57.65	33.72	45.38	57.33
19	25.10	37.97	52.46	25.23	38.51	52.15
20	13.86	27.94	44.11	14.29	28.86	43.89
21	0.87	15.59	32.76	1.37	16.78	32.75
22	-12.96	1.75	19.17	-12.64	3.13	19.49
23	-26.59	-12.42	4.52	-26.61	-10.96	5.32
24	-38.96	-25.72	-9.83	-39.43	-24.22	-8.37
25	-49.11	-36.98	-22.44	-50.04	-35.41	-20.16
26	-56.11	-45.09	-31.95	-57.44	-43.35	-28.66
27	-58.95	-48.85	-36.94	-60.57	-46.75	-32.34
28	-56.14	-46.66	-35.63	-57.90	-43.84	-29.17

引自 Poon et al，2019

（二）经丘脑横切面测量颞叶厚度、外侧裂深度、外侧裂宽度、脑岛未覆盖宽度和脑岛未覆盖率

【测量切面】　经丘脑横切面。

【测量方法】　以外侧裂高回声线最后端为顶点，作垂直于脑中线的垂线。在此垂线上外侧裂顶点到颞叶表面的距离为颞叶厚度，在此垂线上外侧裂顶点到颅骨内缘的距离为外侧裂深度，以外侧裂高回声线两端点直线距离为外侧裂宽度。平行于外侧裂宽度测量直线，取外侧裂内最小距离为脑岛未覆盖宽度（图5-3-1）。脑岛未覆盖宽度与外侧裂宽度之比为脑岛未覆盖率。

【临床意义】　在许多皮质发育畸形中，存在外侧裂的形态和参数异常，观察和测量外侧裂可评估脑皮质和外侧裂的发育情况。

【正常参考值】　陈曦等测量了孕18～41周胎儿的外侧裂参数，参考值见表5-3-3。

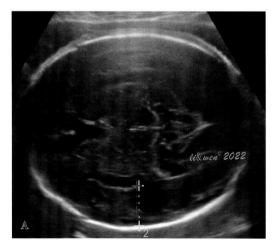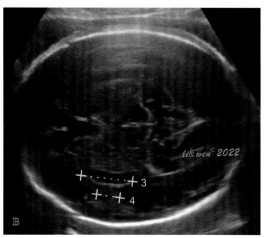

图5-3-1　胎儿外侧裂参数测量声像图

1、2、3和4分别为颞叶厚度、外侧裂深度、外侧裂宽度和脑岛未覆盖宽度

表5-3-3 746例不同孕周胎儿外侧裂正常生理测值M（Q1，Q3）[中位数（第25百分位数，第75百分位数）]

孕周（周） （例数）	外侧裂宽度（mm）	外侧裂深度（mm）	颞叶厚度（mm）	脑岛未覆盖宽度（mm）	脑岛未覆盖率（%）
18（n=17）	4.70（1.00，5.85）	3.55（1.35，5.93）	3.75（0.90，4.50）	4.70（1.00，5.85）	1.00（1.00，1.00）
19（n=57）	5.70（5.12，6.10）	6.15（5.50，6.90）	4.20（3.72，4.77）	5.70（5.12，6.10）	1.00（1.00，1.00）
20（n=33）	5.70（5.21，6.35）	6.90（5.51，7.23）	4.57（3.61，5.35）	5.70（5.21，6.35）	1.00（1.00，1.00）
21（n=37）	6.90（5.37，7.40）	7.93（6.37，8.60）	5.60（4.67，6.20）	6.90（5.34，7.38）	1.00（0.98，1.00）
22（n=27）	8.38（7.39，10.17）	8.95（7.95，9.82）	6.43（5.80，6.89）	8.38（7.20，10.15）	1.00（0.90，1.00）
23（n=44）	10.03（8.67，11.97）	10.33（8.97，11.06）	7.07（6.50，8.18）	8.93（7.93，10.39）	1.00（0.83，1.00）
24（n=39）	11.23（9.73，12.63）	10.97（9.30，11.57）	7.73（6.90，8.20）	9.51（7.97，10.54）	0.85（0.76，1.00）
25（n=26）	12.61（10.72，15.57）	11.91（10.72，13.09）	8.50（7.80，9.05）	10.41（9.20，11.81）	0.83（0.74，0.89）
26（n=24）	14.02（12.30，15.26）	13.20（12.48，15.03）	9.58（7.80，10.58）	8.31（7.76，9.49）	0.64（0.64，0.70）
27（n=30）	16.76（15.18，18.38）	14.85（12.97，16.67）	10.12（9.40，11.26）	7.40（5.10，9.40）	0.41（0.31，0.48）
28（n=30）	18.01（16.47，19.53）	14.90（12.97，16.67）	10.43（8.69，11.66）	6.11（5.08，9.04）	0.37（0.31，0.52）
29（n=29）	18.60（16.66，20.15）	15.33（13.95，16.76）	11.10（9.85，12.03）	5.97（3.68，7.11）	0.30（0.21，0.40）
30（n=50）	19.57（17.85，21.18）	16.10（14.81，17.66）	12.87（11.51，14.31）	3.75（0.00，6.07）	0.19（0.00，0.30）
31（n=38）	19.70（17.35，21.70）	16.95（14.90，18.70）	14.28（12.58，15.47）	0.00（0.00，3.93）	0.00（0.00，0.20）
32（n=33）	21.60（17.48，22.26）	18.23（15.41，19.02）	14.37（12.85，15.75）	0.00（0.00，0.65）	0.00（0.00，0.02）
33（n=30）	22.02（16.94，23.50）	18.31（15.61，19.84）	15.11（12.24，16.67）	—	—
34（n=29）	22.63（20.86，24.81）	19.23（17.41，21.02）	16.60（15.04，18.78）	—	—
35（n=30）	23.65（21.03，26.60）	20.50（19.77，21.88）	18.21（17.03，19.72）	—	—
36（n=36）	23.85（21.69，26.21）	20.90（20.17，22.87）	18.30（17.71，20.03）	—	—
37（n=37）	25.67（23.73，37.50）	21.02（19.24，23.15）	18.52（16.85，20.20）	—	—
38（n=27）	25.70（23.10，28.67）	21.70（19.97，23.16）	19.30（18.30，20.77）	—	—
39（n=27）	25.72（23.47，28.10）	22.20（21.20，23.33）	19.41（18.47，20.80）	—	—
40（n=11）	26.83（26.03，30.63）	23.70（20.67，24.43）	20.31（18.83，21.72）	—	—
41（n=5）	26.90（26.42，30.81）	24.40（22.28，25.37）	20.73（19.67，21.27）	—	—

（三）外侧裂–穹窿柱切面测量外侧裂宽度和角度

【测量切面】 外侧裂-穹窿柱切面：以经丘脑横切面为基准切面，清晰显示颅脑相关结构，探头向胎儿颅底方向偏移，直至透明隔腔消失且穹窿柱恰能完整显示，同时显示对称的左、右丘脑及第三脑室，前方可见部分侧脑室前角，远场可见清晰的外侧裂、岛叶和侧脑室后角（图5-3-2）。

【测量方法】 外侧裂宽度：外侧裂强回声最远两点之间直线距离；外侧裂角度：外侧裂平台的延伸线和脑中线延长线之间的夹角（图5-3-2）。

【临床意义】 在许多皮质发育畸形中，存在外侧裂的形态和参数的异常，观察和测量外侧裂可评估脑皮质和外侧裂的发育情况。

【正常参考值】 温昕等测量了不同孕周胎儿外侧裂的参数，见表5-3-4。

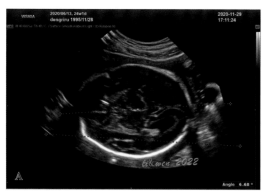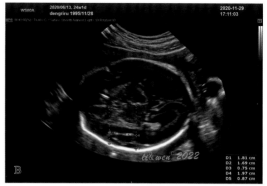

图5-3-2　胎儿外侧裂-穹窿柱切面

A.外侧裂角度测量；B.外侧裂宽度测量（D1）

表5-3-4　486例不同孕周胎儿外侧裂正常胎儿参考值范围［M（M－SD，M＋SD）］

孕周（周）（例数）	外侧裂宽度（cm）	外侧裂角度（°）
19（n=8）	0.50（0.28，0.72）	11.51（2.77，20.25）
20（n=14）	0.57（0.43，0.71）	10.97（1.77，20.17）
21（n=45）	0.63（0.56，0.69）	12.68（9.60，15.80）
22（n=56）	0.89（0.78，1.02）	10.88（1.71，20.05）
23（n=28）	1.10（0.81，1.90）	11.11（1.94，20.28）
24（n=40）	1.22（0.90，1.54）	10.07（1.19，18.95）
25（n=24）	1.51（1.27，1.62）	12.42（2.25，22.59）
26（n=17）	1.55（1.17，1.93）	11.03（1.60，20.46）
27（n=28）	1.61（1.32，1.90）	11.21（3.27，19.15）
28（n=19）	1.90（1.57，2.23）	11.36（4.42，18.30）
29（n=15）	1.79（1.36，2.23）	11.23（8.76，12.31）
30（n=26）	2.08（1.81，2.35）	10.77（1.46，20.08）
31（n=34）	2.23（1.76，2.70）	10.57（3.63，17.51）
32（n=17）	2.35（1.94，2.76）	10.55（3.57，17.53）
33（n=21）	2.41（2.07，2.75）	12.96（4.85，21.07）
34（n=17）	2.50（2.21，2.79）	8.76（7.14，11.86）
35（n=26）	2.66（2.47，2.84）	9.97（2.19，17.75）
36（n=15）	2.72（2.51，3.01）	11.04（3.53，18.55）
37（n=13）	2.89（2.54，3.25）	11.18（4.77，17.59）
38（n=14）	2.98（2.65，3.32）	10.71（2.91，18.51）
39（n=9）	2.98（2.16，3.81）	12.54（2.60，22.48）

M：中位数；SD：标准差

（四）外侧裂形态简化分级方法

【测量切面】　经丘脑横切面。

【测量方法】　根据胎儿外侧裂在经丘脑横切面上形态学变化的两个主要特征（脑岛平台的形成和岛盖-脑岛夹角的变化），简化为6种类型，分别为直线型（0级）、浅弧型（1级）、钝角大平台型（2级）、直角大平台型（3级）、锐角大平台型（4级）、"工"字型（5级）（图5-3-3）。

直线型（0级）：外侧裂未显示，外侧裂区域平直。

浅弧型（1级）：外侧裂呈浅弧形，环岛沟未形成，脑岛边界不确切。

钝角大平台型（2级）：脑岛平台显著，环岛沟形成，颞叶岛盖与脑岛的夹角为钝角。

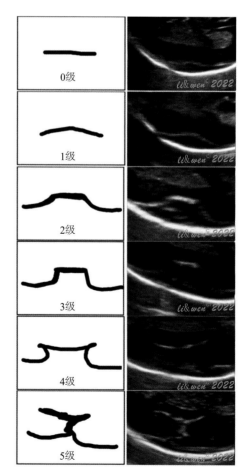

图5-3-3　正常胎儿大脑外侧裂简化分级标准模式图与声像图

直角大平台型（3级）：脑岛平台显著，颞叶岛盖与脑岛的夹角为直角。

锐角大平台型（4级）：脑岛平台显著，颞叶岛盖与脑岛的夹角为锐角。

"工"字型（5级）：脑岛平台显著，岛盖闭合，脑岛完全被岛盖覆盖。

【临床意义】 在许多皮质发育畸形中，存在外侧裂形态和参数的异常，观察和测量外侧裂可评估脑皮质和外侧裂的发育情况。简化胎儿外侧裂形态评估方法有利于临床推广应用。

【正常参考值】 廖伊梅等对胎儿进行了外侧裂简化分级，结果显示，孕20周以上，几乎所有胎儿外侧裂都在1级以上。1级孕周范围为20～23周，主要分布在孕21周左右；2级孕周范围为20～25周，主要分布在孕23周左右；3级孕周范围为22～26周，主要分布在孕24～25周；4级孕周范围为25～32周，主要分布在孕27～29周；5级孕周范围为27～32周，主要分布在孕30～31周。左右侧对比，每一级别外侧裂的孕周分布范围及中位数相似（表5-3-5，表5-3-6，图5-3-4，图5-3-5）。

表5-3-5 280例胎儿的左侧外侧裂分级

孕周（周）	例数（n）	0级直线型	1级浅弧型	2级钝角大平台型	3级直角大平台型	4级锐角大平台型	5级"工"字型
20	29	2	18	9			
21	17		13	4			
22	25		6	18	1		
23	18			12	6		
24	23			6	17		
25	19			4	10	5	
26	18				3	15	
27	19					18	1
28	20					14	6
29	20					10	10
30	29					8	21
31	22					2	20
32	21					4	17
合计	280	2	37	53	37	76	75

表5-3-6 247例胎儿的右侧外侧裂分级

孕周（周）	例数（n）	0级直线型	1级浅弧型	2级钝角大平台型	3级直角大平台型	4级锐角大平台型	5级"工"字型
20	10	1	9				
21	23		14	9			
22	22		4	17	1		
23	23			12	11		
24	24			7	17		
25	15			2	7	6	
26	22				5	17	
27	22					20	2
28	20					15	5
29	17					6	11
30	17					2	15
31	17					4	13
32	15					1	14
合计	247	1	27	47	41	71	60

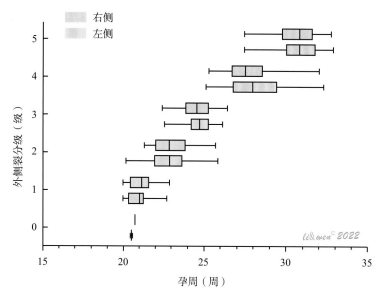

图 5-3-4　外侧裂形态分级随孕周分布的规律箱线图
图中显示了最大值、最小值、中位数及上四分位数和下四分位数，绿色为右侧，蓝色为左侧

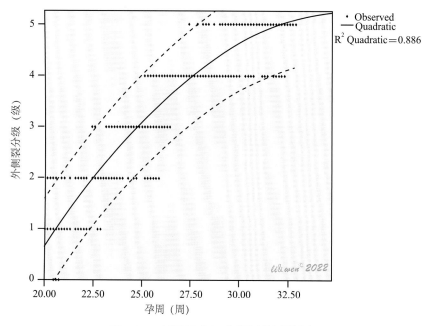

图 5-3-5　以孕周（GA）预测外侧裂分级
曲线代表中位数和 95% 置信区间

二、脑岛

【测量切面】　三维数据岛叶测量切面：以经丘脑横切面为基准切面，获取颅脑三维容积数据。调节三个正交平面（A、B、C），其中A平面向颅底方向偏转X轴，调出外侧裂-穹窿柱切面（见本章第三节）；随后切换至B平面将脑中线调节与边框平行，C平面即为正中矢状切面，调节至垂直于上方边框后将中央蓝色定位点移至第三脑室。选择机器自由切割成像模式，在A平面，采用直线描记法，沿着外侧裂边缘进行自由切割成像划线，中心虚线通过外侧裂两端点，直线厚度需包含全部有弧度的岛叶表面的强回声，即可获得三角形的岛叶结构截面（图 5-3-6）。

【测量方法】　沿岛叶高回声周边进行描记测量脑岛（insula）面积和周长（图 5-3-6），并观察岛叶形态。

【临床意义】　评估脑皮质和脑岛的发育情况。

【正常参考值】　温昕等测量了不同孕周胎儿脑岛的参数，参考值见表 5-3-7。岛叶形态见图 5-3-7。

表5-3-7 孕19～39周脑岛面积和周长正常胎儿参考值范围［M（M－SD，M＋SD）］

孕周（周）（例数）	岛叶面积（cm²）	岛叶周长（cm）
19（n=8）	0.73（0.23，1.23）	3.84（2.73，4.95）
20（n=14）	1.07（0.76，1.38）	4.42（3.69，5.15）
21（n=45）	1.18（1.06，1.31）	4.78（3.90，5.66）
22（n=56）	1.42（0.92，1.92）	5.27（4.28，6.26）
23（n=28）	1.46（1.33，1.96）	5.46（4.96，6.30）
24（n=40）	2.13（1.24，2.79）	6.44（6.01，7.21）
25（n=24）	2.39（1.85，2.93）	7.09（5.84，8.34）
26（n=17）	2.65（1.57，3.73）	7.59（5.53，9.65）
27（n=28）	2.91（2.02，3.80）	7.71（6.32，9.10）
28（n=19）	3.27（2.26，4.28）	8.24（7.68，9.71）
29（n=15）	3.70（2.63，4.77）	8.88（6.78，10.98）
30（n=26）	3.47（3.35，3.84）	8.67（8.44，9.48）
31（n=34）	4.12（3.59，4.31）	9.36（7.31，11.41）
32（n=17）	4.36（3.18，5.54）	10.31（9.57，10.75）
33（n=21）	4.70（4.53，4.94）	10.93（9.70，11.2）
34（n=17）	4.52（3.44，5.60）	9.92（8.50，11.34）
35（n=26）	4.99（4.5，5.99）	10.85（9.99，11.79）
36（n=15）	6.09（5.64，8.10）	11.47（11.19，13.37）
37（n=13）	5.56（5.21，6.15）	11.78（8.57，14.99）
38（n=14）	5.60（4.17，7.03）	10.80（10.43，11.68）
39（n=9）	6.20（4.94，6.63）	12.20（11.69，12.57）

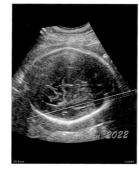
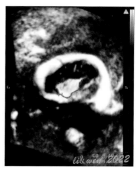

图5-3-6 胎儿岛叶面积测量声像图

标准切面上测量该岛叶面积为4.05cm²，周长为9.4cm

三、顶枕沟

【测量切面】 经颅顶部横切面。

【测量方法】 ①顶枕沟（parieto-occipital fissure，POF）深度：顶枕沟顶点到大脑镰的垂直距离；②顶枕沟角度：以顶枕沟顶点两侧大脑皮质最内缘为边测量顶枕沟角度（图5-3-8）。

【临床意义】 评估胎儿大脑皮质中顶枕沟的发育。

【正常参考值】 陈曦等测量了胎儿的顶枕沟深度和角度，参考值见表5-3-8。

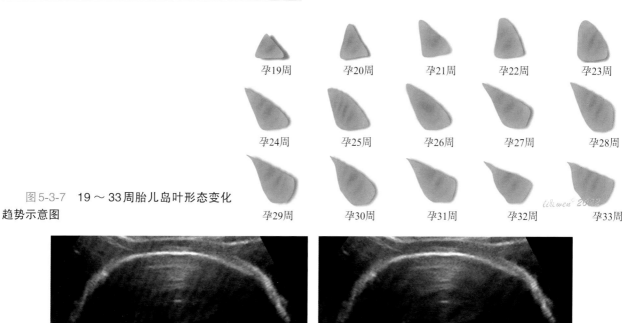

孕19周　孕20周　孕21周　孕22周　孕23周

孕24周　孕25周　孕26周　孕27周　孕28周

孕29周　孕30周　孕31周　孕32周　孕33周

图5-3-7 19～33周胎儿岛叶形态变化趋势示意图

图5-3-8 胎儿顶枕沟切面测量声像图

A.顶枕沟深度测量声像图；B.顶枕沟角度测量声像图

表 5-3-8　顶枕沟（POF）深度、角度正常参考值范围 [M（Q1，Q3）]

孕周（周）（例数）	POF深度（mm）	POF角（°）
18（*n*=17）	—	180.00（180.00，180.00）
19（*n*=57）	0.35（0.00，1.20）	171.06（147.33，180.00）
20（*n*=33）	1.46（1.00，1.50）	143.50（135.81，148.33）
21（*n*=37）	1.90（1.30，2.43）	137.97（123.73，143.50）
22（*n*=27）	2.31（2.10，2.75）	134.01（123.08，144.62）
23（*n*=44）	3.07（2.43，3.53）	118.80（107.25，130.45）
24（*n*=39）	3.56（3.07，4.05）	111.17（101.46，120.09）
25（*n*=26）	3.63（3.28，4.56）	110.67（95.23，121.67）
26（*n*=24）	4.74（4.33，6.94）	87.22（71.45，102.75）
27（*n*=30）	6.03（4.32，7.97）	71.39（52.50，87.59）
28（*n*=30）	7.36（6.48，8.32）	52.33（41.67，79.68）
29（*n*=29）	8.00（6.23，9.60）	39.53（33.33，54.30）
30（*n*=50）	10.32（9.17，11.57）	0.00（0.00，29.62）
31（*n*=38）	10.50（9.60，11.78）	—
32（*n*=33）	11.33（9.65，13.71）	—
33（*n*=30）	12.50（10.23，14.45）	—
34（*n*=29）	12.95（11.21，14.20）	—
35（*n*=30）	13.13（11.58，13.53）	—
36（*n*=36）	13.43（11.59，13.80）	—
37（*n*=37）	13.60（11.95，15.01）	—
38（*n*=27）	13.76（12.37，15.20）	—
39（*n*=27）	15.30（14.26，17.43）	—
40（*n*=11）	16.27（15.13，17.45）	—
41（*n*=5）	17.72（15.50，19.20）	—

M：中位数；Q1.第25百分位数；Q3.第75百分位数

四、距状沟

【测量切面】　距状沟（calcarine fissure，CF）切面（图5-3-9）：在获得经颅顶部横切面（见顶枕沟部分）的基础上，探头位置不变，声束平面顺时针旋转90°，将探头向枕骨方向平移可获得距状沟冠状切面，该切面可显示"人"字样大脑镰及小脑幕，由上而下可见大脑镰与小脑幕交界处顶枕沟与距状沟，小脑幕下方可见两侧小脑半球及小脑蚓部。

【测量方法】　距状沟深度：以距状沟顶点到大脑镰的垂直距离为距状沟深度。

【临床意义】　评估脑皮质中距状沟的发育情况。

【正常参考值】　陈曦等测量了胎儿的距状沟深度，参考值见表5-3-9。

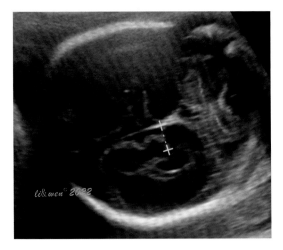

图 5-3-9　胎儿距状沟切面及测量图

表 5-3-9　距状沟宽度正常参考值范围 [M（Q1，Q3）]

孕周（周）（例数）	距状沟宽度（mm）
18（*n*=17）	—
19（*n*=57）	—
20（*n*=33）	0.00（0.00，1.46）
21（*n*=37）	0.00（0.00，2.40）
22（*n*=27）	1.71（0.00，2.49）
23（*n*=44）	2.51（0.00，3.22）
24（*n*=39）	3.37（2.73，4.80）
25（*n*=26）	3.86（3.27，4.77）
26（*n*=24）	5.00（4.20，5.60）
27（*n*=30）	5.88（4.67，6.70）
28（*n*=30）	7.36（6.15，8.92）
29（*n*=29）	8.27（6.15，9.51）
30（*n*=50）	9.63（8.57，11.10）
31（*n*=38）	10.52（9.61，11.63）
32（*n*=33）	11.20（9.72，12.18）
33（*n*=30）	11.46（9.95，13.74）
34（*n*=29）	12.57（10.57，13.52）
35（*n*=30）	14.40（13.05，15.80）
36（*n*=36）	14.55（12.95，15.87）
37（*n*=37）	15.50（13.91，16.91）
38（*n*=27）	15.70（14.20，17.40）
39（*n*=27）	16.70（14.53，18.63）
40（*n*=11）	20.23（17.55，22.17）
41（*n*=5）	21.80（20.50，23.10）

M：中位数；Q1.第25百分位数；Q3.第75百分位数

第四节 小脑结构及沟回测量方法及正常参考值

一、小脑横径

【测量切面】 经小脑横切面。

【测量方法】 两小脑半球间最大距离（图5-4-1）。

【临床意义】 小脑横径（CER或CTD）随孕周增加而增长，是评估小脑发育的重要指标。

【正常参考值】 孕24周前，小脑横径（以毫米为单位）等于孕周（如20mm即为孕20周），孕20～38周平均增长速度为每孕周增长1～2mm，孕24周后，小脑横径值明显大于孕周，孕38周后平均增长速度约为每孕周增长0.7mm。

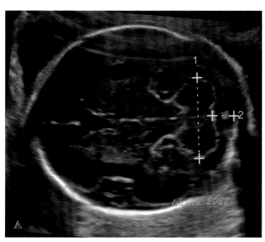

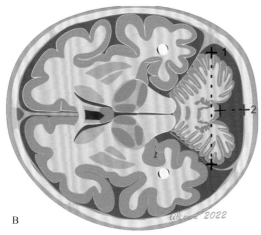

图5-4-1　小脑横径与小脑延髓池超声测量声像图和模式图

A.经小脑横切面声像图；B.经小脑横切面模式图。1：小脑横径；2：小脑延髓池宽度

Hill等建立了小脑横径的正常参考值，见表5-4-1。

图5-4-2为Goldstein等的正常参考值所绘制的正常参考值曲线图。

表5-4-1　孕15～40周胎儿小脑横径正常参考值（M±2SD）

孕周（周）（例数）	小脑横径（mm）
15（n=11）	15±3
16（n=91）	16±2
17（n=98）	17±2
18（n=47）	18±2
19（n=30）	20±2
20（n=19）	20±3
21（n=25）	22±3
22（n=14）	23±3
23（n=24）	24±3
24（n=20）	26±4
25（n=27）	28±4
26（n=25）	30±4
27（n=24）	30±4
28（n=25）	33±4
29（n=27）	34±4
30（n=19）	37±4
31（n=15）	39±4
32（n=15）	41±5
33（n=21）	43±5
34（n=17）	46±9
35（n=14）	46±7
36（n=10）	49±9
37（n=21）	51±11
38（n=14）	51±12
39（n=9）	52±10
40（n=7）	52±8

引自 Hill et al，1990.

二、小脑叶裂

【测量切面】 孕12～15周：经小脑冠状切面。孕16～32周：经小脑横切面。具体见图5-4-3。

【测量方法】 孕12～15周，仅能从经小脑冠状切面观测原裂，在这个切面上原裂表现为小脑中间部突出的高回声短线型结构（图5-4-3），该时期没有其他叶裂能够显示。孕16～32周原裂与水平裂是最明显的小脑叶裂，在此时期原裂同样表现为小脑中间部突出的高回

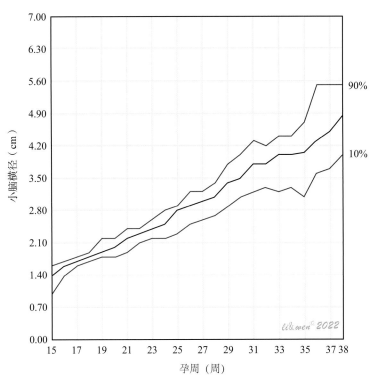

图 5-4-2　孕 15 ～ 38 周胎儿小脑横径正常参考值（Goldstein et al，1987）

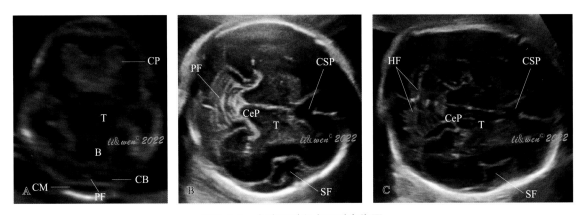

图 5-4-3　小脑原裂和水平裂声像图

A. 孕 12 周经小脑冠状切面显示原裂；B. 孕 24 周经小脑横切面显示原裂；C. 孕 28 周经小脑横切面显示水平裂。CP：脉络丛；T：丘脑；B：脑干；CM：小脑延髓池；CB：小脑；PF：原裂；CSP：透明隔腔；CeP：大脑脚；SF：外侧裂；HF：水平裂

声线型结构，水平裂则表现为最长且较平直的高回声线型结构。以两者为界分别计数原裂之前、原裂与水平裂之间、水平裂之后可显示的小脑叶裂数目，并统计叶裂总数目。

孕 16 ～ 32 周叶裂计数方法：经小脑横切面图像上的叶裂表现为高回声线型结构，考虑到小脑半球的对称性，采用如下计数方法。孕 16 ～ 18 周：如观察到小脑中间部高回声短线型结构可计数为一条叶裂；孕 19 ～ 32 周：如观察到两侧半球边缘处对称，或近

场侧小脑半球的线型结构向对侧延伸均可计数为一条叶裂。

【临床意义】　动态观察小脑表面叶裂的发育情况，可以对小脑叶裂进行更加全面的观测从而间接评估小脑皮质的发育状况；另外，利用小脑叶裂的胚胎发育及产前超声特征，可于妊娠早期排查小脑蚓部完全缺失的疾病。

【正常参考值】　丁妍等测量了孕 16 ～ 32 周胎儿小脑叶裂的发育，正常参考值见表 5-4-2、表 5-4-3。

表5-4-2　孕12～32周原裂、水平裂的显示情况

观察切面	孕周（周）（例数）	原裂显示率	水平裂显示率
经小脑冠状切面	12（n=28）	21/28（75%）	—
	13（n=11）	11/11（100%）	—
	14（n=8）	8/8（100%）	—
	15（n=7）	7/7（100%）	—
经颞侧小脑横切面	16（n=15）	9/15（60%）	0/15（0%）
	17（n=24）	23/24（95.8%）	0/24（0%）
	18（n=11）	11/11（100%）	4/11（36.4%）
	19（n=8）	8/8（100%）	6/8（75%）
	20（n=13）	13/13（100%）	12/13（92.3%）
	21（n=23）	23/23（100%）	23/23（100%）
	22（n=68）	68/68（100%）	68/68（100%）
	23（n=65）	65/65（100%）	65/65（100%）
	24（n=65）	65/65（100%）	65/65（100%）
	25（n=57）	57/57（100%）	57/57（100%）
	26（n=46）	46/46（100%）	46/46（100%）
	27（n=48）	48/48（100%）	48/48（100%）
	28（n=52）	52/52（100%）	52/52（100%）
	29（n=28）	28/28（100%）	28/28（100%）
	30（n=38）	38/38（100%）	38/38（100%）
	31（n=17）	17/17（100%）	17/17（100%）
	32（n=12）	12/12（100%）	12/12（100%）

—表示未观察此项目

表5-4-3　孕16～32周小脑叶裂数目的95%参考值范围[中位数（第2.5百分位数，第97.5百分位数）]

孕周（例数）	原裂之前（条）	原裂与水平裂之间（条）	水平裂之后（条）	叶裂总数（条）
16（n=15）	0（0,0）	0（0,0）	0（0,0）	1（0,1）
17（n=24）	0（0,0）	0（0,0）	0（0,0）	1（0,1）
18（n=11）	0（0,0）	0（0,0）	0（0,0）	1（0,1）
19（n=8）	0（0,0）	0（0,0）	0（0,0）	2（1,2）
20（n=13）	0（0,1）	0（0,0）	0（0,0）	2（1,3）
21（n=23）	1（0,2）	1（0,1）	0（0,0）	4（2,5）
22（n=68）	2（1,3）	1（0,2）	0（0,1）	5（3,7）
23（n=65）	2（1,3）	1（0,2）	1（0,1）	6（4,7）
24（n=65）	3（2,3）	1（1,2）	1（0,2）	7（5,8）
25（n=57）	3（2,4）	1（1,2）	1（0,2）	7（6,8）
26（n=46）	3（3,4）	1（1,2）	1（1,2）	8（7,10）
27（n=48）	3（2,4）	2（1,3）	1（1,3）	8（7,10）
28（n=52）	4（3,5）	2（1,2）	2（1,2）	9（7,10）
29（n=28）	4（3,4）	2（1,2）	2（1,2）	9（8,10）
30（n=38）	4（3,4）	2（1,2）	2（1,2）	9（7,10）
31（n=17）	4（3,4）	2（1,2）	2（1,3）	10（9,11）
32（n=12）	4（4,4）	2（2,2）	3（2,3）	11（10,11）

三、小脑蚓部

【测量切面】　颅脑正中矢状切面。胎位允许时可以通过二维超声直接获取颅脑正中矢状切面，如果胎位不允许，可以通过三维超声重建颅脑正中矢状切面，获取小脑蚓部的正中矢状切面图像。

【测量方法】　放大图像，主要观察小脑蚓部，仔细观察正中矢状切面上蚓部的细微结构，各个分叶及原裂、次裂的发育情况。手动描绘蚓部的轮廓，即可获得周长和面积值，前后径为中央小叶和蚓结节之间的距离，顶尾径为山顶和蚓垂之间的距离（图5-4-4），另有不同学者的蚓部前后径和顶尾径测量方法，在此不详述。

【临床意义】　小脑蚓部具有随孕周增加而增大的规律，对诊断小脑蚓部发育不良或缺如有重要意义，也有助于鉴别相关的异常，如Blake囊肿、小脑延髓池增大、小脑蚓部发育不良、小脑蚓部缺如等。

【正常参考值】　刘金蓉等测量胎儿小脑蚓部后建立了三维超声下小脑蚓部面积、周长、前后径、顶尾径的正常参考值，见表5-4-4。Katorza等利用二维超声和三维超声方法及MRI测量了孕21～35周胎儿小脑蚓部的面积和周长（表5-4-5，表5-4-6）。

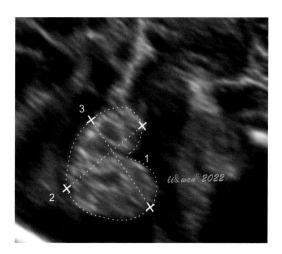

图5-4-4　小脑蚓部面积、周长、前后径、顶尾径的测量方法

游标1示周长和面积，游标2示前后径，游标3示顶尾径

四、脑干小脑蚓部角、脑干小脑幕角

【测量切面】　颅脑正中矢状切面。胎位允许时可以通过二维超声直接获取颅脑正中矢状切面，如果胎位不允许，可以通过三维超声重建颅脑正中矢状切面，获取小脑蚓部的正中矢状切面图像。

【测量方法】　脑干小脑蚓部（brainstem-vermis，BV）角：脑干背侧的切线与小脑蚓部腹侧边缘切线的夹角。脑干小脑幕（brainstem-tentorium，BT）角：脑

表 5-4-4　438例胎儿小脑蚓部前后径、上下径、面积参考值范围（$\overline{X}\pm SD$）

孕周（周）（例数）	前后径（mm）	顶尾径（mm）	周长（mm）	面积（cm²）
16（n=5）	5.4±0.74	5.8±0.73	17.6±1.75	0.26±0.12
17（n=9）	8.1±0.90	8.5±0.69	25.0±2.21	0.40±0.11
18（n=15）	9.1±0.78	10.1±0.97	31.5±1.87	0.63±0.10
19（n=12）	10.2±1.02	11.1±0.89	34.7±2.84	0.78±0.20
20（n=19）	10.6±0.71	11.8±0.66	38.0±2.46	0.89±0.14
21（n=25）	11.3±1.00	12.2±0.84	39.1±2.12	0.96±0.14
22（n=27）	12.0±0.97	12.7±0.74	41.9±2.25	1.08±0.15
23（n=32）	12.6±0.80	13.1±0.94	43.8±2.32	1.27±0.15
24（n=35）	13.8±0.93	14.1±0.90	47.3±2.25	1.40±0.15
25（n=35）	14.5±1.04	14.7±1.02	49.9±2.51	1.57±0.16
26（n=31）	14.9±0.95	16.1±1.27	53.9±2.44	1.70±0.19
27（n=20）	16.6±1.07	17.4±1.02	57.9±2.31	2.08±0.22
28（n=25）	17.5±1.32	18.4±1.41	61.1±3.39	2.36±0.20
29（n=18）	17.9±1.17	19.8±1.54	63.4±2.46	2.55±0.25
30（n=15）	18.7±1.63	21.4±1.70	67.1±3.54	2.83±0.30
31（n=14）	19.9±1.30	22.5±1.52	70.6±2.95	3.00±0.27
32（n=16）	21.2±1.65	23.1±1.64	72.4±2.63	3.24±0.24
33（n=13）	21.4±1.77	23.5±1.71	74.7±2.74	3.31±0.26
34（n=10）	22.4±2.01	24.7±1.45	75.4±3.35	3.49±0.36
35（n=11）	23.0±1.53	25.3±1.57	77.7±2.34	3.63±0.28
36（n=14）	23.0±1.45	25.5±1.69	78.3±2.94	3.85±0.32
37（n=9）	22.2±1.54	25.4±1.79	80.8±5.04	4.20±0.51
38（n=10）	23.5±1.95	25.8±2.23	85.0±3.96	4.51±0.39
39（n=8）	23.9±2.23	25.8±2.40	86.6±4.44	4.84±0.50
40（n=7）	25.6±2.33	27.0±2.51	93.2±4.75	5.45±0.52
41（n=3）	28.2±3.67	28.7±3.93	94.2±5.31	5.96±0.68

引自刘金蓉，2011

表 5-4-5　各孕周小脑蚓部周长参考值

| 孕周（周） | 成像方式 | | | | | | | | |
| | 二维超声（mm） | | | 三维超声（mm） | | | MRI（mm） | | |
	5th	50th	95th	5th	50th	95th	5th	50th	95th
21	36.20	40.94	44.80	37.20	41.70	54.60			
22	37.04	46.80	48.64	40.60	47.30	49.40			
23	41.20	45.07	49.39	41.50	46.90	55.20			
24	48.10	49.89	51.80	45.00	49.20	56.70			

孕周（周）	成像方式								
	二维超声（mm）			三维超声（mm）			MRI（mm）		
	5th	50th	95th	5th	50th	95th	5th	50th	95th
25	46.74	52.41	62.86	48.80	53.30	63.30			
26	50.00	57.87	65.98	50.80	58.30	68.60			
27	48.97	59.08	67.10	51.40	64.00	69.30	50.05	50.67	57.75
28	53.26	60.42	69.40	57.60	66.20	82.60	48.22	53.30	58.16
29	58.58	65.42	69.37	58.80	66.40	77.20	50.58	56.85	61.09
30	60.08	64.98	70.36	57.80	70.20	82.80	55.07	61.10	72.13
31	61.18	65.67	71.97	64.10	71.10	82.40	59.38	66.21	71.93
32	62.13	67.31	77.88	65.30	74.60	96.10	61.20	68.11	73.79
33	68.13	71.38	76.83	73.70	77.95	82.50	64.98	70.90	78.33
34	67.05	73.97	80.43	66.50	80.10	92.80	67.21	71.06	83.00
35	70.20	75.19	79.16	68.50	79.70	100.20	69.44	75.93	86.11

5th、50th、95th分别代表第5百分位数、第50百分位数、第95百分位数。引自 katorza et al，2016

表 5-4-6　**各孕周小脑蚓部面积参考值**

孕周（周）	成像方式								
	二维超声（mm^2）			三维超声（mm^2）			MRI（mm^2）		
	5th	50th	95th	5th	50th	95th	5th	50th	95th
21	82.41	99.27	112.76	70.00	98.00	126.00			
22	92.43	114.88	131.10	95.00	125.00	141.00			
23	100.38	125.18	146.12	92.00	119.00	164.00			
24	130.89	138.14	154.26	118.00	140.50	175.00			
25	135.91	170.76	198.12	127.00	155.00	233.00			
26	139.84	189.49	234.09	150.00	193.00	215.00			
27	158.35	198.22	234.51	176.00	223.00	255.00	127.08	143.50	152.34
28	182.56	222.26	293.91	177.00	218.00	376.00	132.66	157.32	176.64
29	215.82	246.64	293.68	199.00	235.00	319.00	140.89	175.90	204.92
30	228.12	255.40	282.77	223.00	286.00	330.00	170.35	196.48	251.86
31	240.25	268.21	299.06	219.00	298.00	355.00	181.44	214.24	239.03
32	241.17	282.90	330.94	263.00	297.00	412.00	202.60	229.60	272.65
33	274.90	325.12	370.45	295.00	308.00	383.00	207.49	246.18	266.11
34	283.93	340.38	405.17	256.00	327.00	540.00	224.95	246.21	322.73
35	302.87	350.00	392.47	280.00	323.00	478.00	242.75	279.97	363.32

5th、50th、95th分别代表第5百分位数、第50百分位数、第95百分位数。引自 katorza et al，2016

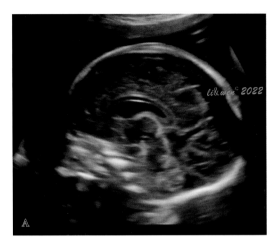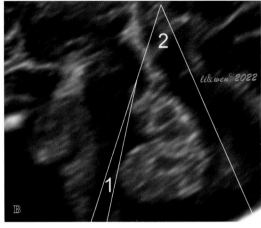

图 5-4-5　三维容积下获取胎儿颅脑正中矢状切面及 BV 角和 BT 角度的测量声像图

A.获取的胎儿颅脑正中矢状切面，以横切面为标准切面获取胎儿容积，调整容积图像，根据主要解剖标志获取颅脑正中矢状切面；B.绘制3条直线，一条线与脑干背侧相切，第二条线与小脑蚓部腹侧轮廓相切，第三条与小脑幕相切，其中∠1是BV角；∠2为BT角

干背侧切线与小脑幕边缘切线的夹角，Volpe 等的测量方法见图 5-4-5。

【临床意义】　在颅脑正中矢状切面上，BV 角、BT 角是分析小脑蚓部和脑干的关系、小脑幕与脑干关系的定量指标。有研究表明，BV 角和 BT 角的测量在胎儿小脑蚓部发育异常疾病的诊断和鉴别诊断中具有重要价值

（表 5-4-7）。

【正常参考值】　张丽丽等利用三维技术对胎儿的 BV 角和 BT 角进行测量后建立了其正常值（表 5-4-8）。Dan Zhao 等利用二维超声和三维超声及 MRI 方法测量了孕 24 ～ 32 周胎儿的 BV 角和 BT 角（表 5-4-9），其中各孕周胎儿均选择了 20 例，但并非每个胎儿均可以获取超

表 5-4-7　小脑蚓部正常与异常胎儿的 BV 角和 BT 角测值

类别	例数（n）	BV 角（°）		BT 角（°）	
		均数 ±SD	范围	均数 ±SD	范围
正常胎儿	80	9.1±3.5	4 ～ 17	29.3±5.8	21 ～ 44
Blake 囊肿	12	23.0±2.8	19 ～ 26	42.2±7.1	32 ～ 52
小脑蚓部发育不良	7	34.9±5.4	24 ～ 40	52.1±7.0	45 ～ 66
Dandy-Walker 畸形	12	63.5±17.6	45 ～ 112	67.2±15.1	51 ～ 112

引自 Volpe P，et al.UOG 2012

表 5-4-8　三维超声技术正常组 335 例胎儿小脑 BV 角和 BT 角测量结果（$\bar{X}$±SD）

孕周（周）	例数（n）	BV 角（°）	BT 角（°）
18	3	5.8±1.7	24.5±4.8
19	12	5.2±1.9	28.3±5.5
20	11	4.3±2.4	27.0±7.2
21	7	4.3±2.0	27.5±5.5
22	5	3.1±0.9	25.6±5.4
23	21	3.5±1.5	26.7±6.1
24	24	2.7±1.1	28.5±5.6
25	61	3.4±2.0	31.5±5.9
26	62	2.7±1.4	30.6±5.8
27	16	3.6±2.0	30.0±6.7
28	6	2.7±0.9	28.8±9.3

孕周（周）	例数（n）	BV角（°）	BT角（°）
29	6	2.6±1.0	31.1±8.8
30	20	3.5±2.1	34.8±4.4
31	36	3.3±1.6	34.7±5.6
32	36	3.2±1.3	37.1±6.4
33	5	4.1±2.4	41.4±4.0
34	4	3.7±2.2	39.0±3.0

引自张丽丽、邓学东等2015

表 5-4-9　**孕24～32周二维超声、三维超声及MRI测量的BV和BT角度（平均值±SD）**

孕周（周）	例数（n）			BV角（°）			例数（n）			BT角（°）		
	二维超声	三维超声	MRI	二维超声	三维超声	MRI	二维超声	三维超声	MRI	二维超声	三维超声	MRI
24～24+6	12	19	20	7.79±1.33	7.20±1.43	7.23±1.20	12	19	20	33.13±5.81	31.98±6.35	31.98±5.73
25～25+6	10	20	20	7.57±1.24	8.19±1.85	7.99±1.66	10	20	20	34.5±5.36	33.96±6.00	34.02±5.63
26～26+6	11	19	20	7.5±2.03	7.52±1.99	7.82±2.18	11	19	20	33.19±3.93	32.61±4.62	32.54±4.47
27～27+6	13	20	20	6.87±1.35	6.92±1.52	7.14±1.67	13	20	20	33.35±5.81	34.43±5.43	33.93±4.94
28～28+6	8	20	20	8.55±1.85	8.28±2.17	7.88±1.74	8	19	20	33.94±3.18	31.71±4.65	32.62±3.67
29～29+6	9	19	20	8.19±0.18	7.02±2.04	7.41±1.97	9	18	20	33.16±6.26	34.28±5.50	33.57±5.15
30～30+6	7	18	20	8.06±1.68	7.62±1.81	7.66±1.69	7	17	20	31.67±2.91	32.45±4.69	33.25±3.88
31～31+6	8	19	20	7.29±1.37	7.7±1.58	7.63±1.46	8	19	20	35.04±5.4	34.78±5.46	34.04±5.17
32～32+6	10	18	20	8.75±2.62	8.18±3.09	8.11±2.74	10	18	20	32.19±6.16	34.52±6.11	33.20±5.78

引自Zhao et al，2018

声标准切面并进行测量。

五、小脑半球面积和周长

【**测量切面**】　经小脑横切面。

【**测量方法**】　使用圆形游标沿着小脑半球边缘测量小脑半球面积与周长，见图5-4-6。

【**临床意义**】　评估胎儿小脑半球的发育状况。

【**正常参考值**】　Sherer等测量了孕14～41周胎儿小脑半球面积与周长的参考值，见表5-4-10和表5-4-11。

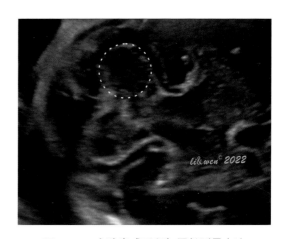

图5-4-6　小脑半球面积与周长测量方法

表 5-4-10　正常胎儿小脑半球周长参考值

孕周（周）	例数（n）	小脑半球周长（cm）			标准差（SD）
		5th	50th	95th	
14	7	1.24	1.50	1.75	0.15
15	17	1.47	1.75	2.03	0.17
16	29	1.70	2.01	2.32	0.19
17	29	1.93	2.27	2.60	0.20
18	21	2.16	2.52	2.88	0.22
19	21	2.39	2.78	3.17	0.24
20	87	2.62	3.03	3.45	0.25
21	63	2.85	3.29	3.73	0.27
22	34	3.08	3.55	4.02	0.29
23	19	3.31	3.80	4.30	0.30
24	23	3.54	4.06	4.58	0.32
25	19	3.77	4.32	4.87	0.33
26	16	4.00	4.57	5.15	0.35
27	14	4.22	4.83	5.43	0.37
28	17	4.45	5.08	5.72	0.38
29	12	4.68	5.34	6.00	0.40
30	20	4.91	5.60	6.28	0.42
31	17	5.14	5.85	6.57	0.43
32	20	5.37	6.11	6.85	0.45
33	22	5.60	6.37	7.13	0.47
34	40	5.83	6.62	7.42	0.48
35	27	6.06	6.88	7.70	0.50
36	32	6.29	7.14	7.98	0.51
37	7	6.52	7.39	8.27	0.53
38	21	6.75	7.65	8.55	0.55
39	10	6.98	7.90	8.83	0.56
40	6	7.21	8.16	9.12	0.58
41	1	7.43	8.42	9.40	0.60

50th、5th、95th 分别代表第 50 百分位数、第 5 百分位数、第 95 百分位数。引自 Sherer et al，2007

表 5-4-11　正常胎儿小脑半球面积参考值

孕周（周）	例数（n）	小脑半球面积（cm²）			标准差（SD）
		5th	50th	95th	
14	7	0.03	0.17	0.30	0.08
15	17	0.11	0.24	0.36	0.07
16	29	0.20	0.32	0.43	0.07
17	29	0.29	0.41	0.52	0.07

孕周（周）	例数（n）	小脑半球面积（cm²）			标准差（SD）
		5th	50th	95th	
18	21	0.38	0.51	0.64	0.08
19	21	0.47	0.62	0.77	0.09
20	87	0.56	0.74	0.92	0.11
21	63	0.66	0.87	1.08	0.13
22	34	0.76	1.01	1.26	0.15
23	19	0.87	1.16	1.46	0.18
24	23	0.98	1.32	1.67	0.21
25	19	1.10	1.49	1.89	0.24
26	16	1.23	1.68	2.12	0.27
27	14	1.36	1.87	2.37	0.31
28	17	1.51	2.07	2.63	0.34
29	12	1.66	2.28	2.90	0.38
30	20	1.83	2.50	3.18	0.41
31	17	2.01	2.74	3.46	0.44
32	20	2.20	2.98	3.76	0.47
33	22	2.40	3.23	4.06	0.50
34	40	2.62	3.49	4.37	0.53
35	27	2.85	3.77	4.68	0.56
36	32	3.10	4.05	5.00	0.58
37	7	3.36	4.34	5.32	0.60
38	21	3.64	4.64	5.65	0.61
39	10	3.94	4.96	5.98	0.62
40	6	4.26	5.28	6.30	0.62
41	1	4.59	5.61	6.63	0.62

50th、5th、95th分别代表第50百分位数、第5百分位数、第95百分位数。引自 Sherer et al，2007

第五节　神经系统其他结构测量方法及正常参考值

一、胼胝体

胼胝体的研究方法众多，根据不同的研究方法和研究切面，可以测量胼胝体不同参数。常见的胼胝体测量参数包括：正中矢状切面上测量胼胝体长度及膝部、体部及压部的厚度；经过二维超声颅脑横切面观察胼胝体最大前后径、膝部左右径、前后径，压部左右径、前后径，体部左右径、前后径等。

（一）正中矢状切面胼胝体长度及膝部、体部及压部的厚度

【测量切面】　颅脑正中矢状切面（通过经腹超声或经阴道超声获取，或通过三维超声获取）。

【测量方法】　胼胝体最前缘至最后缘的距离为胼胝体长度，在垂直于胼胝体各部位时测量胼胝体膝部、压部和体部的厚度（图5-5-1）。

【临床意义】　胼胝体是连接左右大脑半球的白质束，作为人类脑神经系统最主要的连接通路，主要负责协调、传递和整合两侧大脑半球间的信息。评价胼胝体的发育情况有助于为胼胝体异常诊断提供更多的参考

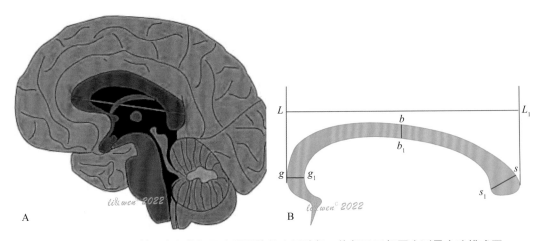

图5-5-1　Malinger等正中矢状切面上胼胝体长度及膝部、体部及压部厚度测量方法模式图

$L—L_1$，胼胝体长度测量；$g—g_1$，胼胝体膝部厚度测量；$b—b_1$，胼胝体体部厚度测量；$s—s_1$，胼胝体压部厚度测量

信息。

【正常参考值】　Malinger等测量了孕18～42周胎儿的胼胝体参数，其测量结果见表5-5-1。

表5-5-1　正常胎儿胼胝体长度及膝部、体部及压部的厚度参考值（单位：mm）

孕周（周）	病例（n）	总长度	厚度			C/B值
			膝部	体部	压部	
18～19	5	16.9±2.4	2.2±0.5	1.3±0.1	2.1±0.1	0.290
20～21	5	20.6±4.4	2.3±0.6	1.6±0.1	2.1±0.9	0.352
22～23	5	23.3±3.0	2.7±0.6	1.7±0.2	3.1±0.2	0.343
24～25	7	29.8±2.3	3.0±0.6	1.9±0.3	3.0±0.3	0.362
26～27	8	33.7±2.4	3.5±0.6	2.0±0.2	3.3±0.6	0.393
28～29	11	35.8±2.8	4.0±0.7	2.0±0.4	4.0±0.8	0.386
30～31	7	36.8±1.4	4.2±0.5	2.1±0.4	4.1±0.7	0.356
32～33	11	39.1±4.3	4.5±1.2	2.5±0.6	4.2±0.8	0.379
34～35	10	40.6±6.4	4.6±0.5	2.5±0.5	4.4±0.6	0.370
36～37	12	41.9±3.5	5.0±0.4	2.5±0.4	4.4±1.3	0.387
38～39	12	43.0±4.2	4.8±0.7	2.6±0.5	4.4±0.6	0.386
40～42	8	44.0±3.8	4.8±0.4	2.6±0.5	4.4±0.7	0.379

测量值以平均值±SD表示；C/B值为胼胝体长度与大脑前后径的比值。引自Malinger et al，1993

（二）二维超声颅脑横切面观察胼胝体

【测量切面】　见图5-5-2。

（1）胼胝体最大前后径切面：在丘脑水平横切面基础上，以声束中点为轴心，大脑额叶侧声束向胎儿尾侧

微调，至清晰显示胼胝体压部且两侧大脑半球对称。此切面上恒定显示的颅脑结构：透明隔腔、双侧对称"蚕豆状"的丘脑、胼胝体膝部和压部、外侧裂、胼胝体膝部前方及压部后方的强回声大脑镰等。

（2）经胼胝体膝部和压部（最大透明隔腔与韦氏腔）横切面：参见第三章第一节。

（3）胼胝体体部观测切面：在经胼胝体膝部和压部（最大透明隔腔与韦氏腔）横切面的基础上探头向胎儿颅顶方向平移，至透明隔腔与其后方韦氏腔相连形成长方形无回声刚好消失，代之以胼胝体体部的低回声区。此切面上恒定显示的解剖结构包括胼胝体体部、双侧对称的大脑实质、胼胝体体部前方及后方的强回声大脑镰。

【测量方法】

（1）胼胝体最大前后径切面：胼胝体最长前后径，胼胝体膝部最前端处大脑镰强回声点至胼胝体压部最后端处大脑镰强回声处之间直线距离。

（2）胼胝体膝部和压部横切面：①胼胝体膝部前后径，胼胝体膝部与其前方脑中线强回声交界点至其与后方透明隔腔无回声交界点间的距离；②胼胝体压部前后径，胼胝体压部与其前方韦氏腔无回声交界点至其与后方脑中线强回声交界点间的距离。

（3）胼胝体体部观测切面：①胼胝体体部前后径，胼胝体体部前方及后方强回声脑中线间的直线距离；②胼胝体体部左右径，胼胝体体部中点处两侧侧脑室内侧壁间的垂直距离。

【临床意义】　评价胼胝体的发育情况有助于为胼胝体异常诊断提供更多的参考信息。

【正常参考值】　曾晴等测量了孕20周至足月胎儿的胼胝体参数，其测量结果见表5-5-2。

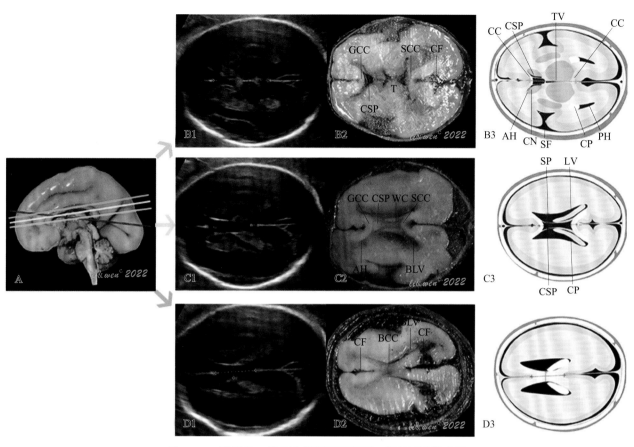

图 5-5-2　胼胝体二维超声横切面测量图、解剖图及模式图

A.胎儿大脑半球内侧面观，红线、蓝线、黄线和绿线分别代表丘脑水平横切面、胼胝体最大前后径切面、经胼胝体膝部和压部（最大透明隔腔与韦氏腔）横切面及胼胝体体部观测切面超声束入路；B1 ～ B3.胼胝体最大前后径超声测量图、解剖图和模式图；C1 ～ C3. 胼胝体膝部和压部前后径超声测量图、解剖图和模式图；D1 ～ D3.胼胝体体部左右径和前后径超声测量图、解剖图和模式图。CC：胼胝体；GCC：胼胝体膝部；SCC：胼胝体压部；BCC：胼胝体体部；CSP：透明隔腔；AH：侧脑室前角；CN：尾状核；T：丘脑；TV：第三脑室；SF：外侧裂；CP：脉络丛；PH：侧脑室后角；BLV：侧脑室体部；WC：韦氏腔；CF：大脑镰；＋……＋：测量界限

二、视神经与视交叉

【测量切面】　视交叉横切面（图5-5-3）。二维及彩色多普勒扫查：以经丘脑横切面为基准将探头向胎儿尾侧缓慢平移，直至显示胎儿基底动脉环切面，彩色多普勒血流成像（color doppler flow imaging，CDFI）更清楚显示基底动脉环，此时可显示双侧大脑前动脉间的圆点状中等回声视交叉结构，然后将探头以视交叉为中心旋转，声束仍然垂直射入，靠近胎儿眼球侧的探头向胎儿尾侧旋30° ～ 45°，直至出现"X"形的中等回声结构，"X"前部分为双侧视神经，中间为视交叉，后部分为双侧视束，均呈中等回声。双侧视神经间的无回声区为交叉池，双侧视束之间的无回声区为脚间池，在此二池的衬托下可较好地显示检测目标。此切面上由前下至后上依次显示的结构为眼眶、眼球、蝶骨、交叉池、视神经-视交叉-视

束、脚间池、大脑脚、两侧颞叶、两侧枕叶和侧脑室及其内脉络丛、强回声颅骨。先利用基底动脉环大致定位，再利用眼眶、大脑脚、侧脑室便可基本确定此切面。

【测量方法】　在目标切面视交叉切面上测量视神经直径、视束直径、视交叉横径。以测量目标为中心适当放大图像更方便测量。双侧视神经、视束大小的测量选取距离视交叉中点1cm以内段测量，测量游标的内缘置于中等回声的视神经或者视束外缘，测量线垂直视神经或者视束长轴；视交叉横径测量时，将游标定位于视交叉左右两侧最窄处，游标的内缘置于中等回声的视交叉外缘（图5-5-5）。

【临床意义】　产前超声可以较好地观察与评估胎儿视交叉、视神经和视束的形态与大小，能为前视交叉段视路异常的诊断提供影像学参考。

【正常参考值】　张葵等测量了正常胎儿视交叉结构，结果见表5-5-3 ～表5-5-5。

表 5-5-2　二维超声横切面胼胝体各参数的正常参考值范围

孕周（周）	病例数	胼胝体最大前后径（cm）	前后径（cm）			体部左右径（cm）
			膝部	压部	体部	
20	24	1.84±0.18	0.29±0.04	0.32±0.03	1.23±0.14	0.43±0.05
21	29	2.19±0.26	0.31±0.04	0.34±0.04	1.42±0.14	0.43±0.08
22	34	2.55±0.17	0.35±0.04	0.37±0.04	1.56±0.18	0.48±0.08
23	41	2.72±0.18	0.37±0.05	0.39±0.04	1.61±0.19	0.52±0.10
24	57	2.84±0.17	0.39±0.05	0.40±0.05	1.65±0.20	0.54±0.08
25	53	3.00±0.21	0.38±0.04	0.40±0.05	1.73±0.20	0.53±0.10
26	37	3.23±0.24	0.41±0.05	0.42±0.04	1.88±0.20	0.59±0.10
27	30	3.35±0.17	0.42±0.05	0.42±0.05	1.94±0.20	0.60±0.10
28	38	3.48±0.19	0.44±0.06	0.47±0.06	1.96±0.24	0.66±0.11
29	26	3.62±0.23	0.46±0.05	0.45±0.06	1.96±0.24	0.70±0.16
30	81	3.70±0.25	0.48±0.07	0.53±0.09	1.99±0.27	0.73±0.14
31	41	3.75±0.25	0.49±0.07	0.49±0.08	1.98±0.21	0.72±0.15
32	39	3.81±0.19	0.48±0.06	0.49±0.07	2.05±0.28	0.73±0.12
33	24	3.78±0.32	0.48±0.06	0.49±0.09	2.03±0.25	0.75±0.13
34	22	3.95±0.21	0.48±0.07	0.51±0.07	2.16±0.13	0.76±0.13
35	20	3.92±0.19	0.51±0.05	0.53±0.06	2.10±0.24	0.78±0.17
36	34	3.97±0.25	0.52±0.07	0.55±0.10	2.13±0.24	0.81±0.17
≥37	40	4.16±0.25	0.55±0.08	0.57±0.09	2.18±0.36	0.90±0.20

测量值以均数±SD 表示

表 5-5-3　胎儿视神经直径正常参考值

孕周（周）（例数）	视神经直径（cm）					
	均数±标准差	均值的95%置信区间		5th	50th	95th
		下限	上限			
21（n=10）	0.210±0.013	0.200	0.220	0.185	0.215	0.225
22（n=19）	0.220±0.019	0.211	0.230	0.185	0.215	0.250
23（n=64）	0.232±0.015	0.228	0.236	0.206	0.230	0.259
24（n=132）	0.238±0.02	0.234	0.241	0.210	0.240	0.262
25（n=53）	0.244±0.017	0.239	0.248	0.216	0.245	0.280
26（n=18）	0.260±0.013	0.254	0.270	0.240	0.260	0.280
27（n=11）	0.276±0.018	0.262	0.319	0.245	0.275	0.376
28（n=6）	0.273±0.019	0.253	0.294	0.240	0.273	0.291
29（n=16）	0.288±0.017	0.278	0.297	0.260	0.283	0.317
30（n=50）	0.299＋0.016	0.294	0.303	0.266	0.300	0.325
31（n=55）	0.302±0.018	0.297	0.306	0.264	0.300	0.330
32（n=33）	0.312±0.017	0.306	0.318	0.280	0.310	0.345
33（n=13）	0.317±0.013	0.309	0.325	0.295	0.320	0.335

孕周（周） （例数）	视神经直径（cm）					
	均数 ± 标准差	均值的95%置信区间		5th	50th	95th
		下限	上限			
34（n=8）	0.345±0.012	0.335	0.355	0.330	0.350	0.354
35（n=17）	0.350±0.014	0.343	0.358	0.325	0.350	0.372
36（n=45）	0.355±0.020	0.349	0.361	0.316	0.355	0.391
37（n=31）	0.370±0.017	0.364	0.377	0.340	0.370	0.402
38（n=17）	0.378±0.018	0.368	0.387	0.340	0.380	0.400
39（n=20）	0.392±0.020	0.383	0.401	0.360	0.395	0.420
40（n=5）	0.394±0.007	0.386	0.402	0.385	0.395	0.400

表 5-5-4　胎儿视交叉横径正常参考值

孕周（周）（例数）	视交叉横径（cm）					
	平均数 ± 标准差	均值的95%置信区间		5th	50th	95th
		下限	上限			
21（n=10）	0.594±0.043	0.563	0.625	0.510	0.595	0.649
22（n=19）	0.603±0.066	0.571	0.635	0.510	0.590	0.720
23（n=64）	0.605±0.045	0.593	0.616	0.540	0.600	0.698
24（n=132）	0.637±0.049	0.629	0.646	0.560	0.640	0.724
25（n=53）	0.675±0.060	0.659	0.692	0.590	0.670	0.783
26（n=18）	0.706±0.053	0.679	0.732	0.590	0.715	0.773
27（n=11）	0.761+0.075	0.711	0.811	0.690	0.730	0.914
28（n=6）	0.697±0.053	0.641	0.752	0.620	0.690	0.735
29（n=16）	0.74±0.064	0.710	0.778	0.650	0.755	0.860
30（n=50）	0.726±0.064	0.708	0.744	0.620	0.715	0.845
31（n=55）	0.725±0.066	0.708	0.743	0.606	0.730	0.840
32（n=33）	0.757±0.061	0.735	0.778	0.667	0.760	0.890
33（n=13）	0.761±0.055	0.728	0.794	0.68	0.770	0.852
34（n=8）	0.779±0.063	0.726	0.831	0.700	0.780	0.840
35（n=17）	0.849±0.069	0.814	0.885	0.770	0.820	0.956
36（n=45）	0.795±0.073	0.773	0.817	0.673	0.790	0.917
37（n=31）	0.807±0.099	0.771	0.843	0.664	0.790	1.018
38（n=17）	0.869±0.082	0.827	0.911	0.710	0.870	0.984
39（n=20）	0.900±0.086	0.859	0.940	0.742	0.900	1.067
40（n=5）	0.884±0.053	0.818	0.950	0.830	0.880	0.935

表 5-5-5　胎儿视束直径正常参考值

孕周（周）（例数）	视束直径（cm）					
	均数 ± 标准差	均值的95%置信区间		5th	50th	95th
		下限	上限			
21（*n*=10）	0.207±0.018	0.193	0.220	0.175	0.208	0.225
22（*n*=19）	0.219±0.021	0.209	0.229	0.180	0.220	0.250
23（*n*=64）	0.230±0.012	0.227	0.233	0.206	0.230	0.250
24（*n*=132）	0.235±0.014	0.233	0.238	0.210	0.235	0.260
25（*n*=53）	0.242±0.012	0.238	0.245	0.220	0.240	0.265
26（*n*=18）	0.260±0.012	0.254	0.266	0.245	0.260	0.276
27（*n*=11）	0.281±0.013	0.270	0.320	0.265	0.280	0.375
28（*n*=6）	0.277±0.015	0.261	0.293	0.250	0.280	0.288
29（*n*=16）	0.289±0.015	0.281	0.297	0.255	0.295	0.307
30（*n*=50）	0.296±0.014	0.292	0.300	0.268	0.298	0.317
31（*n*=55）	0.298±0.014	0.294	0.302	0.269	0.300	0.320
32（*n*=33）	0.305±0.010	0.302	0.309	0.289	0.305	0.320
33（*n*=13）	0.312±0.017	0.302	0.323	0.280	0.310	0.333
34（*n*=8）	0.340±0.007	0.335	0.345	0.335	0.338	0.348
35（*n*=17）	0.345±0.018	0.336	0.354	0.300	0.345	0.363
36（*n*=45）	0.352±0.018	0.346	0.357	0.309	0.355	0.375
37（*n*=31）	0.364±0.017	0.358	0.370	0.333	0.365	0.394
38（*n*=17）	0.375±0.019	0.365	0.385	0.335	0.375	0.401
39（*n*=20）	0.385±0.016	0.378	0.392	0.346	0.390	0.400
40（*n*=5）	0.383±0.018	0.361	0.405	0.360	0.380	0.398

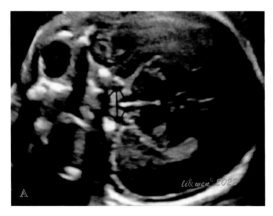
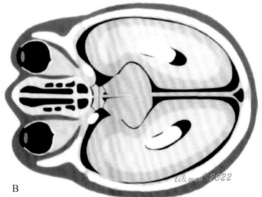

图 5-5-3　二维超声双侧视神经、双侧视束的直径测量，视交叉的横径测量
A.超声测量图；B.模式测量图

三、海马

【测量切面】

（1）海马横切面：以丘脑水平横切面为基准切面，向胎儿尾侧移动探头，至左、右大脑半球对称，可清晰显示两侧海马的横断面。海马内侧可见大脑脚及脚间池，外侧见大脑颞叶外缘，后方可见小脑幕及部分小脑上缘沟回，前方可见部分不完整的大脑镰（图5-5-4）。

（2）海马冠状切面：以海马长轴中点为扫查中心，

在海马横切面的基础上旋转探头90°，前后略微调整探头至左、右大脑半球对称，并可清晰显示大脑镰、胼胝体体部、丘脑、双侧大脑颞叶、外侧裂、颞叶内侧的海马、海马内侧环池（图5-5-5）。

【测量方法】

（1）海马前后径：海马横切面上，沿海马长轴进行测量，海马最前端至最后端的距离（图5-5-4）。

（2）海马上下径：海马冠状切面上，经过海马中点处由头侧至尾侧的距离。

（3）海马左右径：海马冠状切面上，垂直于上下径且通过海马中点由左至右的距离（图5-5-5）。

【临床意义】　海马属于边缘系统，是颞叶内侧的皮质，海马是与学习记忆有关的大脑皮质，也参与某些内脏活动的神经反射过程。在许多病理状态如癫痫、记忆障碍、帕金森病、阿尔茨海默病、双相情感障碍等疾病中，海马可以出现体积、功能甚至结构的改变。在很多先天性神经系统疾病中，海马也存在异常改变，包括海马体积减小、折叠或弯曲改变。超声是产前结构筛查中最为常规的检查方式，通过超声对胎儿海马进行观察和测量对海马结构的发育和评估具有一定的意义。

【正常参考值】　罗丹丹等对孕21～40周的正常孕妇海马相关参数进行测量并建立正常参考值，见表5-5-6～表5-5-8。

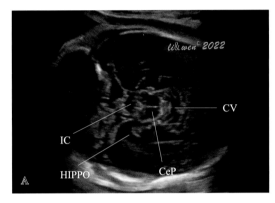
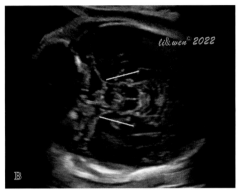

图5-5-4　海马横切面声像图及相关参数测量

A.海马横切面声像图；B.海马前后径的测量。IC.脚间池；HIPPO：海马；CV：小脑蚓部；CeP：大脑脚

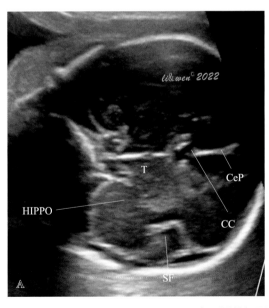
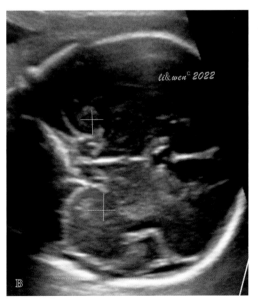

图5-5-5　海马冠状切面声像图及相关参数测量

A.海马冠状切面声像图；B.海马上下径、左右径的测量。T：丘脑；HIPPO：海马；CeP：大脑镰；CC：胼胝体；SF：外侧裂

表 5-5-6　孕 21～40 周胎儿海马上下径正常参考值

孕周（周）	例数	HP-TA（cm）						
		均数	标准差	均数的 95% 置信区间		5th	50th	95th
				下限	上限			
21	3	0.727	0.101	0.477	0.977	0.453	0.740	0.883
22	5	0.630	0.086	0.523	0.737	0.497	0.620	0.927
23	37	0.742	0.117	0.703	0.781	0.541	0.750	0.970
24	62	0.793	0.111	0.764	0.821	0.585	0.803	1.014
25	25	0.817	0.130	0.764	0.871	0.629	0.800	1.058
26	4	0.863	0.110	0.687	1.038	0.673	0.905	1.102
27	12	0.948	0.132	0.865	1.032	0.717	0.925	1.145
28	9	1.033	0.146	0.921	1.146	0.761	1.100	1.189
29	20	1.043	0.120	0.987	1.099	0.805	1.030	1.233
30	41	1.080	0.135	1.037	1.123	0.849	1.070	1.277
31	41	1.128	0.137	1.085	1.171	0.892	1.130	1.321
32	23	1.167	0.139	1.107	1.227	0.936	1.200	1.365
33	14	1.205	0.136	1.126	1.283	0.980	1.215	1.409
34	7	1.304	0.172	1.145	1.464	1.024	1.290	1.452
35	8	1.278	0.181	1.126	1.429	1.068	1.235	1.496
36	31	1.313	0.141	1.261	1.365	1.111	1.310	1.540
37	15	1.360	0.082	1.315	1.406	1.155	1.380	1.584
38	5	1.308	0.140	1.135	1.481	1.199	1.230	1.629
39	10	1.469	0.098	1.398	1.539	1.242	1.480	1.673
40	3	1.253	0.168	0.836	1.671	1.286	1.290	1.717

HP-TA：海马上下径；5th 为第 5 百分位数；50th 为第 50 百分位数；95th 为第 95 百分位数

表 5-5-7　孕 21～40 周胎儿海马左右径正常参考值

孕周	例数	HP-CA（cm）						
		均数	标准差	均数的 95% 置信区间		5th	50th	95th
				下限	上限			
21	3	0.560	0.078	0.366	0.754	0.368	0.600	0.805
22	5	0.574	0.058	0.502	0.646	0.408	0.550	0.844
23	37	0.640	0.117	0.601	0.678	0.448	0.650	0.884
24	62	0.699	0.091	0.676	0.722	0.488	0.722	0.924
25	25	0.737	0.113	0.690	0.784	0.528	0.740	0.963
26	4	0.723	0.068	0.614	0.831	0.567	0.725	1.003
27	12	0.830	0.099	0.767	0.893	0.607	0.840	1.042
28	9	0.883	0.125	0.787	0.979	0.647	0.870	1.082
29	20	0.945	0.107	0.893	0.996	0.687	0.920	1.122
30	41	0.968	0.141	0.923	1.013	0.726	0.970	1.161
31	41	1.039	0.131	0.998	1.081	0.766	1.050	1.201

孕周	例数	HP-CA（cm）						
		均数	标准差	均数的95%置信区间		5th	50th	95th
				下限	上限			
32	23	0.994	0.123	0.940	1.047	0.806	0.960	1.241
33	14	1.061	0.125	0.988	1.133	0.845	1.095	1.281
34	7	1.141	0.075	1.072	1.211	0.885	1.170	1.320
35	8	1.129	0.135	1.016	1.242	0.924	1.090	1.360
36	31	1.160	0.127	1.113	1.207	0.964	1.140	1.400
37	15	1.241	0.094	1.189	1.293	1.004	1.240	1.440
38	5	1.234	0.120	1.085	1.383	1.043	1.170	1.480
39	10	1.330	0.086	1.268	1.392	1.083	1.300	1.520
40	3	0.900	0.659	0.738	2.538	1.122	1.240	1.560

HP-CA：海马左右径；5th 为第5百分位数；50th 为第50百分位数；95th 为第95百分位数

表 5-5-8　孕21～40周胎儿海马前后径正常参考值

孕周	例数	HP-AP（cm）						
		均数	标准差	均数的95%置信区间		5th	50th	95th
				下限	上限			
21	3	0.863	0.142	0.511	1.216	0.650	0.890	1.260
22	5	0.942	0.256	0.624	1.260	0.719	1.070	1.329
23	37	0.993	0.176	0.934	1.052	0.789	0.980	1.398
24	62	1.127	0.175	1.082	1.171	0.858	1.155	1.467
25	24	1.279	0.176	1.205	1.353	0.928	1.255	1.536
26	4	1.278	0.146	1.046	1.509	0.997	1.265	1.605
27	12	1.508	0.161	1.406	1.611	1.066	1.535	1.674
28	9	1.532	0.157	1.411	1.653	1.135	1.540	1.743
29	20	1.645	0.161	1.569	1.720	1.205	1.635	1.813
30	41	1.635	0.204	1.570	1.699	1.274	1.660	1.882
31	41	1.702	0.156	1.653	1.752	1.343	1.710	1.951
32	23	1.766	0.142	1.704	1.827	1.412	1.710	2.020
33	14	1.774	0.105	1.713	1.835	1.481	1.750	2.090
34	7	1.907	0.147	1.771	2.043	1.550	1.860	2.159
35	7	1.917	0.135	1.793	2.042	1.619	1.940	2.228
36	31	1.894	0.160	1.835	1.952	1.688	1.870	2.298
37	15	2.003	0.184	1.901	2.105	1.757	1.950	2.367
38	5	2.072	0.173	1.857	2.287	1.826	2.060	2.437
39	10	2.108	0.244	1.934	2.283	1.895	2.035	2.506
40	3	2.207	0.261	1.559	2.855	1.964	2.270	2.576

HP-AP：海马前后径；5th 为第5百分位数；50th 为第50百分位数；95th 为第95百分位数

四、穹窿

【测量切面】

（1）穹窿体部横切面：在丘脑水平横切面的基础上向头侧移动探头，切面移动至丘脑最上方，显示最大透明隔腔切面，此时大脑外侧裂几乎消失，中线处显示最大透明隔腔和韦氏腔，强回声的大脑镰，左右侧可对称显示两侧侧脑室顶部的脉络丛及大脑半球，可以清晰显示透明隔腔与韦氏腔两侧的条带状低回声穹窿体部，微调探头至穹窿体部完整显示（图5-5-6）。

（2）穹窿柱冠状切面：在获得穹窿体部横切面后，以穹窿体部最前端为中心，旋转探头90°，图像从头端至尾端可显示大脑镰、对称的双侧大脑半球及部分外侧裂、胼胝体体部、透明隔腔，可以看到与穹窿体部接近垂直但相连续、左右对称的条状低回声穹窿柱，调整探头至穹窿柱完全显示（图5-5-7）。

【测量方法】

（1）穹窿体部长径：穹窿体部横切面上，沿穹窿体部长轴进行测量，穹窿体部最前端至最后端的距离。

（2）穹窿体部宽径：穹窿体部横切面上，选择穹窿体部最宽且垂直于穹窿体部长径，测量穹窿体部最左缘至最右缘的距离（图5-5-6）。

（3）穹窿柱长径：穹窿柱冠状切面上，沿穹窿柱长轴进行测量，穹窿柱最上端至最下端的距离。

（4）穹窿柱宽径：穹窿柱冠状切面上，垂直于穹窿柱长轴且通过穹窿柱长径中心点处穹窿柱最左缘至最右缘的距离（图5-5-7）。

【临床意义】 穹窿属于大脑的边缘系统，是海马的主要传出通路，穹窿内有许多投射纤维，参与额叶、颞叶、左右大脑半球的信息传递，随着超声诊断仪器的进步和产前超声的不断发展，穹窿也逐渐开始被超声观察和认识。

【正常参考值】 罗丹丹等对孕21～40周的正常胎儿穹窿相关参数进行测量并建立正常参考值，见表5-5-9～表5-5-12。

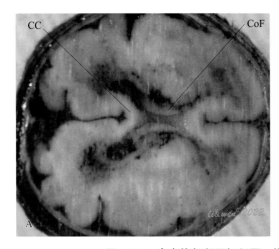
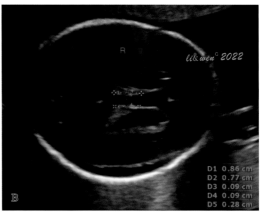

图5-5-6　穹窿体部断层解剖图、横切面声像图及穹窿体部参数测量

A.穹窿体部横切面标本断层解剖图；B.穹窿体部横切面穹窿体部长径、宽径的测量方法。CoF：穹窿柱；CC：胼胝体；R：胎儿右侧

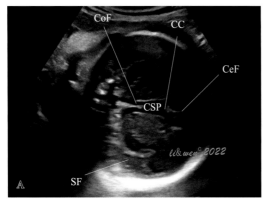
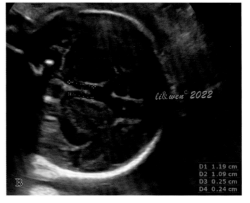

图5-5-7　穹窿柱冠状切面声像图及穹窿柱参数测量

A.穹窿柱二维超声冠状切面声像图；B.穹窿柱冠状切面上穹窿柱长径及宽径的测量方法。CoF：穹窿柱；CC：胼胝体；CeF：大脑镰；CSP：透明隔腔；SF：外侧裂

表5-5-9　孕21～40周胎儿穹窿柱长径正常参考值

孕周（周）	病例数	FC-LA（cm）						
		均数	标准差	均数的95%置信区间		5th	50th	95th
				下限	上限			
21	3	0.613	0.064	0.456	0.771	0.465	0.650	0.844
22	5	0.694	0.109	0.559	0.829	0.501	0.710	0.880
23	35	0.717	0.083	0.689	0.746	0.537	0.710	0.916
24	63	0.766	0.088	0.743	0.788	0.573	0.760	0.952
25	26	0.827	0.121	0.778	0.876	0.609	0.800	0.988
26	4	0.923	0.038	0.862	0.983	0.646	0.935	1.024
27	12	0.904	0.104	0.838	0.970	0.682	0.915	1.060
28	9	0.889	0.134	0.786	0.992	0.718	0.910	1.096
29	20	0.917	0.098	0.871	0.963	0.754	0.905	1.132
30	41	0.980	0.120	0.942	1.018	0.790	0.950	1.168
31	41	1.009	0.126	0.969	1.049	0.826	0.990	1.204
32	23	1.050	0.093	1.009	1.090	0.862	1.060	1.240
33	14	1.081	0.133	1.004	1.157	0.898	1.100	1.276
34	7	1.103	0.121	0.991	1.214	0.934	1.110	1.313
35	7	1.083	0.069	1.019	1.147	0.970	1.100	1.349
36	31	1.239	0.154	1.183	1.296	1.006	1.240	1.385
37	15	1.257	0.144	1.178	1.337	1.042	1.230	1.421
38	4	1.210	0.185	0.916	1.504	1.078	1.205	1.457
39	10	1.300	0.121	1.214	1.387	1.114	1.280	1.494
40	3	1.207	0.076	1.017	1.396	1.149	1.190	1.530

FC-LA：穹窿柱长径；5th为第5百分位数；50th为第50百分位数；95th为第95百分位数

表5-5-10　孕21～40周胎儿穹窿柱宽径正常参考值

孕周（周）	病例数	FC-SA（cm）						
		均数	标准差	均数的95%置信区间		5th	50th	95th
				下限	上限			
21	3	0.137	0.012	0.108	0.165	0.099	0.130	0.190
22	5	0.156	0.026	0.124	0.188	0.106	0.170	0.197
23	35	0.152	0.024	0.144	0.160	0.113	0.150	0.204
24	63	0.163	0.022	0.157	0.169	0.121	0.160	0.211
25	26	0.173	0.026	0.163	0.183	0.128	0.170	0.218
26	4	0.185	0.026	0.143	0.227	0.135	0.190	0.226
27	12	0.196	0.016	0.186	0.206	0.142	0.200	0.233
28	9	0.206	0.019	0.191	0.220	0.149	0.200	0.240
29	20	0.205	0.025	0.193	0.216	0.156	0.200	0.247
30	41	0.212	0.026	0.204	0.220	0.163	0.210	0.254
31	41	0.220	0.024	0.213	0.228	0.171	0.220	0.261

续表

孕周 （周）	病例数	FC-SA（cm）						
		均数	标准差	均数的95%置信区间		5th	50th	95th
				下限	上限			
32	23	0.237	0.029	0.224	0.249	0.178	0.230	0.268
33	14	0.241	0.027	0.226	0.256	0.185	0.240	0.276
34	7	0.230	0.024	0.208	0.252	0.192	0.240	0.283
35	7	0.234	0.016	0.219	0.249	0.199	0.240	0.290
36	31	0.255	0.030	0.244	0.266	0.206	0.250	0.297
37	15	0.240	0.045	0.215	0.265	0.213	0.250	0.304
38	4	0.268	0.079	0.141	0.394	0.220	0.265	0.311
39	10	0.256	0.035	0.230	0.281	0.227	0.250	0.319
40	3	0.250	0.035	0.230	0.281	0.235	0.250	0.326

FC-SA：穹窿柱宽径；5th为第5百分位数；50th为第50百分位数；95th为第95百分位数

表5-5-11　孕21～40周胎儿穹窿体部长径正常参考值

孕周 （周）	病例数	FB-LA（cm）						
		均数	标准差	均数的95%置信区间		5th	50th	95th
				下限	上限			
21	3	0.640	0.052	0.511	0.769	0.511	0.610	1.035
22	5	0.800	0.190	0.564	1.036	0.544	0.770	1.067
23	35	0.796	0.103	0.760	0.831	0.577	0.780	1.099
24	63	0.841	0.134	0.807	0.875	0.609	0.810	1.132
25	26	0.959	0.153	0.897	1.021	0.642	0.970	1.164
26	4	1.063	0.139	0.842	1.284	0.675	1.075	1.197
27	12	1.016	0.178	0.903	1.129	0.707	1.060	1.229
28	9	1.038	0.150	0.923	1.153	0.740	1.040	1.262
29	20	1.017	0.143	0.950	1.083	0.773	1.030	1.294
30	41	1.120	0.147	1.073	1.166	0.805	1.110	1.327
31	41	1.107	0.153	1.059	1.155	0.838	1.100	1.360
32	23	1.171	0.155	1.104	1.238	0.870	1.180	1.392
33	14	1.194	0.147	1.109	1.279	0.903	1.230	1.425
34	7	1.324	0.205	1.134	1.514	0.935	1.330	1.458
35	7	1.220	0.172	1.061	1.379	0.968	1.240	1.491
36	31	1.257	0.180	1.191	1.323	1.000	1.240	1.523
37	15	1.187	0.200	1.077	1.298	1.033	1.170	1.556
38	4	1.365	0.209	1.033	1.697	1.065	1.400	1.589
39	10	1.271	0.195	1.131	1.410	1.097	1.220	1.622
40	3	1.203	0.100	0.955	1.452	1.130	1.210	1.655

FB-LA：穹窿体部长径；5th为第5百分位数；50th为第50百分位数；95th为第95百分位数

表5-5-12　孕21～40周胎儿穹窿体部宽径正常参考值

孕周（周）	病例数	FB-SA（cm）						
		均数	标准差	均数的95%置信区间		5th	50th	95th
				下限	上限			
21	3	0.080	0.010	0.055	0.105	0.048	0.080	0.152
22	5	0.108	0.034	0.066	0.151	0.052	0.090	0.156
23	35	0.106	0.025	0.097	0.114	0.056	0.100	0.160
24	63	0.102	0.028	0.095	0.109	0.060	0.100	0.164
25	26	0.130	0.025	0.120	0.140	0.064	0.130	0.168
26	4	0.135	0.017	0.107	0.163	0.069	0.135	0.173
27	12	0.132	0.033	0.111	0.153	0.073	0.125	0.177
28	9	0.126	0.018	0.112	0.140	0.077	0.120	0.181
29	20	0.143	0.042	0.123	0.162	0.081	0.130	0.185
30	41	0.142	0.033	0.132	0.153	0.085	0.140	0.189
31	41	0.146	0.037	0.134	0.157	0.089	0.140	0.193
32	23	0.146	0.033	0.131	0.160	0.093	0.150	0.197
33	14	0.153	0.025	0.138	0.167	0.097	0.150	0.201
34	7	0.159	0.023	0.138	0.180	0.101	0.160	0.206
35	7	0.153	0.034	0.121	0.184	0.106	0.150	0.210
36	31	0.160	0.027	0.150	0.170	0.110	0.160	0.214
37	15	0.160	0.032	0.142	0.178	0.114	0.150	0.218
38	4	0.210	0.066	0.105	0.316	0.118	0.200	0.222
39	10	0.148	0.036	0.123	0.174	0.122	0.150	0.226
40	3	0.140	0.017	0.097	0.183	0.126	0.130	0.231

FB-SA：穹窿体部宽径；5th为第5百分位数；50th为第50百分位数；95th为第95百分位数

五、脊髓圆锥末端与最末椎体骨化中心尾侧端之间的距离和脊髓圆锥末端至最末椎体骨化中心连线的延长线与皮肤交点间的距离

【测量切面】　骶尾部正中矢状切面。

【测量方法】　脊髓圆锥末端与最末椎体骨化中心尾侧端之间的距离为D1，脊髓圆锥末端至最末椎体骨化中心连线的延长线与皮肤交点间的距离为D2，测量方法见图5-5-8。

【临床意义】　超声并不能发现神经损害的症状，但可以通过观察脊髓圆锥末端的位置筛查胎儿闭合性脊柱裂合并脊髓拴系综合征的可能。产前超声可通过测量脊髓圆锥末端与最末椎体骨化中心尾侧端之间的距离（D1）和脊髓圆锥末端至最末椎体骨化中心连线的延长线与皮肤交点间的距离（D2）评估胎儿脊髓圆锥末端的位置以筛查胎儿是否患有脊髓拴系综合征。

【正常参考值】　罗丹丹等对上述两个距离测量后建立了正常参考值，见表5-5-13。

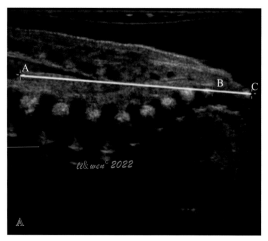 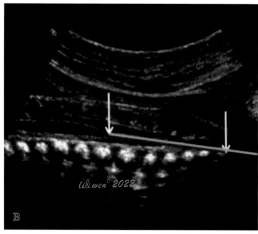

图 5-5-8　D1 和 D2 的测量方法声像图

A.在骶尾部正中矢状切面且声束自背侧入射时测量，AB 间的距离为 D1，AC 间的距离为 D2；B.白色箭头所指位置分别为脊髓圆锥末端和最末椎体骨化中心尾侧端，红色线条的距离为 D1，绿色线条的距离为 D2

表 5-5-13　脊髓圆锥末端与最末椎体骨化中心尾侧端之间的距离（D1）和脊髓圆锥末端至最末椎体骨化中心连线的延长线与皮肤交点间的距离（D2）的正常参考值

孕周（周）	D1（cm）							D2（cm）						
	1th	2.5th	5th	50th	95th	97.5th	99th	1th	2.5th	5th	50th	95th	97.5th	99th
15	0.443	0.611	0.755	1.500	2.260	2.404	2.572	1.085	1.261	1.412	2.193	2.989	3.140	3.316
16	0.695	0.863	1.007	1.751	2.511	2.655	2.823	1.353	1.529	1.680	2.460	3.256	3.408	3.584
17	0.946	1.114	1.259	2.002	2.762	2.906	3.074	1.620	1.796	1.948	2.727	3.524	3.675	3.851
18	1.198	1.366	1.510	2.253	3.013	3.158	3.326	1.888	2.064	2.215	2.994	3.791	3.942	4.118
19	1.450	1.618	1.762	2.504	3.265	3.409	3.577	2.156	2.332	2.483	3.261	4.058	4.209	4.385
20	1.702	1.869	2.014	2.755	3.516	3.660	3.828	2.424	2.600	2.751	3.528	4.325	4.476	4.652
21	1.953	2.121	2.265	3.006	3.767	3.912	4.079	2.691	2.867	3.018	3.795	4.593	4.744	4.920
22	2.205	2.373	2.517	3.257	4.019	4.163	4.331	2.959	3.135	3.286	4.062	4.860	5.011	5.187
23	2.457	2.624	2.769	3.508	4.270	4.414	4.582	3.227	3.403	3.554	4.329	5.127	5.278	5.454
24	2.708	2.876	3.020	3.759	4.522	4.666	4.833	3.494	3.670	3.821	4.596	5.395	5.546	5.722
25	2.960	3.128	3.272	4.010	4.773	4.917	5.085	3.762	3.938	4.089	4.863	5.662	5.813	5.989
26	3.212	3.379	3.523	4.261	5.024	5.168	5.336	4.030	4.205	4.356	5.130	5.930	6.081	6.256
27	3.463	3.631	3.775	4.512	5.276	5.420	5.587	4.297	4.473	4.624	5.397	6.197	6.348	6.524
28	3.715	3.882	4.026	4.763	5.527	5.671	5.839	4.565	4.740	4.891	5.664	6.464	6.615	6.791
29	3.966	4.134	4.278	5.014	5.779	5.923	6.090	4.832	5.008	5.159	5.931	6.732	6.883	7.059
30	4.218	4.385	4.529	5.265	6.030	6.174	6.342	5.100	5.275	5.426	6.198	6.999	7.150	7.326
31	4.469	4.637	4.781	5.516	6.282	6.426	6.593	5.367	5.543	5.694	6.465	7.267	7.418	7.594
32	4.720	4.888	5.032	5.767	6.533	6.677	6.845	5.634	5.810	5.961	6.732	7.534	7.685	7.861
33	4.972	5.139	5.284	6.018	6.785	6.929	7.097	5.902	6.078	6.229	6.999	7.802	7.953	8.129
34	5.223	5.391	5.535	6.269	7.036	7.180	7.348	6.169	6.345	6.496	7.266	8.070	8.221	8.396
35	5.475	5.642	5.786	6.520	7.288	7.432	7.600	6.437	6.612	6.763	7.533	8.337	8.488	8.664
36	5.726	5.894	6.038	6.771	7.540	7.684	7.851	6.704	6.880	7.031	7.800	8.605	8.756	8.932
37	5.977	6.145	6.289	7.022	7.791	7.935	8.103	6.971	7.147	7.298	8.067	8.872	9.024	9.199

孕周	D1（cm）							D2（cm）						
（周）	1th	2.5th	5th	50th	95th	97.5th	99th	1th	2.5th	5th	50th	95th	97.5th	99th
38	6.228	6.396	6.540	7.273	8.043	8.187	8.355	7.238	7.414	7.565	8.334	9.140	9.291	9.467
39	6.480	6.647	6.792	7.524	8.295	8.439	8.607	7.506	7.682	7.833	8.601	9.408	9.559	9.735
40	6.731	6.899	7.043	7.775	8.546	8.690	8.858	7.773	7.949	8.100	8.868	9.675	9.827	10.003
41	6.982	7.150	7.294	8.026	8.798	8.942	9.110	8.040	8.216	8.367	9.135	9.943	10.094	10.270

1th、2.5th、5th、50th、95th、97.5th和99th分别代表第1百分位数、第2.5百分位数、第5百分位数、第50百分位数、第95百分位数、第97.5百分位数和第99百分位数

六、脊髓圆锥末端尾侧椎体骨化中心计数

【**测量切面**】　骶尾部正中矢状切面。

【**测量方法**】　计数脊髓圆锥末端尾侧所对应的完整椎体骨化中心数目，计数方法见图5-5-9。

【**临床意义**】　超声并不能发现神经损害的症状，但可以通过观察脊髓圆锥末端的位置筛查胎儿闭合性脊柱裂合并脊髓拴系综合征。产前超声可通过计数脊髓圆锥末端尾侧所对应的完整椎体骨化中心数目评估胎儿脊髓圆锥末端的位置以筛查胎儿是否患有脊髓拴系综合征。圆锥尾侧椎体骨化中心个数预测闭合性脊柱裂和脊髓拴系综合征的ROC曲线下面积（area under curve，AUC）为0.977。以6.5作为诊断截断值时，诊断的特异度为93%，敏感度为94.3%。

【**正常参考值**】　罗丹丹等统计了孕17～41周的胎儿脊髓圆锥末端尾侧椎体骨化中心计数，结果见表5-5-14。

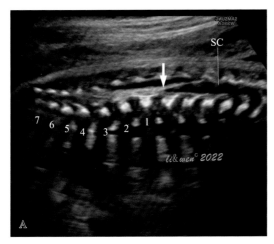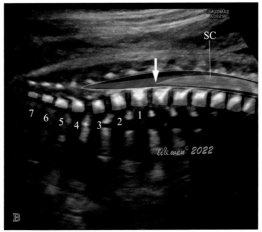

图5-5-9　**尾侧椎体计数法声像图与模式图**

在经背侧的胎儿骶尾部正中矢状切面进行观察和计数，白色箭头所指为脊髓圆锥末端的位置，由脊髓圆锥末端所对应的下一个完整椎体开始计数，计数所有可显示的椎体骨化中心数。SC：脊髓。A.骶尾部正中矢状切面声像图；B.骶尾部正中矢状切面模式图

表5-5-14　**正常组不同孕周胎儿圆锥末端尾侧椎体骨化中心数**

孕周（周）	病例数	尾侧骨化椎体个数及百分比					
		＜5	5	6	7	8	≥9
17～20	31	2（6.5%）	9（29.0%）	11（35.5%）	8（25.8%）	1（3.2%）	—
21～24	333	—	1（0.3%）	25（7.5%）	180（54.1%）	115（34.5%）	12（3.6%）
25～28	135	—	—	1（0.7%）	62（45.9%）	61（45.2%）	11（8.2%）
29～32	169	—	—	—	23（13.6%）	99（58.6%）	47（27.8%）
33～36	107	—	—	—	14（13.1%）	68（63.5%）	25（23.4%）
＞36	186	—	—	—	13（6.9%）	111（59.7%）	62（33.4%）
合计	961	2	10	37	300	455	157

参 考 文 献

丁妍，2021. 胎儿小脑叶裂与前后叶的产前超声研究. 广州：南方医科大学.

丁妍，李胜利，2021. 小脑小叶与叶裂的影像学研究进展. 中华医学超声杂志（电子版），18（11）：1114-1118.

李洁，王晨静，闫蕊，等，2020，1546例胎儿透明隔腔宽度超声测量值分析. 中国临床医学影像杂志，31（8）：592-595.

李胜利，罗国阳，2017. 胎儿畸形产前超声诊断学. 北京：科学出版社.

廖伊梅，文华轩，汪兵，等，2022. 产前超声简化分级方法评估正常胎儿外侧裂的可行性研究. 中华超声影像学杂志，31（1）：30-36.

刘金蓉，2011. 经腹三维超声检测胎儿小脑蚓部结构的方法和应用. 福州：福建医科大学.

罗丹丹，2018. 中晚孕期胎儿海马—穹窿的产前超声研究. 广州：南方医科大学学报.

罗丹丹，黄怡，李胜利，等，2018. 胎儿脊髓圆锥位置新测距法及其在脊髓拴系中的应用. 中华超声影像学杂志，27（3）：252-258.

田甜，杨太珠，罗红，2019. 产前超声提示透明隔腔增宽胎儿结局分析. 中国介入影像与治疗学，16（10）：608-611.

曾晴，文华轩，袁鹰，等，2019. 中晚孕期胎儿胼胝体观察新方法：二维颅脑横切面法. 中华医学超声杂志（电子版），16（7）：495-503.

张葵，李胜利，文华轩，等，2016. 胎儿视交叉的产前超声初步研究. 中华超声影像学杂志，25（3）：232-237.

张丽丽，邓学，东杨忠，等，2015. 三维超声定量分析胎儿脑干小脑蚓部角及脑干小脑幕角的临床价值. 中华医学超声杂志（电子版），12（2）：136-141.

郑美玉，文华轩，汪兵，等，2021. 胎儿透明隔腔异常产前诊断与妊娠结局分析. 中华医学超声杂志（电子版），18（7）：670-675.

Buck Louis G M，Grewal J，Albert P S，et al，2015. Racial/ethnic standards for fetal growth：the NICHD Fetal Growth Studies. Am J Obstet Gynecol，213（4）：449. e1-449.e41.

D'Addario V，Kurjak A，1985. Ultrasound investigation of the fetal cerebral ventricles. J Perinat Med，13（2）：67-77.

Filly R A，Cardoza J D，Goldstein R B，et al，1989. Detection of fetal central nervous system anomalies：a prac-tical level of effort for a routine sonogram. Radiology，172（2）：403-408.

Goldstein I，Reece E A，Pilu G，et al，1987. Cerebellar measurements with ultrasonography in the evaluation of fetal growth and development. Am J Obstet Gynecol，156（5）：1065-1069.

Hill L M，Guzick D，Fries J，et al，1990. The transverse cerebellar diameter in estimating gestational age in the large for gestational age fetus. Obstet Gynecol，75（6）：981-985.

Katorza E，Bertucci E，Perlman S，et al，2016. Develop-ment of the Fetal Vermis：New Biometry Reference Data and Comparison of 3 Diagnostic Modalities-3D Ultrasound，2D Ultrasound，and MR Imaging. AJNR Am J Neuroradiol，37（7）：1359-1366.

Li S L，Luo G Y，Norwitz E R，et al，2017. Ultrasono-graphic Characteristics of Cortical Sulcus Development in the Human Fetus between 18 and 41 Weeks of Gestation. Chin Med J（Engl），130（8）：920-928.

Malinger G，Zakut H，1993. The corpus callosum：normal fetal development as shown by transvaginal sonography. AJR Am J Roentgenol，161（5）：1041-1043.

Papageorghiou A T，Ohuma E O，Altman D G，et al，2014. International standards for fetal growth based on serial ultra-sound measurements：the Fetal Growth Longitudinal Study of the INTERGROWTH-21st Project. Lancet，384（9946）：869-879.

Poon L C，Sahota D S，Chaemsaithong P，et al，2019. Transvaginal three-dimensional ultrasound assessment of Sylvian fissures at 18 ～ 30 weeks' gestation. Ultrasound in Obstetrics & Gynecology，54（2）：190-198.

Sherer D M，Sokolovski M，Dalloul M，et al，2007. Nom-ograms of the axial fetal cerebellar hemisphere circumference and area throughout gestation. Ultrasound Obstet Gynecol，29（1）：32-37.

Volpe P，Contro E，De Musso F，et al，2012. Brain-stem-vermis and brainstem-tentorium angles allow accurate categorization of fetal upward rotation of cerebellar vermis. Ultrasound Obstet Gynecol，39（6）：632-635.

Zhao D，Cai A，Zhang J，et al，2018. Measurement of normal fetal cerebellar vermis at 24 ～ 32 weeks of gestation by transabdominal ultrasound and magnetic resonance imag-ing：A prospective comparative study. Eur J Radiol，100：30-35.

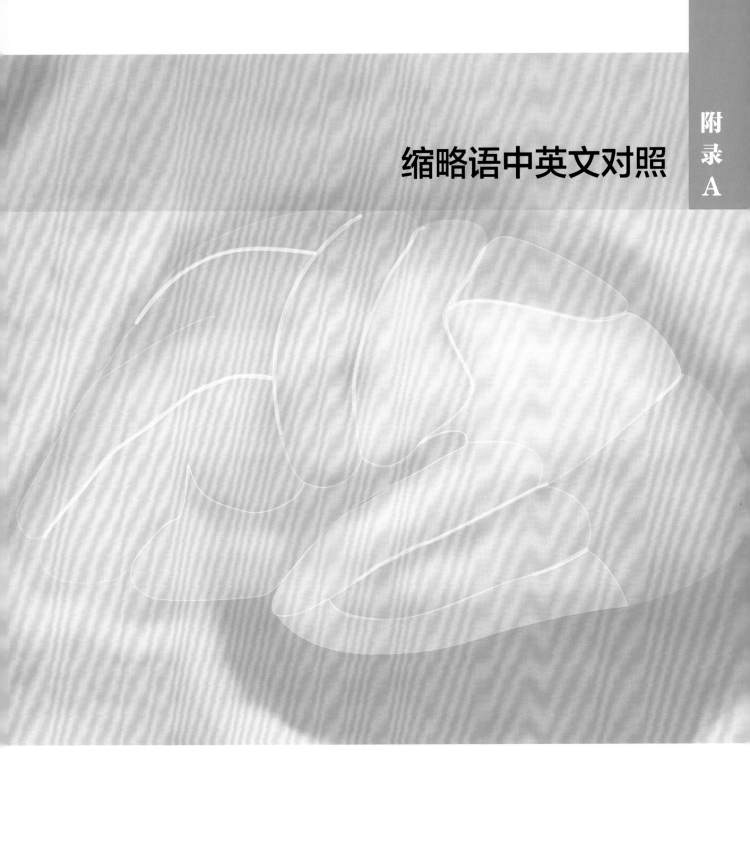

缩略语中英文对照

附录 A

| 3VT | third ventricle | 第三脑室 |
| 4VT | fourth ventricle | 第四脑室 |

A

aalf	ascending-anterior lateral fissure	外侧裂前升支
ACA	anterior cerebral artery	大脑前动脉
AF	anterior fontanelle	前囟
AH	anterior horn of lateral ventricle	侧脑室前角
AIC	anterior limb of internal capsule	内囊前支
ALG	anterior long insula gyrus	前岛长回
AM	amygdaloid	杏仁核复合体（杏仁体）
AMA	anterior membrane	前膜
AnG	angular gyrus	角回
AP	articular process	关节突
a-PaL	anterior paracentral lobule	中央旁小叶前部
ASG	anterior short insula gyrus	前岛短回
AT	anterior thalamic tubercle	丘脑前结节

B

BLV	body of lateral cerebral ventricle	侧脑室体部
BM	midline of brain	脑中线
BoF	the body of the fornix	穹窿体
BP	blake pouch	Blake囊肿
BS	brainstem	脑干

C

C	cerebellum	小脑
CA	cerebral aqueduct	中脑导水管
CaS	calcarine sulcus	距状沟
CavS	cavernous sinus	海绵窦
CC	corpus callosum	胼胝体
CCa	central canal	中央管
CCIG	corpus callosum inferior gyrus	胼胝体下回
CCSG	corpus callosum superior gyrus	胼胝体上回
CE	cauda equina	马尾
CeP	cerebral peduncle	大脑脚
CF	cerebral falx	大脑镰
CH	cerebellar hemisphere	小脑半球
ChC	chiasmatic cistern	交叉池
CiG	cingulate gyrus	扣带回
CiS	cingulate sulcus	扣带沟
CL	cuneate lobe	楔叶
Cl	clivus	枕骨斜坡
CM	cisterna magna	小脑延髓池
CN	caudate nucleus	尾状核

Co	coccyx	尾骨
CoF	the column of the fornix	穹窿柱
CoS	collateral sulcus	侧副沟
CP	choroid plexus	脉络丛
CQ	corpus quadrigemina	四叠体池
CS	central sulucs	中央沟
CSP	camera septi pellucidi	透明隔腔
CSu	coronal suture	冠状缝
CV	cerebellar vermis	小脑蚓部

D

DiG	diagonal gyrus	斜角回
DN	dentate nucleus	齿状核
DS	dorsum sellae	鞍背

E

E	eye	眼球

F

FaG	fasciolar gyrus	束状回
FB	frontal bone	额骨
FC	fornical commissure	穹窿联合
FL	frontal lobe	额叶
FM	foramina of Monro	室间孔
FO	fornix	穹窿
FS	frontal suture	额缝
FT	filum terminale	终丝

G

GCC	genu of corpus callosum	胼胝体膝部
GCV	great cerebral vein	大脑大静脉
GIC	genu of the internal capsule	内囊膝部

H

half	horizontal-anterior lateral fissure	外侧裂前水平支
HI	hippocampus	海马
HiS	hippocampal sulcus	海马沟

I

IA	interthalamic adhesion	丘脑间黏合
IB	ilium	髂骨
IC	internal capsule	内囊
ICS	central sulcus of the insula	岛中央沟
ICV	internal cerebral vein	大脑内静脉
IF	intervertebral foramina	椎间孔
IFG	inferior frontal gyrus	额下回
IFGOp	opercular part of the inferior frontal gyrus	额下回岛盖部
IFS	inferior frontal sulcus	额下沟

IH	inferior horn of lateral ventricle	侧脑室下角/颞脚
IL	insular lobe	岛回
IE	lumbosacral enlargement	腰膨大
ILG	insula long gyrus	岛长回
IM	inferior maxilla	下颌骨
IN	insular	岛叶
IPC	interpeduncular cistern	脚间池
IPF	interpeduncular fossa	脚间窝
IPL	inferior parietal lobe	顶下小叶
IPS	intraparietal sulcus	顶内沟
IRG	inferior rostral gyrus	嘴下回
IRS	inferior rostral sulcus	嘴下沟
ISG	insula short gyrus	岛短回
Ist	isthmus of cingulate gyrus	扣带峡
ITG	inferior temporal gyrus	颞下回
ITS	inferior tempotal sulcus	颞下沟

L

LiG	lingual gyrus	舌回
LL	limbic lobe	边缘叶
LN	lentiform nucleus	豆状核
LOG	lateral occipitotemporal gyrus	枕颞外侧回
LS	lambdoidal suture	人字缝
LSA	lenticulostriate artery	豆纹动脉
LUS	lunatus sulcus	月状沟
LV	lumbar vertebrae	腰椎

M

M	mandible	下颌骨
MB	mammillary body	乳头体
mb-CiS	marginal branch of cingulate sulcus	扣带沟缘支
MBo	maxillary bone	上颌骨
MCA	middle cerebral artery	大脑中动脉
Me	mesencephalon	中脑
MF	mastoid fontanelle	乳突囟
mFG	medial frontal gyrus	额叶内侧回
MFG	middle frontal gyrus	额中回
MOG	medial occipitotemporal gyrus	枕颞内侧回
MSG	middle short insula gyrus	中岛短回
MTG	middle temporal gyrus	颞中回

N

| NB | nasal bone | 鼻骨 |

O

| OB | occipital bone | 枕骨 |

OC	optic chiasm	视交叉
OcG	occipital cerebral gyrus	枕叶脑回
OFG	orbital frontal gyrus	眶回
OL	occipital lobe	枕叶
OLS	occipital lateral sulcus	枕外侧沟
ON	optic nerve	视神经
Or	orbital part of the inferior frontal gyrus	额下回眶部
OrS	orbital sulcus	眶沟
OS	olfactory sulcus	嗅沟
OT	optic tract	视束
OTS	occipitotemporal sulcus	枕颞沟

P

Pa	palate	腭
PA	pericallosal artery	胼周动脉
PAG	parahippocampal gyrus	海马旁回
PaL	paracentral lobule	中央旁小叶
PB	parietal bone	顶骨
PCA	posterior cerebral artery	大脑后动脉
PcG	post-central gyrus	中央后回
PcS	post-central sulcus	中央后沟
PCUN	precuneus	楔前叶
PF	posterior fontanelle	后囟
PG	parahippocampal gyrus	海马旁回
PH	posterior horn of lateral ventricle	侧脑室后角
PiB	pituitary body	垂体
PIC	posterior limb of internal capsule	内囊后支
plf	posterior lateral fissure	外侧裂后支
PL	parietal lobule	顶叶
PLG	post long insula gyrus	后岛长回
PMA	posterior membrane	后膜
Po	pons	脑桥
POS	parietal occipital sulcus	顶枕沟
PPC	prepontine cistern	桥前池
P-PaL	posterior paracentral lobule	中央旁小叶后部
PrG	pre-central gyrus	中央前回
PrI	preoccipital notch	枕前切迹
PrS	pre-central sulcus	中央前沟
PSG	post short insula gyrus	后岛短回
PTF	pterion fontanelle	蝶囟
PV	prominent vertebrae	第7颈椎
PVA	pedicle of vertebral arch	椎弓根

	R	
RIB	rib	肋骨
RN	red nucleus	红核

	S	
SS	sagittal suture	矢状缝
SaB	sacrum，sacral bone	骶骨
SB	sphenoid bone	蝶骨
SC	spinal cord	脊髓
Sc	scapula	肩胛骨
SCC	splenium of corpus callosum	胼胝体压部
SDM	spinal dura mater	硬脊膜
SF	sylvia fissure	外侧裂
SFG	superior frontal gyrus	额上回
SFS	superior frontal sulcus	额上沟
SG	straight gyrus	直回
SMG	supramarginal gyrus	缘上回
SpP	spinous process	棘突
SP	septum pellucidum	透明隔
SPL	superior parietal lobule	顶上小叶
SRG	superior rostral gyrus	嘴上回
SRS	superior rostral sulcus	嘴上沟
STG	superior temporal gyrus	颞上回
StS	straigth sinus	直窦
STS	superior temporal sulcus	颞上沟
SSS	superior sagittal sinus	上矢状窦
SuS	subarachnoid space	蛛网膜下隙

	T	
T	thalamus	丘脑
TB	temporal bone	颞骨
TC	terminal cistern	终池
Te	tectum	顶盖
Tg	tegmentum	被盖
TL	temporal lobe	颞叶
TP	transverse process	横突
TPP	temporalplane	颞平面
Tr	triangular part of the inferior frontal gyrus	额下回三角部
TS	transverse sinus	横窦
TS	temporal suture	颞缝
TTG	transverse temporal gyrus	颞横回
TV	thoracic vertebrae	胸椎

	U	
UN	uncus	钩

V

V	vomer	犁状骨
VA	vertebral arch	椎弓
VB	vertebral body	椎体
VC	vertebral canal	椎管
VF	vertebral foramen	椎孔

W

| WC | Webster's cavity | 韦氏腔 |
| WM | white matter | 白质 |

Z

| ZB | zygomatic bone | 颧骨 |